Hans D. Reuter

Phytopharmaka in der Apotheke

Phytopharmaka in der Apotheke

Hans D. Reuter

18 Abbildungen
14 Tabellen

Gustav Fischer Verlag Jena · Stuttgart

Anschrift des Verfassers

Prof. Dr. phil. Hans D. Reuter
Siebengebirgsallee 24
50939 Köln

Wichtiger Hinweis

Pharmakologische Erkenntnisse unterliegen durch Forschung und klinische Erfahrungen ständigem Wandel. Die Angaben zu den einzelnen Phytopharmaka wurden mit großer Sorgfalt entsprechend dem derzeitigen Wissensstand zusammengetragen. Das entbindet den Arzt oder Apotheker aber nicht, sich hinsichtlich der Pflanzeninhaltsstoffe und Fertigpräparate auf dem laufenden zu halten.

Die Deutsche Bibliothek – CIP-Einheitsaufnahme

Reuter, Hans D.:
Phytopharmaka in der Apotheke : 14 Tabellen / Hans D. Reuter. – Jena ; Stuttgart : G. Fischer, 1996
  ISBN 3-334-60982-0

© Gustav Fischer Verlag Jena, 1996
Villengang 2, 07745 Jena
Das Werk einschließlich aller seiner Teile ist urheberrechtlich geschützt. Jede Verwertung außerhalb der engen Grenzen des Urheberrechtsgesetzes ist ohne Zustimmung des Verlages unzulässig und strafbar. Das gilt insbesondere für Vervielfältigungen, Übersetzungen, Mikroverfilmungen und die Einspeicherung und Verarbeitung in elektronischen Systemen.

Lektor: Dr. Dr. Roland Itterheim
Gesamtherstellung: Druckerei zu Altenburg GmbH
Printed in Germany

ISBN 3-334-60982-0

Vorwort

Das Interesse an einer Selbstbehandlung gesundheitlicher Beschwerden mit pflanzlichen Arzneimitteln hat in den letzten Jahren in weiten Kreisen der Bevölkerung stetig zugenommen. Im Zeichen der „grünen Welle" hat sich eine Entwicklung angebahnt, die sich in einer verstärkten Hinwendung zu Naturheilverfahren und „natürlichen Arzneimitteln", unter denen vorwiegend pflanzliche Mittel verstanden werden, ausdrückt. Nicht zuletzt sind die Ursachen für diese Entwicklung in einer immer unpersönlicher werdenden Apparatemedizin sowie einer Reihe ernsthafter Zwischenfälle durch synthetische Arzneimittel zu sehen. Paradoxerweise werden Nebenwirkungen von medizinischen Laien ausschließlich mit synthetischen Arzneimitteln in Verbindung gebracht. Pflanzliche Mittel entstammen dagegen der Natur und erscheinen somit als unbedenklich und frei von unerwünschten Wirkungen. Die „sanfte Medizin" ist heute „in", und vom Patienten oder Verbraucher wird begierig alles aufgenommen, was ihm Aufklärung über die Möglichkeiten einer Behandlung mit „natürlichen Arzneimitteln" verspricht. Informationen liefern die Medien in Hülle und Fülle. Doch nur zu oft werden diese fehlinterpretiert oder den eigenen Bedürfnissen gemäß selektiert.
Ansprechpartner für den vorinformierten Patienten sind Ärzte und Apotheker, wobei sich der selbstmedikationsbereite Patient bei leichteren Beschwerden in aller Regel zuerst an den Apotheker wenden wird. Wenn auch die Beraterfunktion des Apothekers mit dem Argument der fehlenden Kompetenz und in bezug auf die Gefahren der Selbstmedikation von einem Teil der Ärzte abgelehnt wird, sind andere in Hinblick auf den im Gesundheitsstrukturgesetz begründeten Sparzwang durchaus bereit, ein Privatrezept auszustellen oder ein Medikament zu empfehlen, das der Patient sich direkt in der Apotheke kaufen kann. Wie immer die Streitfrage der Beratungskompetenz auch gelöst werden mag, sicher ist, daß sich der Patient in Zukunft vermehrt an einen der beiden Ansprechpartner wenden wird, für seine Befindlichkeitsstörungen oder leichteren Erkrankungen das geeignete Mittel sucht und dabei den Naturheilmitteln bzw. den pflanzlichen Arzneimitteln den Vorzug vor synthetischen Mitteln gibt.
Trotz zunehmenden Interesses von Medizinstudenten und Ärzten an der Phytotherapie ist auf der Basis der derzeitigen Ausbildungsordnung der Mediziner innerhalb der nächsten Jahre kaum zu erwarten, daß Kenntnisse über pflanzliche Arzneimittel Allgemeingut zumindest der niedergelassenen Ärzte werden. Eine kompetente Beratung über pflanzliche Arzneimittel ist infolgedessen derzeit am ehesten vom Apotheker zu erwarten.
Das vorliegende Buch soll Arzt und Apotheker über die Möglichkeiten des Einsatzes von Phytopharmaka in der Selbstmedikation informieren. Insbesondere für den Apotheker sind die kurzen Hinweise zur Pathophysiologie von Erkran-

kungen gedacht, für den Arzt die Hinweise zur Botanik. Besonderer Wert wurde auf eine Dokumentation pharmakologischer Untersuchungen und klinischer Studien mit pflanzlichen Drogen gelegt. Für einen Teil der zur Selbstmedikation geeigneten leichteren Erkrankungen fehlen klinische Studien. In diesen Fällen ist die Anwendung begründet durch langjährige therapeutische Erfahrung und/oder pharmakologische Untersuchungen bzw. die pharmakologischen Eigenschaften der wirksamkeitsbestimmenden Pflanzeninhaltsstoffe.
Besonderer Dank gebührt Herrn Dr. Diether Ennet, Berlin, für sein Einverständnis, die Angaben zur Botanik der Arzneipflanzen in weitgehend unveränderter Form aus seinem 1988 im Bibliographischen Institut Leipzig erschienenen „Lexikon der Arzneipflanzen, Gifte und Drogen" übernehmen zu dürfen.

Köln, Januar 1996   Hans D. Reuter

Inhaltsverzeichnis

1.	**Phytopharmaka, Phytotherapeutika und Phytotherapie: Definitionen und Besonderheiten**	**11**
1.1	Pharmazeutische Qualität: Vergleichbarkeit von Zubereitungen aus der gleichen Droge	12
1.2	Sicherheit und Wirksamkeit von Phytopharmaka	14
1.3	Befund, Befinden und Befindlichkeit	17
1.4	Methodische Durchführung klinischer Studien	19
1.5	Arzt oder Apotheker als Berater in Arzneimittelfragen?	19
2.	**OTC-Präparate und Selbstmedikation**	**21**
3.	**Pflanzliche Drogen zur Behandlung von Krankheiten**	**23**
3.1	Haut	23
3.1.1	Entzündliche Hauterkrankungen	23
3.1.1.1	Pathophysiologische Grundlagen	23
3.1.1.2	Arzneipflanzen und Drogen	24
3.1.2	Seborrhoe und seborrhoische Hauterkrankungen, Milchschorf	29
3.1.2.1	Pathophysiologische Grundlagen	29
3.1.2.2	Arzneipflanzen und Drogen	30
3.1.3	Wunden, Frostbeulen	31
3.1.3.1	Pathophysiologische Grundlagen	31
3.1.3.2	Arzneipflanzen und Drogen	31
3.1.4	Störungen der Wundheilung	32
3.1.4.1	Pathophysiologische Grundlagen	32
3.1.4.2	Arzneipflanzen und Drogen	33
3.1.5	Herpes simplex	35
3.1.5.1	Pathophysiologische Grundlagen	35
3.1.5.2	Arzneipflanzen und Drogen	36
3.1.6	Hyperhidrosis	37
3.1.6.1	Pathophysiologische Grundlagen	37
3.1.6.2	Arzneipflanzen und Drogen	37
3.1.7	Posttraumatische Ödeme, Hämatome, Muskelprellungen und Distorsionen	38
3.1.7.1	Pathophysiologische Grundlagen	38
3.1.7.2	Arzneipflanzen und Drogen	38
3.2	Erkrankungen des rheumatischen Formenkreises	43
3.2.1	Pathophysiologische Grundlagen	43
3.2.2	Arzneipflanzen und Drogen	44

Inhaltsverzeichnis

3.3	**Atemwege/Der grippale Infekt**	56
3.3.1	Pathophysiologische Grundlagen	56
3.3.2	Arzneipflanzen und Drogen	58
3.3.2.1	Hustenstillende und expektorierende Drogen	59
3.3.2.2	Drogen zur Behandlung von Schleimhautentzündungen im Mund- und Rachenraum	79
3.3.2.3	Phytopharmaka zur adjuvanten Therapie	91

3.4	**Herz-Kreislauf-System**	94
3.4.1	Herzinsuffizienz	94
3.4.1.1	Pathophysiologische Grundlagen	94
3.4.1.2	Arzneipflanzen und Drogen	96
3.4.2	Nervöse Herzbeschwerden	102
3.4.3	Zentrale und periphere arterielle Durchblutungsstörungen	102
3.4.3.1	Pathophysiologische Grundlagen	102
3.4.3.2	Arzneipflanzen und Drogen	106
3.4.4	Erkrankungen der Venen	111
3.4.4.1	Pathophysiologische Grundlagen	111
3.4.4.2	Arzneipflanzen und Drogen	113

3.5	**Gastrointestinaltrakt**	118
3.5.1	Funktionelle und gastrointestinale Störungen	118
3.5.1.1	Pathophysiologische Grundlagen	118
3.5.1.2	Arzneipflanzen und Drogen	118
3.5.2	Akute Gastritis	142
3.5.2.1	Pathophysiologische Grundlagen	142
3.5.2.2	Arzneipflanzen und Drogen	142
3.5.3	Irritables Kolon (Reizkolon)	143
3.5.3.1	Pathophysiologische Grundlagen	143
3.5.3.2	Arzneipflanzen und Drogen	144
3.5.4	Obstipation	144
3.5.4.1	Pathophysiologische Grundlagen	144
3.5.4.2	Arzneipflanzen und Drogen	144
3.5.5	Sommer- und Reisediarrhoen, Lebensmittelvergiftungen	146
3.5.5.1	Pathophysiologische Grundlagen	146
3.5.5.2	Arzneipflanzen und Drogen	148

3.6	**Urogenitaltrakt (Mann)**	151
3.6.1	Benigne Prostatahyperplasie	151
3.6.1.1	Pathophysiologische Grundlagen	151
3.6.1.2	Arzneipflanzen und Drogen	152
3.6.2	Harnwegsinfektionen	158
3.6.2.1	Pathophysiologische Grundlagen	158
3.6.2.2	Arzneipflanzen und Drogen	158
3.6.3	Nierengrieß und Nierensteine	167
3.6.3.1	Pathophysiologische Grundlagen	167
3.6.3.2	Arzneipflanzen und Drogen	168

3.7	**Urogenitaltrakt (Frau)**	169
3.7.1	Reizblase	169
3.7.1.1	Pathophysiologische Grundlagen	169
3.7.1.2	Arzneipflanzen und Drogen	169
3.7.2	Dysmenorrhoe	169

3.7.2.1	Pathophysiologische Grundlagen	169
3.7.2.2	Arzneipflanzen und Drogen	170
3.7.3	Prämenstruelles Syndrom	171
3.7.3.1	Pathophysiologische Grundlagen	171
3.7.3.2	Arzneipflanzen und Drogen	171
3.7.4	Klimakterische Beschwerden	172
3.7.4.1	Pathophysiologische Grundlagen	172
3.7.4.2	Arzneipflanzen und Drogen	173
3.8	**ZNS/Psyche**	**174**
3.8.1	Einschlaf- und Durchschlafstörungen	174
3.8.1.1	Pathophysiologische Grundlagen	174
3.8.1.2	Arzneipflanzen und Drogen	176
3.8.2	Angsterkrankungen	184
3.8.2.1	Pathophysiologische Grundlagen	184
3.8.2.2	Arzneipflanzen und Drogen	185
3.8.3	Depressive Verstimmungszustände und Depressionen	186
3.8.3.1	Pathophysiologische Grundlagen	186
3.8.3.2	Arzneipflanzen und Drogen	187
3.9	**Immunsystem**	**189**
3.9.1	Pathophysiologische Grundlagen	189
3.9.2	Arzneipflanzen und Drogen	189
3.10	**Anpassungsmechanismen**	**200**
3.10.1	Arzneipflanzen und adaptogene Drogen	201
3.10.2	Weitere Drogen zur Stärkung der körperlichen und geistigen Leistungsfähigkeit	204
3.11	**Selbstmedikation in definierten Altersgruppen**	**206**
3.11.1	*Kinder*	*206*
3.11.1.1	Kinderdosierungen	206
3.11.1.2	Häufige Erkrankungen im Kindesalter	208
3.11.2	*Senioren*	*210*
3.11.2.1	Akute und chronische Erkrankungen im Alter	211
3.11.2.2	Medikamentenverbrauch	212
3.11.2.3	Häufige Erkrankungen bei Senioren	214
3.12	**Anhang**	**219**
3.12.1	Teerezepturen	219
3.12.2	Drogenübersicht mit Indikationsgebieten	224
3.12.3	Handelspräparate	232

Literatur 245

Sachregister 259

1. Phytopharmaka, Phytotherapeutika und Phytotherapie: Definitionen und Besonderheiten

Phytopharmaka sind definiert als galenische Zubereitungen aus Pflanzen, Pflanzenteilen oder Pflanzenextrakten. Sie sind Arzneimittel im Sinne des § 1 Abs. 1 des Arzneimittelgesetzes der Bundesrepublik Deutschland[1]) und unterscheiden sich daher nicht grundsätzlich von chemisch-synthetischen Arzneimitteln. Gleichwohl werden sie vom Gesetzgeber als Arzneimittel mit spezifischen Eigenschaften angesehen und gemeinsam mit den Homöopathika und den Arzneimitteln der anthroposophischen Medizin als *Arzneimittel der besonderen Therapierichtungen* klassifiziert.

Homöopathie und Anthroposophie zeichnen sich durch ein von der Allopathie abweichendes Diagnose- und Therapieprinzip aus. So werden in der Homöopathie nach dem Prinzip von Samuel Hahnemann Mittel eingesetzt, die beim Gesunden ein der Krankheit möglichst entsprechendes Krankheitsbild hervorrufen. Die anthroposophische Medizin beruht auf der Lehre von Rudolf Steiner und greift auf uraltes traditionelles Gedankengut zurück.

Im Gegensatz zur Homöopathie und zur anthroposophischen Therapierichtung entspricht die Phytotherapie generell den *Prinzipien der naturwissenschaftlich orientierten Medizin*. Das gilt sowohl für die Diagnosestellung als auch für die Anwendung von Phytopharmaka, die dem Prinzip von Ursache und Wirkung entsprechen. Für zahlreiche Phytopharmaka bestehen klare Dosis-Wirkungs-Beziehungen. Die Phytotherapie ist aus diesen Gründen durchaus eine *rationale Pharmakotherapie*.

Pflanzliche Arzneimittel werden vom Gesetzgeber grundsätzlich den synthetischen Monopräparaten gleichgestellt. So geht das Bundesinstitut für Arzneimittel und Medizinprodukte (BfArM) als Zulassungsbehörde davon aus, daß Phytopharmaka normale Arzneimittel der Schulmedizin darstellen, die einige spezifische Eigenschaften besitzen. Allerdings werden pflanzliche Arzneimittel nicht als so „eigenartig" angesehen, daß sie als eigenständige Arzneimittelgruppe angesehen werden müssen.

Die Besonderheit pflanzlicher Arzneimittel ist vor allem in ihrer *komplexen Zusammensetzung* begründet. Sie enthalten neben einem Gemisch von *Wirkstoffen*

---

[1]) Arzneimittel sind Stoffe und Zubereitungen aus Stoffen, die dazu bestimmt sind, durch Anwendung am oder im menschlichen oder tierischen Körper 1. Krankheiten, Leiden, Körperschäden oder krankhafte Beschwerden zu heilen, zu verhüten oder zu erkennen, 2. die Beschaffenheit, den Zustand oder die Funktionen des Körpers oder seelische Zustände erkennen zu lassen, 3. vom menschlichen oder tierischen Körper erzeugte Wirkstoffe oder Körperflüssigkeiten zu ersetzen, 4. Krankheitserreger, Parasiten oder körperfremde Stoffe abzuwehren, zu beseitigen oder unschädlich zu machen oder 5. die Beschaffenheit, den Zustand oder die Funktionen des Körpers oder seelische Zustände zu beeinflussen.

eine Reihe von *Begleitstoffen,* die an der Wirkung eines Arzneimittels nicht unmittelbar beteiligt sind, diese jedoch durchaus positiv beeinflussen können. So können beispielsweise durch hinsichtlich der Wirkung auf Pathomechanismen inerte Begleitstoffe Resorption, Bioverfügbarkeit, Metabolismus und Ausscheidung der eigentlichen Wirkstoffe gesteigert werden.

Das Vorhandensein mehrerer Wirkstoffe in einer Pflanzendroge wird sich auf den therapeutischen Nutzen durchaus positiv auswirken, wenn ihre Wirkungen additiv oder überadditiv sind oder wenn die verschiedenen Wirkstoffe auf unterschiedlichen Ebenen des Pathomechanismus einer Erkrankung eingreifen. Besonders deutlich wird die überadditive Wirkung bei gallewirksamen Drogen, bei denen die Kombination mehrerer schwach wirksamer Einzeldrogen zu einer überproportionalen Wirkungsverstärkung führt. Als Beispiel für die zweite Gruppe von Drogen ist der Knoblauch zu nennen, dessen Inhaltsstoffe ihre antiarteriosklerotische Wirkung auf den Ebenen des Lipidstoffwechsels, der Fibrinolyse, der Thrombozytenfunktion und der Zellschädigung durch endogene und exogene Radikale entfalten.

Nur in den seltensten Fällen sind Wirkung und Wirksamkeit eines pflanzlichen Arzneimittels auf nur einen Wirkstoff zurückzuführen. In der Regel beruht die Besonderheit des komplexen pflanzlichen Arzneimittels auf der konzertierten Aktion mehrerer Wirkstoffe und einer Reihe von Begleitstoffen.

1.1 Pharmazeutische Qualität: Vergleichbarkeit von Zubereitungen aus der gleichen Droge

Etwa 80% aller Phytopharmaka liegen heute als Zubereitungen auf der Basis von Extrakten aus einer oder aus mehreren Drogen vor. Voraussetzungen für die pharmazeutische Qualität einer Arzneimittelzubereitung sind die genaue botanische und phytochemische Charakterisierung des Ausgangsmaterials, die Definition des Lösungsmittels, das Verhältnis von Droge und Extrakt (Droge-Extrakt-Verhältnis DEV), der Wirkstoffgehalt und das Extraktionsverfahren.

Daß das Extraktionsverfahren einen nicht unerheblichen Einfluß auf die therapeutischen Eigenschaften des Phytopharmakons besitzt, wird am Beispiel eines „Kaffee-Extraktes" deutlich. Wird der Kaffee durch Zugabe von kochendem Wasser zum Kaffeemehl aufgebrüht, so entsteht ein Extrakt, der in einer „Dosierung" von 4 bis 6 Tassen zu einem Anstieg der Serumcholesterolspiegel um im Mittel 0,48 mmol/l entsprechend 18,6 mg/dl führt, wie eine mit 107 gesunden Probanden durchgeführte 12wöchige randomisierte Studie zeigte (BAK, 1989). Keine Veränderung der Blutcholesterolspiegel wurde dagegen nach dem Genuß der gleichen Menge Filterkaffee beobachtet.

Da der Gehalt an Wirkstoffen im Pflanzenmaterial vom Standort, von den klimatischen Bedingungen, vom Erntezeitpunkt und von den Lagerungsbedingungen abhängt, müssen diese Anbaubedingungen normiert werden, um eine möglichst hohe Homogenität des zur Extraktion verwendeten Pflanzenmaterials zu erzielen.

- **Normierung und Standardisierung**

In Hinblick auf die Variabilität von Naturprodukten kann eine hohe pharmazeutische Qualität nur durch erhebliche Anstrengungen erzielt werden (Bauer et al., 1994). Sind Wirkung und Wirksamkeit mit großer Wahrscheinlichkeit auf einen Wirkstoff zurückzuführen, ermöglicht die Normierung auf diesen Wirkstoff den direkten Vergleich von Zubereitungen aus der gleichen Droge durch verschiedene Hersteller.

Normiert sind beispielsweise Spezialextrakte aus den Blättern von *Ginkgo biloba*. Die Normierung betrifft bei derartigen Spezialextrakten ein größeres Spektrum von Drogeninhaltsstoffen. Sie zeichnen sich gegenüber normalen Extrakten dadurch aus, daß durch die Kombination verschiedener Extraktions-, Fällungs- und Reinigungsschritte bestimmte Wirkstoffe angereichert und andere – unerwünschte – Begleitstoffe eliminiert werden. Im Falle von *Ginkgo biloba* sind die Spezialextrakte LI 1370 (Kaveri®) und Egb 761 (Tebonin®, Rökan®) praktisch identisch und besitzen die gleiche therapeutische Wirksamkeit.

Leider sind die Fälle, in denen das wirksame Prinzip einer Droge durch einen einzigen Wirkstoff bzw. eine Wirkstoffklasse verkörpert wird oder in denen das wirksame Prinzip durch definierte Wirk- und Begleitstoffe definiert ist, eher die Ausnahme. Sind die für Wirkung und Wirksamkeit verantwortlichen Substanzen nicht bekannt, wird die vergleichende Bewertung von Zubereitungen aus der gleichen Droge verschiedener Hersteller, zumindest für Arzt und Apotheker, außerordentlich schwierig. Einen Kompromiß stellt in solchen Fällen die Standardisierung einer pflanzlichen Zubereitung auf eine *Leitsubstanz* dar.

Bei Knoblauchtrockenpulverpräparaten dient Alliin bzw. das aus ihm entstehende Allicin als Leitsubstanz, da pharmakologische Untersuchungen mit den aus dem Alliin entstehenden Metaboliten gezeigt haben, daß sie eine Reihe von Risikofaktoren der Arteriosklerose beeinflussen. Das bedeutet nicht, daß nicht auch andere, bisher unidentifizierte Inhaltsstoffe an der Wirkung und Wirksamkeit von Knoblauchpräparationen beteiligt sind.

Johanniskrautpräparationen werden auf ihren Gehalt an Hypericin standardisiert. Auch in diesem Fall ist nicht bekannt, welche der im Johanniskraut enthaltenen Stoffe hauptsächlich an der Wirkung und Wirksamkeit dieses Antidepressivums beteiligt sind. Die früher angenommene Bedeutung des Hypericins als Hemmer der Monoaminooxidase als wirksames Prinzip der antidepressiven Wirkung hat sich in neueren Untersuchungen nicht bestätigt. Zumindest für zwei Gruppen von auf den gleichen Gehalt an Hypericin standardisierten Fertigarzneimitteln mit äthanolischen und methanolischen Extrakten konnte jedoch durch kontrollierte klinische Studien eine vergleichbare therapeutische Wirksamkeit nachgewiesen werden. Es kann daher vermutet werden, daß die neben Hypericin für die antidepressive Wirkung verantwortlichen Inhaltsstoffe in diesen Extrakten in einem relativ konstanten Verhältnis zu Hypericin vorliegen und somit die Standardisierung auf die Leitsubstanz auch eine Standardisierung der übrigen (bisher unbekannten) im Extrakt vorhandenen Inhaltsstoffe bedeutet.

1.2 Sicherheit und Wirksamkeit von Phytopharmaka

Pflanzliche Arzneimittel unterliegen ebenso wie synthetische Arzneimittel den Zulassungsvorschriften des Arzneimittelgesetzes. Der pharmazeutische Unternehmer ist verpflichtet, neben der Qualität des Phytopharmakons insbesondere dessen Sicherheit durch Untersuchungen auf Mutagenität, Kanzerogenität und Teratogenität zu belegen und die Wirksamkeit des Phytopharmakons möglichst durch *kontrollierte klinische Studien* nachzuweisen.

Liegen für die zur Therapie von leichteren Erkrankungen und Befindlichkeitsstörungen eingesetzten Phytopharmaka keine kontrollierten klinischen Studien vor, so kann gemäß Arzneimittelgesetz der Wirksamkeitsnachweis auch auf der Basis der *ärztlichen Erfahrung* erfolgen.

Bei der Beurteilung des Einflusses eines Arzneimittels auf den Patienten ist zu unterscheiden zwischen Wirkungen auf funktionelle Parameter, Wirkungen auf klinische Parameter und Wirkungen auf die Befindlichkeit des Patienten.

Wirkungen sind definiert als die durch ein Pharmakon ausgelösten reversiblen oder irreversiblen Veränderungen biologischer Funktionen und/oder Strukturen, wie sie mit Hilfe pharmakologischer Untersuchungsmethoden quantitativ bestimmt werden können. Sie gehorchen streng den Gesetzen von „actio und reactio" und können für isolierte Wirkstoffe in aller Regel durch mathematische Formeln aus verschiedenen Meßparametern berechnet werden.

Der Begriff der *Wirksamkeit* dagegen entzieht sich einer derartigen exakten Quantifizierbarkeit. Wirksamkeit wird vom Patienten in aller Regel anders empfunden als vom behandelnden Arzt.

Die wissenschaftliche Medizin ist bestrebt, das Krankheitsgeschehen auf der Basis chemisch-physikalischer Prozesse kausal zu erklären und daraus eine Therapie abzuleiten, die die Fehlregulation des Organismus wieder in physiologische Bahnen lenkt. Aber selbst bei Kenntnis aller für eine exakte Diagnosestellung erforderlichen Daten lassen sich über die zur Heilung erforderlichen optimalen therapeutischen Maßnahmen und die Wahrscheinlichkeit einer völligen Wiederherstellung der Gesundheit lediglich statistische Angaben machen. Letzten Endes stellt der menschliche Organismus kein physikalisch-chemisches System dar, das sich in seinen Reaktionen aufgrund wissenschaftlicher Gesetze exakt bestimmen läßt, sondern einen Körper, der mit der Psyche in Wechselwirkungen steht. Diese aber lassen sich, zumindest bisher, mit den Methoden der exakten Wissenschaften nur sehr unvollständig erfassen. Bezüglich der zur Wiederherstellung eines gestörten physiologischen Gleichgewichtes erforderlichen bzw. am besten geeigneten therapeutischen Maßnahmen sind die Meinungen ebenso kontrovers wie die Meinungen über die Wirksamkeit eines Arzneimittels.

Das *Arzneimittelgesetz* der Bundesrepublik Deutschland fordert für den Nachweis von Wirksamkeit und Unbedenklichkeit von Phytopharmaka nicht ausschließlich wissenschaftliches Erkenntnismaterial im Sinne von klinischen Doppelblindstudien und pharmakologischen Untersuchungen, sondern läßt auch nach wissenschaftlichen Methoden aufbereitetes medizinisches Erfahrungsmaterial zu.

Zur Klärung, ob aus der Tatsache, daß Ärzte bestimmte klinisch unwirksame Arzneimittel anwenden, geschlossen werden kann, daß diese trotzdem wirksam sind, hat das damalige Bundesministerium für Jugend, Familie und Gesundheit 1982 die Gesellschaft für sozial-

1. Phytopharmaka, Phytotherapeutika und Phytotherapie 15

wissenschaftliche Forschung in der Medizin m.b.H. unter der Leitung von von Troschke mit der Erstellung eines Gutachtens über „die Aufbereitung medizinischen Erfahrungsmaterials mit (sozial-)wissenschaftlichen Methoden zur Beurteilung der Wirksamkeit von Arzneimitteln (insbesondere von Phytotherapeutika)" beauftragt.

In diesem Gutachten (von Troschke, 1983) wird u. a. folgendes ausgeführt: „Es stellt sich somit die Frage, ob die in der Medizin vorherrschenden naturwissenschaftlichen Methoden hinreichend geeignet sind, die Komplexität der Phänomene bei Krankheits- und Heilungsprozessen zu erfassen. Vielmehr ist davon auszugehen, daß das Ganze mehr ist als die Summe seiner Teile, d. h. daß die Zergliederung in Teilaspekte – wie sie Prinzip des naturwissenschaftlichen Ansatzes ist – und deren anschließende kausal-logische Zusammenführung häufig wesentliche Aspekte nicht erfassen kann."

Zur Bedeutung der Erfahrung bei der ärztlichen Behandlung kranker Menschen heißt es im Gutachten: „Der Arzt hat es in der Praxis immer mit der Behandlung *eines Menschen* zu tun, der krank geworden ist und von ihm eine Diagnose sowie eine wirksame Behandlung erwartet. Die Wirksamkeit der Therapie ist das entscheidende Kriterium für den Erfolg des Arztes. Die Begründung der Wirksamkeit ist für den behandelnden Arzt nur insofern von Bedeutung, als er die notwendigen Schlußfolgerungen für sein weiteres Handeln daraus ziehen kann.

Damit unterscheidet sich die ärztliche Praxis grundsätzlich von der Schulmedizin bzw. der medizinischen Wissenschaft. Für den medizinischen Wissenschaftler steht die Erklärbarkeit von Phänomenen an erster Stelle; die ärztlichen Handlungen sind dann logisch daraus ableitbar. So steht für den medizinischen Wissenschaftler am Anfang die Differentialdiagnose. Die Therapie besteht dann aus gezielten Interventionen (Eingriffen), die jeweils diagnostisch in ihren Wirkungen zu überprüfen sind.

In der Praxis stellen sich die Probleme anders, insbesondere in der ambulanten medizinischen Versorgung, in der der Arzt in der Mehrzahl der Fälle mit *Gesundheitsstörungen, leichteren akuten Krankheiten* oder *chronischen Krankheiten* konfrontiert wird. In diesen Fällen ist die Variabilität der auftretenden Beschwerden, Befindlichkeitsstörungen und Befunde – je nach genetischer Disposition, Alter, Geschlecht, Vorgeschichte, sozialer Lage etc. – besonders groß. Daraus ergibt sich, daß nur selten klare und eindeutige Diagnosen zu stellen sind. Dazu kommt, daß bei chronisch Kranken häufig eine *Multimorbidität* vorliegt. Da es sich bei der Mehrzahl der Krankheitsprozesse in der primärärztlichen Versorgung um nur geringfügige Beschwerden und Befindlichkeitsstörungen handelt, ist der Bedarf an *mild wirksamen Arzneimitteln*[1]) groß, insbesondere an Arzneimitteln, die die körpereigenen Abwehrkräfte fördern und unterstützen, d. h. *„resistenzsteigernden Mitteln".*

Von besonderer Bedeutung ist in diesem Zusammenhang die sogenannte mediale Wirkung der Verordnung von Arzneimitteln. Hierunter wird die Einbettung der spezifischen Wirksamkeit des Arzneimittels in die Gesamtheit der ärzt-

---

[1]) Zum Begriff *mild* bzw. *schwach wirksam* führt Bock (1983) allerdings in Hinblick auf Arzneimittelnebenwirkungen aus: „Die Gleichsetzung von ‚schwach-wirksam' mit ‚nicht-akutwirksam' ist nicht durchgängig richtig und oft vordergründig. Die Behauptung einer Identität von Schwachwirksamkeit mit Unschädlichkeit ist eine heuristische Hypothese. In gleicher Weise kann aus dem Begriff mild wirksam keineswegs die Unwirksamkeit eines Arzneimittels abgeleitet werden. Es erscheint daher zweckmäßig, den Begriff schwach oder mild wirksam (s. a. mit Phytopharmaka nach Weiß) durch den Ausdruck *Phytopharmaka mit großer therapeutischer Breite* zu ersetzen.

lichen Therapieverordnungen verstanden (Einstellungsänderung, allgemeine Verhaltensänderungen etc.), von denen sie nur schwer isoliert werden kann. Möglicherweise entfalten gerade die mild wirksamen Arzneimittel ihre Wirksamkeit erst unter diesen Voraussetzungen bzw. auf dem Hintergrund der spezifischen Arzt-Patient-Beziehung. Dagegen zeigen sie unter den Bedingungen einer klinischen Versuchsanordnung keine Wirksamkeit, so daß auch keine gemessen werden kann.

Grundsätzlich ist eine Unterscheidung zwischen Wirkung und Wirksamkeit sinnvoll, worauf Kienle hingewiesen hat. „Zu der pharmakologisch meßbaren Wirkung eines Arzneimittels kommen die z. T. weit darüber hinausgehenden Wirksamkeiten, nicht nur im somatischen, sondern auch im psychischen und sozialen Bereich".

Das in Abb. 1 dargestellte und dem GESOMED-Gutachten entnommene Schema der möglichen Wirksamkeiten eines Arzneimittels zeigt, daß insbesondere die vom Patienten wahrgenommene Wirksamkeit sich nur in einem sehr kleinen Bereich mit der durch klinisch-pharmakologische Untersuchungen ermittelten Wirksamkeit überschneidet.

Für die Beurteilung der vom Patienten wahrgenommenen Wirksamkeit besitzen *Anwendungsbeobachtungen* einen hohen Stellenwert, vorausgesetzt, daß diese nach wissenschaftlichen Prinzipien erfolgen. Somit kommt dem Urteil des Patienten ein besonderes Gewicht für die Beurteilung der therapeutischen Wirksamkeit zu.

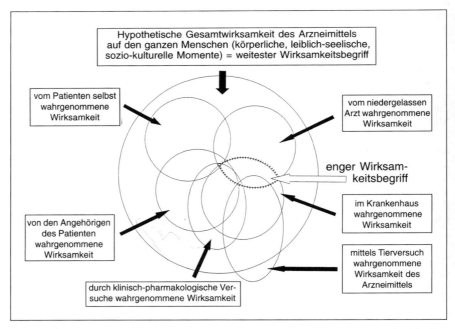

Abb. 1. Schema der möglichen Wirksamkeiten eines Arzneimittels (Quelle: GESOMED-Gutachten, von Troschke, 1983).

1.3 Befund, Befinden und Befindlichkeit

Nach Fintelmann sollte die Aufmerksamkeit des Arztes nicht nur dem Einfluß des zur Behandlung einer Erkrankung eingesetzten Medikaments auf die im klinischen Labor bestimmten Parameter gelten, sondern in besonderem Maße auch den Einflüssen auf die Befindlichkeit des Patienten.

Die naturwissenschaftliche Medizin fordert für den Wirksamkeitsnachweis in erster Linie eine Beeinflussung von *Befunden,* die den Zustand eines Patienten charakterisieren, läßt jedoch den subjektiv vom Patienten empfundenen Zustand, die Befindlichkeit, völlig außer acht. Fintelmann, der langjährige Vorsitzende der Aufbereitungs- und Zulassungskommission E beim ehemaligen Bundesgesundheitsamt, hat zu diesem Problem ausführlich Stellung genommen (Fintelmann, 1990).

Fintelmann definiert *Befindlichkeit* als übergeordneten, das Gesamterleben des Menschen im gesunden wie im kranken Leibe beschreibenden Begriff. „Sie drückt unmittelbar die seelisch-geistige Situation des Menschen im Leiblichen aus, das heißt, seine Möglichkeit, sich im und durch den Leib seiner Mitwelt zu äußern und sich selbst so zu verwirklichen. Befindlichkeit ist dabei subjektiv, von dem einzelnen Menschen (Individuum) bestimmt und existiert weder allgemeinverbindlich noch gar normierbar.

Befinden dagegen differenziert in leibliches oder seelisches Mißbefinden, in einzelne beschreibbare Symptome, wie Schmerz, Völlegefühl, Atemnot, Angst, Müdigkeit usw. Hier findet sich von Mensch zu Mensch Vergleichbarkeit. Bei Gleichartigkeit im einzelnen Befinden ist also bereits ein Übergang zu den Befunden gegeben, eine Ganzheit (Befindlichkeit) differenziert sich zu den Teilen (Aspekte)".

Fintelmann führt im Zusammenhang mit der Wirksamkeit von Phytopharmaka weiter aus: „Zum einen existieren viele symptomatische oder funktionelle Krankheiten, die gerade dadurch charakterisiert sind, daß sie ohne faßbare Befunde bleiben, deren therapeutische Beinflußbarkeit also nur an der Änderung des Befindens feststellbar sind. ... Zum anderen zeigen auch die meisten organisch-manifesten Krankheiten neben den für sie typischen Befunden eine oft charakteristische Symptomatik von Befindensstörungen, wie beispielsweise der Schmerz beim Magen- und Zwölffingerdarmgeschwür, die Kurzatmigkeit bei der Herzinsuffizienz oder die nervöse Erregbarkeit bei der Hyperthyreose.

Sosehr einer „objektiven" Medizin zugestimmt werden kann, daß die Normalisierung der Befunde höchstes Ziel sei, so sehr müßte ergänzt werden „unter Normalisierung der Befindlichkeit".

Denn welcher Patient wäre zufrieden, sein ganzes subjektiv erlebtes Beschwerdefeld zu behalten unter (tröstlichem!) Hinweis auf normalisierte oder verbesserte Befunde? Wie oft muß er sogar als Folge (Nebenwirkungen) einer Therapie neue Befindensstörungen hinnehmen? Und wäre nicht bei den heute als letztendlich unheilbar deklarierten Krankheiten, wie Asthma bronchiale, Colitis ulcerosa oder Enterocolitis Crohn neben dem Wunsch, die Progredienz der Erkrankung zu verlangsamen, die Wiederherstellung einer möglichst gesunden Befindlichkeit höchstes Ziel?"

Unter „Unveränderte Befunde – aber gebesserte Befindlichkeit" heißt es bei Fintelmann weiter: „Nun kann aus der persönlichen Erfahrung noch eine Gesetzmäßigkeit ausgesprochen werden, die dringend der systematischen Darstellung wartet und doch gegenüber den heute üblichen und erwarteten Sofortreaktionen auf moderne Arzneimittel rätselvoll erscheint.

Bei chronischen Krankheiten zeigt sich die richtige Wahl einer Therapie mit pflanzlichen Heilmitteln fast immer in einem primären Ansprechen des Befindens oder der Befindlichkeit. Immer wieder überrascht die Situation eines dankbar seine Besserung erfahrenden und zum Ausdruck bringenden Patienten im Mißverhältnis zu den unverändert pathologischen Befunden. Und häufig bedarf es eines langen Zuwartens und der kräftigen Überzeugung des richtigen Weges, um dann in großem Abstand zu der Normalisierung des Befindens auch die der Befunde wahrnehmen zu können ..."

Als Beispiel für die Problematik des Wirksamkeitsnachweises führt Fintelmann die Weißdornpräparate an:

„Klassisch für die geschilderte Ausgangslage ist die Bewertung von Crataegus-Präparaten durch moderne Kardiologen, die dem Weißdorn die Möglichkeit, ein wirksames Mittel bei Herzkrankheiten zu sein, rundweg absprechen. Dies gilt im weiteren Sinne für alle pflanzlichen Kardiaka, abgesehen von den isolierten Herzglykosiden aus Digitalis. Die Kommission E beim ehemaligen Bundesgesundheitsamt hat in ihrer Aufbereitung des vorliegenden wissenschaftlichen Erkenntnismaterials mit der Monographie von Crataegus begonnen und in ihrer ersten Sitzungsperiode lange Diskussionen über vielerlei Grundsatzfragen geführt. Schließlich wurden folgende Anwendungen verabschiedet[1]:

1. Nachlassende Leistungsfähigkeit des Herzens (Stadien I und II NYHA).
2. Druck- und Beklemmungsgefühl in der Herzgegend.
3. Noch nicht digitalisbedürftiges Altersherz.
4. Leichte Formen von bradykarden Herzrhythmusstörungen.

Man sieht, daß beschreibende und in erster Linie Befindensstörungen nennende Formulierungen gewählt wurden und heute übliche, „harte" Indikationen (für 2. zum Beispiel Angina pectoris) mit Ausnahme der bradykarden Rhythmusstörungen vermieden wurden.
Die Wirkungen oraler Weißdorn-Präparate treten allmählich ein und machen sich fast ausschließlich als Besserung der Befindlichkeit bemerkbar, das heißt, Nachlassen der Kurzatmigkeit bei Belastungen, des Druck- und Engegefühls um das Herzen und im Verschwinden unangenehmer Rhythmusstörungen, wobei diese zunächst aus dem Empfinden des Patienten verschwinden und dennoch objektiv im EKG weitgehend unverändert nachweisbar sein können. Gerade hier zeigen sich objektivierbare Befundänderungen oft erst nach längerer Therapiedauer".

Im Zusammenhang mit dieser Stellungnahme sei darauf hingewiesen, daß erst kürzlich durch eine kontrollierte klinische Studie der Nachweis der therapeutischen Gleichwertigkeit einer Therapie der Herzinsuffizienz NYHA II mit Crataegus-Extrakt mit einem ACE-Hemmer erbracht wurde. Bemerkenswert ist, daß diese Studie von einem Vertreter der Schulmedizin durchgeführt wurde (Tauchert, 1993).

---

[1]) In der aktuellen Fassung von 1994 nennt die Crataegus-Monographie als Indikation nur noch die nachlassende Leistungsfähigkeit des Herzens entsprechend Stadium II nach NYHA.

1.4 Methodische Durchführung klinischer Studien

Die methodischen Erfordernisse bei der Durchführung klinischer Studien werden durchaus kontrovers diskutiert. So fordern Staak und Weiser (1978) zwingend das Vorhandensein von homogenen Vergleichsgruppen. Homogene Vergleichsgruppen fordert auch die Deutsche Gesellschaft für medizinische Dokumentation, Informatik und Statistik e.V. (GMDS) (Jesdinski, 1983). Es findet sich jedoch der Zusatz, daß hiervon in begründeten Fällen abgewichen werden kann, wobei nicht näher erläutert wird, was unter einem begründeten Fall zu verstehen ist.
Eine gegensätzliche Meinung vertritt Fassl (1981, 1984). Er wertet *Feldstudien* ohne randomisierte Kontrollgruppen und Einfach- oder Doppelblind-Versuchsanordnungen nicht als „opportunistisches Zurückweichen von einem momentan nicht durchsetzbaren Idealkonzept", sondern sieht vielmehr in diesem Studientyp besondere Vorteile wie u. a. die realistischen Randbedingungen. Er stellt insbesondere fest, daß das hochselektierte Patientenkollektiv eines Universitätskrankenhauses absolut untypisch sei. Diese Meinung vertreten auch Batz, Busanny-Caspari und Viehmann (1980).
Schließlich weisen Busanny-Caspari, Rietbrock und Ulbrich (1986) darauf hin, daß bei Feldstudien die Forderung nach einer Plazebotherapie auf Ablehnung seitens der prüfenden Ärzte stößt. Es besteht eine starke Aversion gegen die Anwendung einer Therapie, die ausdrücklich als „wirkungslos" bezeichnet wird.
Der in den genannten Publikationen angesprochene „Feldstudie" (= wissenschaftlicher Versuch unter Praxisbedingungen) entspricht durchaus die Anwendungsbeobachtung, wenn diese mittels wissenschaftlich anerkannter Methoden ausgewertet wird. Die Beurteilung der Feldstudien kann daher sinngemäß auch auf Anwendungsbeobachtungen gemäß § 67 Abs. 6 AMG übertragen werden.

1.5 Arzt oder Apotheker als Berater in Arzneimittelfragen?

Im Zeichen der „grünen Welle" hat sich in den letzten zehn Jahren in Patientenkreisen eine Entwicklung angebahnt, die durch eine verstärkte Hinwendung zu Naturheilverfahren und „natürlichen Arzneimitteln", unter denen vorwiegend pflanzliche Mittel verstanden werden, charakterisiert ist. Nicht zuletzt sind die Ursachen für diese Entwicklung in einer immer unpersönlicher werdenden Apparatemedizin sowie in einer Reihe ernsthafter Zwischenfälle durch synthetische Arzneimittel zu sehen. Paradoxerweise werden Nebenwirkungen von medizinischen Laien ausschließlich mit synthetischen Arzneimitteln in Verbindung gebracht und diese als potentiell gefährlich und äußerst nebenwirkungsreich eingestuft. Pflanzliche Arzneimittel entstammen in der Sicht des Patienten dagegen der Natur und scheinen somit unbedenklich und frei von unerwünschten Wirkungen. Tatsächlich ist die therapeutische Breite gerade der Phytopharmaka, die für die Behandlung von Befindlichkeitsstörungen und leichteren Erkrankungen Verwendung finden, außerordentlich groß, und unerwünschte Wirkungen werden bei bestimmungsgemäßem Gebrauch nur selten beobachtet.

Die „sanfte Medizin", wie die Behandlung mit Phytopharmaka auch genannt wird, ist heute „in", und vom Patienten oder Verbraucher wird begierig alles aufgenommen, was ihm Aufklärung über die Möglichkeiten einer Behandlung mit „natürlichen" Arzneimitteln, verspricht. Informationen liefern die Medien in Hülle und Fülle. Doch nur zu oft werden diese fehlinterpretiert oder den eigenen Bedürfnissen gemäß selektiert.

Ansprechpartner für den so vorinformierten Patienten sind Ärzte und Apotheker, wobei sich der Patient bei leichteren Beschwerden in aller Regel zuerst an den Apotheker wenden wird. Die Beraterfunktion des Apothekers wird allerdings von einem Teil der Ärzteschaft – nach Schätzungen 50–60% – heftig kritisiert und mit dem Argument der fehlenden Kompetenz abgelehnt. In gleicher Weise wird von diesen Ärzten auch auf die Gefahren der Selbstmedikation hingewiesen. Auf der anderen Seite finden nach einer Umfrage 1993 30% der Ärzte die Selbstmedikation sinnvoll, und sind durchaus bereit, im Hinblick auf den Sparzwang des Gesundheitsstrukturgesetzes ein Privatrezept auszustellen oder ein Medikament zu empfehlen, das der Patient sich direkt in der Apotheke kaufen kann (Frank, 1994). Wie immer die Streitfrage der Beratungskompetenz auch gelöst werden mag, sicher ist, daß sich der Patient auch in Zukunft an einen der beiden Ansprechpartner wenden wird und für seine Befindlichkeitsstörungen oder leichteren Erkrankungen das geeignete Mittel sucht und dabei den Naturheilmitteln bzw. den pflanzlichen Arzneimitteln den Vorzug vor chemisch-synthetischen Mitteln gibt. Doch wie sieht es mit den Kenntnissen von Ärzten und Apothekern im Bereich der Phytopharmaka aus?

Zwar ist seit 1993 die Phytotherapie im Rahmen der Naturheilverfahren wieder in die Ausbildungsordnung der Mediziner aufgenommen worden. Trotz zunehmenden Interesses von Medizinstudenten und Ärzten an der Phytotherapie ist jedoch in den nächsten Jahren kaum zu erwarten, daß Kenntnisse über pflanzliche Arzneimittel Allgemeingut zumindest der niedergelassenen Ärzte werden. Eine kompetente Beratung über pflanzliche Arzneimittel ist infolgedessen derzeit am ehesten vom Apotheker zu erwarten.

2. OTC-Präparate und Selbstmedikation

Der Anteil der zur Selbstmedikation verwendeten OTC-Präparate hatte 1992 in Deutschland immerhin einen Marktanteil von 35%. Für die nächsten Jahre kann mit einer weiteren Zunahme gerechnet werden. Dieser Trend ist auch auf europäischer Ebene zu beobachten.

Die Situation auf dem gemeinsamen Markt der Europäischen Union illustrieren besonders eindrucksvoll die auf dem zweiten Internationalen Symposium der European Scientific Cooperative for Phytotherapy (ESCOP) in Brüssel 1992 vorgetragenen OTC-Verkaufszahlen für pflanzliche Arzneimittel aus 7 Mitgliedsstaaten der Europäischen Union von 2,4 Milliarden US Dollar. Für Deutschland allein betrug nach Erhebungen des Bundesfachverbandes der Arzneimittelhersteller (BAH) der Umsatz der vom Verbraucher in Apotheken und Drogeriemärkten zur Selbstbehandlung gekauften umsatzstärksten Arzneimittel 1994 insgesamt 6660 Millionen DM. Davon entfielen (in Millionen) auf Husten- und Erkältungsmittel 996 (15%), auf Schmerzmittel 760 (11,4%), auf Magen- und Verdauungsmittel 709 (10,6%), auf Vitamine und Mineralstoffe 709 (10,6%), auf Tonika und Geriatrika incl. Knoblauch 602 (9%), auf Haut-, Schleimhaut- und Wundheilmittel 596 (8,9%), auf Rheuma- und Muskelschmerzmittel 411 (6,2%), auf Herz- und Kreislauf- und Venenmittel 337 (5,1%), auf Beruhigungs- und Schlafmittel 264 (4%) und auf alle anderen 1276 (19,2%).

Neben der seit einigen Jahren zu beobachtenden Hinwendung der Patienten zu Naturheilmitteln wird die zukünftige Entwicklung des OTC-Marktes mit Phytopharmaka nicht zuletzt durch die im Zusammenhang mit dem Gesundheitsstrukturgesetz in Kraft getretenen Arzneimittelrichtlinien des Bundesausschusses der Ärzte und Krankenkassen bestimmt werden. Seitens der gesetzlichen Krankenkassen wird eine Begrenzung der Zahl der erstattungsfähigen Arzneimittel auf etwa 50% des derzeitigen Arzneimittelangebotes angestrebt. Das würde bedeuten, daß etwa 30000 Präparate in den freien Markt entlassen werden. Aufgrund der indikationsbezogenen Ausgrenzung von Arzneimitteln aus der Erstattungsfähigkeit der Krankenkassen sind von derartigen Maßnahmen besonders viele Phytopharmaka betroffen.

- **Allgemeine Hinweise zu den für die Selbstmedikation verwendeten Phytopharmaka**

Bei den Patienten erfreuen sich insbesondere Tees großer Beliebtheit. Grundsätzlich hat der Verbraucher/Patient die Möglichkeit, sich selbst mit der Teedroge zu versorgen, indem er diese entweder aus Wildvorkommen sammelt oder im Garten anbaut. Gegen diese „Eigenbeschaffung" von Teedrogen ist allerdings einzuwenden, daß der Wirkstoffgehalt der so gesammelten Drogen unbekannt ist und in Abhängigkeit vom Sammelort oder der Anbaubedingungen erheblichen Schwankungen unterworfen sein kann. Zum anderen muß insbesondere bei Wildvorkommen auch der Schadstoffgehalt der Pflanzen in Betracht gezogen werden. Wenn auch in der Apotheke das Angebot an Teedrogen, abgesehen von den Apotheken, die sich darauf spezialisiert haben, sich auf die am häufigsten verwendeten Spezies beschränken dürfte, wurde im Rahmen des vorliegenden Ratgebers nicht auf Teerezepte verzichtet. Sie wurden in Form einer Tabelle aufgenommen, die eine rasche Information über die Herstellung von Tees und die Einnahmemodalitäten ermöglicht. Als Grundlage für diese Angaben diente die zweite Auflage des Phytotherapie Manuals von Fintelmann, Menssen und Siegers (1993). Zur Information über Teedrogen sei auch auf das umfassende Werk von Wichtl (1989) verwiesen.

3. Pflanzliche Drogen zur Behandlung von Krankheiten

3.1 Haut

3.1.1 Entzündliche Hauterkrankungen

3.1.1.1 Pathophysiologische Grundlagen

Als *Dermatitis* wird eine häufig durch äußere Einwirkung hervorgerufene und auf den Einwirkungsort beschränkt bleibende, entzündliche Hautreaktion verstanden. Beispiele für spezielle Dermatitis-Formen sind z. B. die Windeldermatitis (Erythema glutelae, Dermatitis ammoniacalis), die durch UV-Strahlen nach Kontakt mit cumarinhaltigen Wiesenpflanzen induzierte Wiesengräserdermatitis (Dermatitis bullosa pratensis), die durch Einwirkung von Licht, UV- oder ionisierender Strahlung entstehende Dermatitis solaris sowie durch Verbrennung oder Erfrierung hervorgerufene Dermatitiden (D. combustionis bzw. congelationis). Die Bezeichnung Dermatitis und Ekzem wird häufig, insbesondere im angelsächsischen Sprachraum, synonym verwendet.

Ekzeme lassen sich einteilen in solche allergischen Ursprungs (allergisches Ekzem = Kontaktekzem) und in solche, die durch toxische Substanzen hervorgerufen werden (toxisch degeneratives Ekzem).

Das *allergische Kontaktekzem* stellt eine Allergie vom verzögerten Typ dar. Sie entwickelt sich im entsprechend sensibilisierten Patienten innerhalb von 12 bis 48 Stunden nach intradermaler Antigenexposition. Die Reaktion ist charakterisiert durch Infiltration vorwiegend mononukleärer Zellen, hauptsächlich Makrophagen. Als hautschädigende Allergene kommen u. a. in Frage: gewerblich genutzte Substanzen (Terpentin, Harze, Kunstharze), Öle, Nickel, Chrom (u. a. in Zement), Cyanide, Anilinfarben, Azofarbstoffe, Naphtholfarbstoffe, Arsen, Formaldehyd, Cobalt, Fluoride, Beryllium, Beiz- und Appreturmittel, Schellack, Terpentin, tierische und pflanzliche Substanzen, Kaltwellmittel, Haarfärbemittel, Seifen, Parfüme, Haarwässer, Hydrochinon, Arzneimittel (z. B. Antibiotika, Morphin- und Phenothiazin-Derivate, Sulfonamide, Jod), Gummi- und Kunststoffe (z. B. Phenol- und Aminoplaste, Epoxidharze, Härter, unvollständig polymerisierte Polystyrole und Polyvinyle, Weichmacher, Stabilisatoren), Sprengstoffe (z. B. Trinitrotoluol, Pikrate, Pentaerythroltetranitrat), DDT und Hexachlorcyclohexan. Die meist niedermolekularen Kontaktallergene (Halbantigene = Haptene) werden erst nach Eindringen in die Haut und Bindung an ein Trägerprotein zum Vollantigen, dessen determinante Gruppe unter Umständen nur aus Teilen des Haptens besteht. Auf diese Weise wird das Entstehen von Gruppenallergien begünstigt.

Das *toxisch-degenerative Ekzem* wird durch die wiederholte Einwirkung primär hautschädigender, unterschwelliger Reize verursacht. Ein Beispiel für das toxisch-degenerative Ekzem ist das sogenannte „Hausfrauen-Ekzem der Hände", das durch den ständigen Kontakt mit den Tensiden der Wasch- und Geschirrspülmittel hervorgerufen wird. Die Haut wird zunächst noch durch die Hornschicht vor den einwirkenden toxischen Substanzen geschützt. Bei langandauernder Exposition gegenüber den hautschädigenden Substanzen kommt es jedoch zur Erschöpfung der Abwehrfunktion der Hornschicht, die Haut wird rauh, trocken und rissig und u. a. anfällig für bakterielle Infektionen.

Eine Kombination von toxischer Hautschädigung und allergischer Sensibilisierung führt zum sekundären *chronischen Ekzem*.

Das *endogene Ekzem* (Neurodermitis constitutionalis) ist gekennzeichnet durch eine meist angeborene Instabilität des Hautorgans mit mehrphasigem Verlauf. Es kommt zur symmetrischen Ausbreitung der Hautläsionen an Ellenbeugen, Hals, Thorax, Kniekehlen usw., häufig auch zu Asthma oder Rhinitis allergica.

3.1.1.2 Arzneipflanzen und Drogen

• **Gerbstoffdrogen** (allgemeine Angaben zu Gerbstoffdrogen s. S. 80)

Gerbstoffdrogen werden wegen der reizmildernden, entzündungshemmenden, schwach lokalanästhesierenden, sekretionshemmenden und trocknenden sowie bakteriziden Wirkung der Gerbstoffe zur Behandlung von Wunden, Verbrennungen, Frostbeulen und Hämorrhoiden eingesetzt. Die wichtigsten Gerbstoffdrogen für die äußere Anwendung bei leichten entzündlichen Hauterkrankungen sind: Eichenrinde, Hamamelisblätter und -rinde, Odermennigkraut, Syzygiumrinde, Blüten der weißen Taubnessel und Walnußblätter.

▲ **EICHE** *(Quercus robur)* (allgemeine Angaben zu Botanik, Droge, Inhaltsstoffen, pharmakologischen Eigenschaften, klinischen Studien und Nebenwirkungen s. S. 81)

Nebenwirkungen: Keine bekannt.
Wechselwirkungen: Keine bekannt.
Gegenanzeigen: Großflächige Hautschäden. Bei fieberhaften Erkrankungen und Infektionskrankheiten, Herzinsuffizienz oder Hypertonie sollten Vollbäder grundsätzlich nicht genommen werden.

Anwendung: Zur Herstellung von Umschlägen bei oberflächlichen Entzündungen der Haut werden 2 Eßlöffel feingeschnittene Eichenrinde mit 3 Tassen Wasser aufgekocht und 5 Minuen ziehen gelassen. Mit der kalten Lösung werden mehrmals täglich Umschläge gemacht. Zur Herstellung von Vollbädern werden 5 g Droge mit 1 l Wasser aufgekocht, 15–20 Minuten ziehen gelassen und die Lösung dem Voll- oder Teilbad zugegeben.

Zur Selbstmedikation unter Beachtung der Gegenanzeigen geeignet.

▲ **HAMAMELIS** *(Hamamelis virginiana)* (Übersicht bei Laux und Oschmann, 1993)

Botanik: Hamamelis oder die Virginianische Zaubernuß (*Hamamelis virginiana* Linné; Hamamelidaceae) ist ein bis zu 7 m hoher Baum oder Strauch. Die an kurzen Stielen sitzenden Blätter sind rundlich, rautenförmig, wuchtig gezähnt und zeichnen sich durch eine kräftige Nervatur aus. Zur Zeit des beginnenden Laubfalls von September bis November entwickeln sich in den Blattachseln Knäuel von kleinen, zwittrigen, vierzähligen, gelben Blüten. Die schmalen linealischen Kronblätter werden bis zu 1 cm lang. Die Frucht reift im folgenden Frühjahr bis Sommer als zweihörnige Kapsel, die nach der Reifung aufplatzt und die ölhaltigen Samen herauskatapultiert. Im Habitus ähneln die Hamamelissträucher der heimischen Haselnuß (Corylus avellana). *Blütezeit:* September bis November. *Vorkommen:* Hamamelis ist im östlichen Nordamerika von Neuengland bis Minnesota, südlich bis Louisiana und in Ostasien heimisch. Sie wird in Europa kultiviert.

Droge: Als Droge (Hamamelidis folium/cortex) finden die getrockneten Laubblätter bzw. die getrocknete Rinde der Stämme und Zweige von *Hamamelis virginiana* Linné Verwendung.

Inhaltsstoffe: Die Blattdroge enthält den hydrolysierbaren Gerbstoff β-Hamamelitannin, in dem die Hamamelose (Hydroxymethylribose) im Verhältnis 1:2 mit Gallussäure verknüpft ist. Weitere Inhaltsstoffe sind Flavonglykoside, Procyanidine, Saponine und etwa 0,5% ätherisches Öl. In der Rindendroge sind außer β-Hamamelitannin noch α- und γ-Hamamelitannin enthalten, in denen Hamamelose und Gallussäure in einem anderen Verhältnis vorliegen.

Pharmakologische Eigenschaften: Für die adstringierende Wirkung der Hamameliszubereitungen sind insbesondere die Gerbstoffe (Hamamelitannin), niedere Aldehyde sowie die Procyanidine verantwortlich (Laux und Oschmann, 1993). Hamamelis-Extrakte besitzen weiter einen vasokonstriktorischen (Diemunsch und Mathis, 1987) und einen antiphlogistischen Effekt (Sorkin, 1980; Laux und Oschmann, 1993; Korting et al., 1933). Hamamelitannin und Hamamelisextrakte sind in der Lage, Sauerstoffradikale abzufangen und den durch Radikale hervorgerufenen Zellschaden zu verhindern (Masaki et al., 1995a, 1995b).

Klinische Studien: In einer kontrollierten Doppelblindstudie wurde die Wirkung einer Hamamelis-Salbe (Hametum®: 100 g Salbe enthalten 25 g wäßriges Destillat aus frischen Blättern und Zweigen von *Hamamelis virginiana,* entsprechend 4 g Droge) mit der eines Kontrollpräparates auf Hamamelisbasis bei Patienten mit endogenem und toxisch-degenerativen Ekzem sowie bei Patienten mit Neurodermitis (insgesamt 40 Patienten) verglichen (Pfister, 1981). Die Salbe wurde je nach Schweregrad der Erkrankung mehrmals täglich 39 Tage lang auf die befallenen Hautareale aufgetragen. Die Besserungsraten der zu Behandlungsbeginn vorhandenen Symptome (100%) betrugen beim endogenen Ekzem für Juckreiz 100%, Infiltrationen 83%, Rötung 25%, brennende Schmerzen 60% und Schuppung der Haut 50%, sowie beim toxisch-degenerativen Ekzem für die Symptome rauhe Haut 57%, Infiltrationen 71%, Rötung 50%, brennende Schmerzen 33% und Schuppung der Haut 63%. Eine Besserung der Symptome der Neurodermitis trat in 35% der Fälle ein.

In einer Doppelblindstudie untersuchten Swoboda et al. (1991) die Wirksamkeit eines Hamamelis-virginiana-Destillats in Salbenform bei 22 Neurodermitis-Patienten im Vergleich zu Bufexamac in Salbenform über 3 Wochen. Sowohl in der Gesamtbeurteilung der Therapie als auch in der Ausprägung der Symptomatik bestanden für beide Präparate keine signifikanten Unterschiede. Beide Präparate führten zu einer deutlichen Besserung der Symptome Rötung, Schuppung, Lichenifikation, Pruritus und Infiltration.

Auch durch eine Reihe von ärztlichen Erfahrungsberichten ist die Wirksamkeit von Hamameliszubereitungen bei Hautläsionen belegt (Übersicht bei Laux und Oschmann, 1993).

Nebenwirkungen: Nicht bekannt.
Wechselwirkungen mit anderen Arzneimitteln: Nicht bekannt.
Gegenanzeigen: Keine.

Anwendung: In Form von Aufgüssen, Zäpfchen, Salben und Gelen werden Hamamelisblätter und Hamamelisrinde bei leichten Verletzungen und lokalen Entzündungen der Haut angewendet. Für Umschläge (mehrmals täglich) verwendet man einen durch Aufkochen von 1 Eßlöffel zerkleinerter Droge mit 1 Tasse Wasser und 15 Minuten Ziehenlassen hergestellten kalten Aufguß.

Zur Selbstmedikation ohne Einschränkungen geeignet.
Kombinationen mit anderen entzündungshemmenden und die Wundheilung unterstützenden Drogen sind sinnvoll.

▲ **ODERMENNIG** *(Agrimona eupatoria)*

Botanik: Der Kleine Odermennig (*Agrimonia eupatoria* Linné; Rosaceae) ist eine ausdauernde, bis 1 m hoch wachsende Pflanze mit kriechendem Wurzelstock, aus dem im Frühjahr ein meist unverzweigter, locker beblätterter und behaarter Stengel wächst. Die in einer Rosette angeordneten, grundständigen, 15 cm langen Blätter mit grobkerbig gezähntem Rand sind an der Oberseite dunkelgrün und schwach behaart, an der Unterseite dicht graufilzig behaart. Die kleinen, goldgelben, 5zähligen Blüten stehen in einem traubigen Blütenstand an der Spitze des Stengels. Die Frucht ist ein einsamiges Nüßchen. *Blütezeit:* Juni bis August. *Vorkommen:* Der Odermennig ist heimisch in Europa, Vorder- und Mittelasien sowie in Nordafrika. Er wächst an sonnigen Waldrändern, in Gebüschen, auf trockenen Rasenflächen und an Wegrändern.

Droge: Als Droge (Agrimoniae herba) finden die getrockneten, kurz vor oder während der Blütezeit geernteten, oberirdischen Teile von *Agrimonia eupatoria* Linné und/oder *Agrimonia procera* Wallroth Verwendung.

Inhaltsstoffe: Odermennigkraut enthält Gallotannin-Gerbstoffe und Flavonoide.

Pharmakologische Eigenschaften: Die adstringierenden und leicht antibakteriellen Eigenschaften des Odermennigkrauts sind durch den Gehalt der Droge an Gerbstoffen bedingt. Die ebenfalls in der Droge enthaltenen Flavonoide unterstützen die entzündungshemmende Wirkung der Gerbstoffe.

Klinische Studien: Klinische Studien mit Odermennigkraut sind nicht durchgeführt worden.

Nebenwirkungen: Bei topischer Anwendung nicht bekannt
Wechselwirkungen mit anderen Arzneimitteln: Nicht bekannt.
Gegenanzeigen: Keine.

Anwendung: Dekokte von Odermennigkraut werden für Umschläge zur Behandlung leichter oberflächlicher Entzündungen der Haut verwendet. **Cave:** Bei Verbrennungen sollten Odermennigkraut-Dekokte nicht angewendet werden, da die Heilung der Brandwunden verzögert werden kann und bei Auftragen auf großflächige Hautareale die Gefahr resorptiver Schädigungen besteht. Aufgüsse für Umschläge werden durch Aufkochen von 1–2 Teelöffel Odeermennigkraut in 1 l Wasser hergestellt. Nach dem Abkühlen werden feuchte Umschläge alle 15–30 Minuten erneuert.

Zur Selbstmedikation bei bestimmungsgemäßem Gebrauch geeignet.
Da zur Behandlung von Hautentzündungen keine Fertigarzneimittel aus Odermennigkraut zur Verfügung stehen, muß frei rezeptiert werden.
Kombinationen mit anderen Gerbstoffdrogen sind sinnvoll.

▲ SYZYGIUM *(Syzygium cumini)*

Allgemeine Angaben zu Syzygium s. S. 86.

Anwendung: Syzygiumrinden-Auszüge finden bei leichten Hautentzündungen Verwendung. Mit einem warmen, durch Ziehenlassen von 1 Teelöffel feingeschnittener Droge mit einer Tasse heißem Wasser für 15 Minuten hergestellten Auszug werden die betroffenen Hautareale mehrmals täglich bedeckt.

Zur Selbstmedikation ohne Einschränkungen geeignet.
Da keine Fertigarzneimittel aus Syzygiumrinde zur Behandlung von Hautentzündungen verfügbar sind muß frei rezeptiert werden.
Kombinationen mit anderen Gerbstoffdrogen sind sinnvoll.

▲ TAUBNESSEL *(Lamium album)*

Allgemeine Angaben s. S. 69.

Anwendung: In Form von Aufgüssen werden Blüten der Weißen Taubnessel zur Behandlung leichter Oberflächenentzündungen der Haut eingesetzt. Für Umschläge wird aus 50 g feingeschnittener Droge mit 500 ml heißem Wasser ein Aufguß hergestellt, den man 10 Minuten ziehen läßt und dann lauwarm bis kalt mehrmals täglich auf die befallenen Hautareale aufträgt.

Zur Selbstmedikation ohne Einschränkungen geeignet.
Fertigarzneimittel von Taubnesselblüten zur Behandlung von Hautentzündungen als Mono- oder Kombinationspräparat sind nicht vorhanden. Es muß daher frei rezeptiert werden.
Kombinationen mit anderen adstringierenden Drogen sind sinnvoll.

▲ WALNUSS *(Juglans regia)*

Botanik: Der Walnußbaum (*Juglans regia* Linné; Juglandaceae) besitzt eine weit ausladende Krone und kann eine Höhe von 25 m erreichen. Die 40 cm langen länglich-eiförmigen, kurz zugespitzten und ganzrandigen Blättter sind unpaarig gefiedert. Die jungen Blätter besitzen eine drüsige Behaarung und sind durch das abgesonderte Sekret klebrig, später glatt. Die grünen, männlichen Blüten bilden bis 10 cm lange hängende Kätzchen, die weiblichen 1- bis 3blütige, endständige Blütenstände Die Steinfrucht hat eine zunächst grüne, später bräunlich aufspringende, 2klappige Außenschale. Sie enthält einen 2- oder 4lappigen Kern. *Blütezeit:* Mai. *Vorkommen:* Der Walnußbaum ist heimisch in Südosteuropa, Westasien, Nordindien, China und Zentralasien und wird in Europa, Nordafrika, Nordamerika und Teilen Asiens kultiviert.

Droge: Als Droge (Juglandis folium) dienen die im Juni getrockneten Laubblätter von *Juglans regia* Linné.

3. Pflanzliche Drogen zur Behandlung von Krankheiten

Inhaltsstoffe: Die Fiederblättchen des Walnußbaumes enthalten 9–10% Gerbstoffe vom Ellagentyp, das 5-Hydroxy-1,4-naphthochinon Juglon, Hydrojuglon, Hydrojuglon-O-Glucosid, Flavonglykoside und wenig ätherisches Öl. Das instabile Juglon polymerisiert unter Bildung braunschwarzer Pigmente.

Pharmakologische Eigenschaften: Die Gerbstoffe der Walnußblätter besitzen eine adstringierende Wirkung

Klinische Studien: Klinische Studien liegen nicht vor.

Nebenwirkungen: Nicht bekannt.
Wechselwirkungen mit anderen Arzneimitteln: Nicht bekannt.
Gegenanzeigen: Keine.

Anwendung: Dekokte aus Walnußblättern werden bei leichten oberflächlichen Hautentzündungen für Umschläge und Teilbäder verwendet. *Tagesdosis:* 3–6 g Droge. Zur Verwendung für Umschläge und Teilbäder werden 2 Teelöffel Droge mit einer Tasse Wasser kalt angesetzt und anschließend aufgekocht.

Fertigarzneimittel von Walnußblättern als Mono- oder Kombinationspräparat sind nicht vorhanden und müssen daher frei rezeptiert werden.
Zur Selbstmedikation ohne Einschränkungen geeignet.

- **Schleimdrogen**

▲ **BOCKSHORNKLEE** *(Trigonella foenum-graecum)*

Botanik: Der Bockshornklee (*Trigonella foenum-graecum* Linné; Leguminosae) ist ein einjähriges, bis 50 cm hoch werdendes Kraut, das aus einer schlanken Pfahlwurzel aufrechte oder aufsteigende, verzweigte Stengel bildet. Die 3zähligen Blätter besitzen bis 4 cm lange lanzettliche, ganzrandige und nur im oberen Pflanzenteil gezähnte Teilblättchen. Am Grunde des Blattstiels finden sich zwei häufig behaarte Nebenblätter. Die fast ungestielten hellgelben oder hellvioletten Blüten stehen einzeln oder zu zweit in den Blattachseln. Die Hülsenfrucht enthält bis zu 20 Samen. *Blütezeit:* Juni, Juli. *Vorkommen:* Der Bockshornklee ist im Mittelmeergebiet, in der Ukraine, in Indien und in China heimisch und wird in diesen Ländern als Kulturpflanze, vor allem in Indien und Marokko, angebaut.

Droge: Als Droge (Foenugraeci semen) dienen die reifen getrockneten Samen von *Trigonella foenum-graecum* Linné.

Inhaltsstoffe: Die Bockshornkleesamen enthalten neben fettem Öl 20–30% Schleim, Trigonellin, Nicotinsäureamid, Cholin, Bitterstoffe und Saponine.

Pharmakologische Eigenschaften: Zubereitungen aus Bockshornkleesamen besitzen eine emollierende (erweichende und geschmeidig machende) Wirkung auf die Haut.

Klinische Studien: Kontrollierte klinische Studien liegen nicht vor.

Nebenwirkungen: Überempfindlichkeitsreaktionen bei wiederholter äußerer Anwendung.
Wechselwirkungen mit anderen Arzneimitteln: Nicht bekannt.
Gegenanzeigen: Keine.

Anwendung: Zubereitungen aus Bockshornkleesamen finden Verwendung zur Behandlung lokaler Entzündungen der Haut. *Tagesdosis:* 50 g Droge auf 1 Liter

Wasser. Der durch Verrühren von 50 g pulverisierter Droge mit 1 l Wasser entstehende pastöse Brei wird in feuchtwarmem Zustand auf die befallenen Hautpartien aufgetragen.

Zur Selbstmedikation unter Beachtung der Nebenwirkungen geeignet.
Da Fertigarzneimittel aus Bockhornkleesamen nicht verfügbar sind, muß frei rezeptiert werden.

- **Ätherisch-Öl-Drogen**

▲ **KAMILLE** *(Chamomilla recutita)*

Allgemeine Angaben zu Botanik, Droge, pharmakologische Eigenschaften, Neben- und Wechselwirkungen sowie Gegenanzeigen s. S. 89.

Klinische Studien: Zur entzündungshemmenden Wirkung von Kamillenzubereitungen insbesondere bei Hauterkrankungen liegen eine Reihe von Anwendungsbeobachtungen und klinischen Studien vor (Übersicht bei Schilcher, 1987).

Anwendung: Kamillenzubereitungen werden zur Behandlung von Haut- und Schleimhautentzündungen in Form von Umschlägen, Salben und Gelen sowie von Bädern verwendet. Zur Herstellung von Aufgüssen für Umschläge werden 2 Eßlöffel Kamillenblüten mit 1 $^1/_2$ Tassen Wasser heiß übergossen und 15 Minuten abgedeckt ziehen gelassen. Mehrmals täglich werden lauwarme Umschläge auf die befallenen Hautpartien gelegt. Zur Verwendung als Badezusatz werden 50 g Droge mit 1 Liter Wasser heiß aufgegossen, 15 Minuten bedeckt stehengelassen und in das Badewasser gegeben.

Zur Selbstmedikation ohne Einschränkungen geeignet.

3.1.2 Seborrhoe und seborrhoische Hauterkrankungen, Milchschorf

3.1.2.1 Pathophysiologische Grundlagen

Unter *Seborrhoe* versteht man die übermäßige Entwicklung des Fettmantels der Oberhaut infolge vermehrter Talgabsonderung. Dieses Symptom einer erblichen Hautkonstitution tritt vor allem am Vorderkopf, in den Nasen-Lippen-Falten, an den Augenlidern, am Nasensattel, in den Achselhöhlen und den Schweißrinnen in Erscheinung. Seborrhoe begünstigt die Entwicklung von seborrhoischen Hauterkrankungen wie der seborrhoischen Dermatitis, des seborrhoischen Ekzems und der durch Knoten- und Knötchenbildung charakterisierten Erkrankungen des Talgdrüsenapparates und der Haarfollikel (Sammelbezeichnung: Akne).
Beim *Milchschorf* handelt es sich um ein im Alter von 4–6 Monaten erstmals auftretendes Ekzem mit kleinschuppiger Rötung der Wangen mit nachfolgender Ekzematisierung und Ausbreitung auf Hals und behaarten Kopf.

3.1.2.2 Arzneipflanzen und Drogen

▲ **HAFER** *(Avena sativa)* (Übersicht zu Botanik, Inhaltstoffen und Pharmakologie bei Schneider, 1985).

Botanik: Hafer (*Avena sativa* Linné; Gramineae) ist eine einjährige, bis 1,50 m hoch wachsende, krautige Pflanze, die aus einem Wurzelbündel knotige, in rispenähnlichen Blütenständen endende Halme treibt. Die Blätter mit linealischer Blattspreite und Blattscheide umschließen den Halm. Die überhängenden, meist grannenlosen Ährchen werden von 2 Spelzen bedeckt. *Blütezeit:* Juni bis August. *Vorkommen:* Der Hafer ist in Osteuropa heimisch und wird auf der ganzen Erde mit Ausnahme der tropischen Gebiete angebaut.

Droge: Als Droge (Avenae stramentum) finden die kurz vor der Vollblüte geernteten und getrockneten, gedroschenen Laubblätter und Stengel von *Avena sativa* Linné Verwendung.

Inhaltsstoffe: Samen und Blätter des Hafers enthalten die Steroidsaponine Avenacosid A und B mit dem Aglykon Nuatigenin, die Samenschalen Vanillinglykoside und das Indolalkaloid Gramin. Haferstroh enthält außerdem Kieselsäure.

Pharmakologische Eigenschaften: Pharmakologische Untersuchungen zur Wirkung von Haferstrohzubereitungen bei seborrhoischen Hauterkrankungen liegen nicht vor. Die Wirkung wird auf die Kieselsäure zurückgeführt.

Klinische Studien: Klinische Studien liegen nicht vor. Die Anwendung erfolgt aufgrund therapeutischer Erfahrung.

Nebenwirkungen: Nicht bekannt.
Wechselwirkungen mit anderen Arzneimitteln: Nicht bekannt.
Gegenanzeigen: Keine.

Anwendung: Haferstroh wird als Zusatz für Bäder bei entzündlichen und seborrhoischen Hauterkrankungen, speziell solchen, die mit Juckreiz einhergehen, verwendet. Als Badezusatz werden 100 g Droge mit 4 l kochendem Wasser übergossen und auf Zimmertemperatur abgekühlt. Nach dem Abseihen wird der Auszug zum Badewasser gegeben.

Zur Selbstmedikation ohne Einschränkungen geeignet.

▲ **STIEFMÜTTERCHEN** *(Viola tricolor)*

Botanik: Das Stiefmütterchen (*Viola tricolor* Linné; Violaceae) ist ein einjähriges Kraut mit bis zu 25 cm langen, schwach 4kantigen, aufsteigenden Sprossen. Die wechselständigen Blätter zeichnen sich durch 2 fiederteilige Nebenblätter aus. Die unteren Blätter sind herz- bis eiförmig, die oberen länglich-lanzettlich und gekerbt. Die Kronblätter der meist in den Blattachseln stehenden, langgestielten, einzeln stehenden Blüten sind hellgelb, weißlich, rötlich oder blauviolett. Das vordere Kronblatt der 5blättrigen Krone trägt auf der Rückseite einen Sporn. Die Frucht ist eine 3klappige Kapsel mit zahlreichen braungelben Samen. *Blütezeit:* April bis September. *Vorkommen:* Das Stiefmütterchen ist in Europa, Westsibirien, Vorderasien und Nordafrika heimisch. Es wächst auf Bergwiesen, Sandtrockenrasen, Ackerflächen und Schutthalden.

Droge: Als Droge (Violae tricoloris herba) finden die zur Blütezeit gesammelten, getrockneten oberirdischen Teile von *Viola tricolor* Linné hauptsächlich von den Unterarten subsp. *vulgaris* (Koch) Oborny und susp. *arvensis* (Murray) Gaudin Verwendung.

Inhaltsstoffe: Das Stiefmütterchenkraut enthält Flavonolglykoside mit vorwiegend Rutin, Saponine und Methylsalicylglykosid (Violutosid).

Pharmakologische Eigenschaften: Aufgrund des Gehaltes an Flavonoiden werden antioxidative und entzündungshemmende Eigenschaften angenommen.

Klinische Studien: Klinische Studien liegen nicht vor.

Nebenwirkungen: Nicht bekannt.
Wechselwirkungen mit anderen Arzneimitteln: Nicht bekannt.
Gegenanzeigen: Keine.

Anwendung: Bei leichten seborrhoischen Hauterkrankungen und beim Milchschorf der Kinder werden mit einem durch heißes Aufgießen von 1 Teelöffel feingeschnittener Droge mit 1 Tasse Wasser und 5 Minuten Ziehenlassen hergestellten Aufguß getränkte Mullkompressen auf die erkrankten Hautstellen aufgelegt.

Zur Selbstmedikation ohne Einschränkungen geeignet.
Da keine Fertigarzneimittel zur Verfügung stehen, muß frei rezeptiert werden.

3.1.3 Wunden, Frostbeulen

3.1.3.1 Pathophysiologische Grundlagen

Jede Unterbrechung des zusammenhängenden Gewebes mit Freilegung von Lymphspalten und eröffneten Blutgefäßen wird als *Wunde* bezeichnet. Diese kann ohne oder mit Substanzverlust entstehen (Schnittwunden bzw. Schürfwunden). Da die Haut stets mit transitorischen oder residenten Keimen, neben pathogenen grampositiven Kokken, Sarzinen und Sporenbildnern auch mit Strepto- und Staphylokokken besiedelt ist, ist für jede Wunde eine primäre Infektion anzunehmen, die in aller Regel durch die Mechanismen der örtlichen Abwehr unterdrückt wird.

Frostbeulen (Erythema pernio) entstehen nach wiederholter längerer Kälteeinwirkung. Sie sind unscharf begrenzt, am Rande zuweilen hell- bis dunkelviolett, von teigiger Konsistenz unter gespannter, glänzender Oberhaut. Die juckenden und meist schmerzhaften Frostbeulen neigen zur Blasenbildung und Ulzeration.

3.1.3.2 Arzneipflanzen und Drogen

▲ **HAMAMELIS** *(Hamamelis virginiana)*

Angaben zu *Hamamelis virginiana* s. S. 24.

▲ **HIRTENTÄSCHELKRAUT** *(Capsella bursa pastoris)*

Botanik: Das Hirtentäschelkraut (*Capsella bursa pastoris* (L.) Medicus; Cruciferae) ist ein ein- oder zweijähriges, bis 40 cm hoch wachsendes Kraut mit aufrechten

Stengeln und einer Rosette grundständiger, ungeteilter oder fiederspaltiger Laubblätter. Die kleineren sitzenden Stengelblätter sind meist runzelig eingerollt. Die weißen, vierzähligen Blüten stehen in einem doldig gedrängten Blütenstand, der sich zu einer langen Blütentraube streckt. Die Frucht besteht aus einer herzförmigen, vielsamigen, kleinen Schote. *Blütezeit:* März bis Oktober. *Vorkommen:* Das Hirtentäschelkraut ist in den klimatisch gemäßigten Zonen Europas und in Nordafrika heimisch und wächst auf Wiesen sowie an Wegen, See- und Flußufern.

Droge: Als Droge (Bursae pastoris herba) finden die frischen oder getrockneten Teile von *Capsella bursa pastoris* (L.) Medicus Verwendung.

Inhaltsstoffe: Hirtentäschelkraut enthält Cholin, Acetylcholin, Flavonoide (z. B. Rutin und Diosmin) und Mineralstoffe mit einem hohen Anteil an Kaliumsalzen.

Pharmakologische Eigenschaften: Zubereitungen aus Hirtentäschelkraut besitzen hämostyptische Wirkungen, die auf ein Peptid unbekannter Struktur zurückgeführt werden (Wagner und Wiesenauer, 1995).

Klinische Studien: Die Anwendung beruht auf therapeutischer Erfahrung.

Nebenwirkungen: Nicht bekannt.
Wechselwirkungen mit anderen Arzneimitteln: Nicht bekannt.
Gegenanzeigen: Keine.

Anwendung: Hirtentäschelkraut wird zur Behandlung oberflächlicher blutender Hautverletzungen und als lokales Hämostyptikum bei Nasenbluten eingesetzt. Als Aufguß für Umschläge oder zur Tamponade bei Nasenbluten wird ein Eßlöffel Droge mit 1 Tasse siedend heißem Wasser übergossen, nach 15 Minuten abgeseiht und in abgekühltem Zustand verwendet.

Zur Selbstmedikation ohne Einschränkungen geeignet.
Da Fertigpräparate nicht verfügbar sind, muß frei rezeptiert werden.

3.1.4 Störungen der Wundheilung

3.1.4.1 Pathophysiologische Grundlagen

Der *physiologische Wundheilungsprozeß* läuft in mehreren Phasen ab. Auf die Bildung einer polymerisiertes Fibrin enthaltenden Wundmembran folgt die Auflösung der infolge Sauerstoffmangels untergehenden, geschädigten Zellen sowie die Beseitigung der Zelltrümmer durch Phagozytose und Auflösung der Fasern durch Isohisto- und Fibrinolysine. In der Aufbauphase erfolgt die Wundgranulation mit Bildung von Kapillarsprossen, argyrophilem Retikulum, Bindegewebe und kollagenen Fasern sowie abschließend Vernarbung und Epithelisierung.

Störungen der Wundheilung können durch örtliche Prozesse wie Hämatome, Sekretverhaltung, Nekrosen und Infektionen sowie durch systemische Funktionsstörungen z. B. bei der Hypoproteinämie, bei Vitaminmangel und bei Immuninsuffizienz auftreten.

3.1.4.2 Arzneipflanzen und Drogen

Bei Wundheilungsstörungen finden Zubereitungen aus pflanzlichen Drogen mit entzündungshemmenden, granulationsfördernden und immunstimulierenden Eigenschaften Verwendung.

▲ BALSAMBAUM *(Myroxolon balsamum)*

Botanik: Der Balsambaum (*Myroxolon balsamum* (Linné) Harms var. pereira (Royle) Harms; Fabaceae) wird bis zu 25 m hoch. *Vorkommen:* Der Baum ist in San Salvador, Honduras, Guatemala, Cuba, Mexiko, Costa Rica und Panama heimisch, jedoch nicht in Peru, wie die Bezeichnung Perubalsam vermuten läßt.

Droge: Die Droge (Balsamum peruvianum) ist ein Auscheidungsprodukt von *Myroxolon balsamum* (Linné) Harms var. pereira (Royle) Harms und wird aus den Stämmen durch Schwelen gewonnen. Zu diesem Zweck werden etwa 1/2 m große Rindenstücke am Fuße des Baumes entfernt und die von der Rinde befreiten Stellen mit Holzfackeln erhitzt. Dadurch wird die Balsamproduktion aus den schizogenen Sekreträumen in Gang gesetzt. Das nach einer Woche ausfließende Harz wird mit Lappen aufgesaugt und durch Auskochen und Auspressen isoliert. Es bildet eine viskose, dunkelbraune, angenehm aromatisch riechende Flüssigkeit.

Zusammensetzung des Perubalsams: Perubalsam enthält eine aus alkalischer Lösung mit Äther extrahierbare, als Cinnamein bezeichnete Fraktion mit ca. 25–40% Benzoesäurebenzylester und 10–25% Zimtsäurebenzylester. Weitere Inhaltsstoffe sind freie Zimtsäure, ca. 3–5% α- und β-Nerolidol, geringe Mengen Vanillin sowie Methylester der Zimt- und Benzoesäure und ein Harz aus Zimt- und Benzoesäurestern verschiedener Alkohole.

Pharmakologische Eigenschaften: Perubalsam besitzt antibakterielle Eigenschaften und wirkt granulationsfördernd.

Klinische Studien: Klinische Studien liegen nicht vor.

Nebenwirkungen: Perubalsam gehört zu den häufigsten, im Epikutantest auffallenden Allergenen (Ecker-Schlipf, 1992). Er induziert zellvermittelte Allergien vom Typ IV oder vom verzögerten Typ. Daneben werden auch Reaktionen vom Soforttyp beobachtet.

Wechselwirkungen mit anderen Arzneimitteln: Nicht bekannt.

Gegenanzeigen: Bekannte allergische Disposition gegenüber Perubalsam.

Anwendung: Angewendet werden Zubereitungen aus Perubalsam zur Behandlung infizierter und schlecht heilender Wunden, bei Verbrennungen, Dekubitusgeschwüren, Frostbeulen, beim Ulcus cruris, bei Hämorrhiden und zur Behandlung von Prothesendruckstellen. Die Anwendung von Perubalsam sollte auf eine Woche beschränkt bleiben.

Zur Selbstmedikation unter Beachtung der möglichen Nebenwirkungen nach Konsultation des Arztes geeignet.

▲ KAMILLE *(Matricaria recutita)*

Allgemeine Angaben zu Chamomilla recutita s. S. 89, Anwendung s. unter Entzündungen der Haut S. 33.

▲ **RINGELBLUME** *(Calendula officinalis)* (Übersicht zu *Calendula officinalis* bei Isaac, 1992, 1993)

Botanik: Die Ringelblume (*Calendula officinalis* Linné; Asteraceae) ist ein einjähriges Kraut oder eine überwinternd zweijährige, 30 bis 50 cm hoch wachsende Pflanze. Der kantige, aufrechte, an der Basis verholzte Stengel trägt die wechselständigen, ganzrandigen, weich behaarten und am Rande kurz bewimperten Blätter. Die an den Enden der Stengel stehenden Blütenköpfchen haben einen Durchmesser von 3 bis 9 cm. Die zahlreichen Zungenblüten sind von orangegelber Farbe. Das Innere des Blütenköpfchens wird von Röhrenblüten eingenommen. Die kahnförmig gekrümmten Früchte besitzen einen kurzstacheligen Rücken. *Blütezeit:* Juni bis Oktober. *Vorkommen:* Die Ringelblume ist heimisch in ganz Mittel- und Südeuropa, Westasien und USA. Sie wird heute in diesen Ländern kultiviert.

Droge: Als Droge (Calendulae flos) dienen die getrockneten Blütenköpfchen oder die getrockneten Zungenblüten von *Calendula officinalis* Linné.

Inhaltsstoffe: Die getrockneten Blüten von *Calendula officinalis* enthalten 2–10% Saponoside in Form von Oleanolsäureglykosiden, pentacyclische, freie oder veresterte Triterpenalkohole, Flavonolglykoside mit Isorhamnetin oder Quercetin als Aglykone, 0,2–0,3% ätherisches Öl mit vorwiegend Sesquiterpenalkoholen (Hauptbestandteil: α-Cadinol), das Sesquiterpenlacton Calendin und Polysaccharide.

Pharmakologische Eigenschaften: Für Calendulazubereitungen wurden antimikrobielle, antiphlogistische, wundheilende, immunmodulierende, zytotoxische und antitumorale, ulkusprotektive und vasoprotektive Wirkungen nachgewiesen, außerdem besitzen sie eine lipidsenkende Wirkung. Besondere Bedeutung für die entzündungshemmende Wirkung kommt nach neueren Erkenntnissen den Triterpenalkoholen mit 4-Taraxenstruktur zu, insbesondere dem Faradiol und dem 4-Taxasterol (Isaac, 1994). Eine mit den ethanolischen und wäßrigen Extraktivstoffen im Verhältnis 1:1 hergestellte Calendula-Salbe stimuliert die physiologische Regeneration und Epithelisierung experimentell induzierter Wunden. Ferner werden positive Einflüsse von Calendula-Zubereitungen auf das zelluläre Hydratationsgleichgewicht der Haut, die Blutzirkulation und den Hauttonus angenommen (Isaac, 1994). Die immunmodulierenden Eigenschaften sind den Polysacchariden der Droge zuzuordnen.

Klinische Studien und Erfahrungsberichte: In einer offenen klinischen Prüfung konnten mit Ringelblumensalbe bei venösen Durchblutungsstörungen mit Varikosis, Thrombophlebitis, Ulcus cruris, Entzündungen, Rhagaden und Ekzemen positive Ergebnisse erzielt werden. Ringelblumen-Salbe vermag die Entstehung von Dekubitalgeschwüren in vielen Fällen zu verhindern, und auch bereits bestehende und teilweise erheblich fortgeschrittene Dekubitalgeschwüre können mit Ringelblumen-Salbe erfolgreich behandelt werden (Isaac, 1994).

Nebenwirkungen: Nicht bekannt[1]).

---

[1]) Insbesondere bedingt durch das Fehlen von Sesquiterpenlactonen ist auch das Risiko von allergischen Reaktionen gering. Gemäß einer Veröffentlichung des Europarates sind Extrakte aus *Calendula officinalis* der Gruppe 3 zugeordnet worden. Das bedeutet, daß sie

Wechselwirkungen mit anderen Arzneimitteln: Nicht bekannt.
Gegenanzeigen: Keine.

Anwendung: Ringelblumenzubereitungen werden bei Wundheilungsstörungen und zur Wundreinigung stark verschmutzter oder infizierter Wunden verwendet. Aufgüsse für Umschläge werden durch heißes Überbrühen von 2 Teelöffel Ringelblumenblüten mit 1 Tasse Wasser, 10 Minuten Ziehenlassen und Abseihen hergestellt. Die Umschläge werden mehrmals täglich gewechselt. Tinkturen werden aus 10 Teilen Droge und 90 Teilen 20% Alkohol/Wasser-Gemisch hergestellt. Für Umschläge werden Gemische aus 2 Teelöffel Tinktur und 500 ml Wasser verwendet.
Salbenzubereitungen enthalten 2 bis 5 g Droge in 100 g Salbe.

Zur Selbstmedikation ohne Einschränkungen geeignet. Allerdings sollte bei anhaltenden Wundheilungsstörungen die Ursache durch den Arzt abgeklärt und eine ernste bakterielle Infektion ausgeschlossen werden. Auch bei stark verschmutzten Wunden sollte zunächst ein Arzt aufgesucht und eine Tetanusimpfung durchgeführt werden.
Kombinationen mit anderen entzündungshemmenden und die Wundheilung fördernden Drogen sind sinnvoll.

▲ **SONNENHUT, PURPURFARBENER** *(Echinacea purpurea)*

Allgemeine Angaben zu Echinacea purpurea s. S. 195.

Klinische Studien: Kontrollierte klinische Studien liegen nicht vor, die Anwendung erfolgt auf der Basis ärztlicher Erfahrung.

Anwendung: In Form von halbfesten Zubereitungen findet Sonnenhutkraut Verwendung zur Behandlung von oberflächlichen Wunden mit schlechter Heilungstendenz.

Einschränkungen ergeben sich aus der Art der zu behandelnden Wunden. Auf jeden Fall sollte die Ursache der schlechten Heilungstendenz ärztlicherseits abgeklärt werden (z. B. Ausschluß einer ernsteren bakteriellen Infektion, eines Diabetes mellitus).
Kombinationen mit anderen antiphlogistisch, antimikrobiell und die Wundheilung fördernden Drogen sind sinnvoll.

3.1.5 Herpes simplex

3.1.5.1 Pathophysiologische Grundlagen

Das Herpes-simplex-Virus (A-Virus, Herpesvirus hominis) ist ein allgemein verbreitetes, sämtliche Gewebe befallendes, fakultativ aber Haut- und Nervengewebe bevorzugendes Virus der Gruppe der Herpesviren. Herpesviren sind DNA-haltige, 100 nm große Viren mit ikosaedrischen Kapsomeren. Zu dieser Virusgruppe gehören auch das Zytomegalie-, das Varizellen-Zoster-, das Epstein-Barr-Virus und das B-Virus (Herpesvirus simiae). Der Serotyp 1 des Herpes-simplex-Virus ist u. a. Erreger des Herpes simplex labialis s. febrilis. Eine Herpes-sim-

---

bis zu einer Konzentration von 10% ohne gesundheitliches Risiko für kosmetische Produkte wie Bäder, Hautschutzpräparate, Produkte für aufgesprungene und entzündete Haut sowie als Babypflegemittel verwendet werden dürfen (Isaac, 1994).

plex-Infektion tritt meist als Folge- oder Begleiterscheinung fieberhafter Infekte auf. Der Herpes simplex labialis zeichnet sich durch das Auftreten lokal begrenzter, gruppiert auftretender Bläschen an den Lippen mit im weiteren Verlauf lokal begrenzter Endothelnekrose aus. Bereits vor Entstehen der Bläschen treten Juckreiz und Schmerzen an den befallenen Stellen auf.

3.1.5.2 Arzneipflanzen und Drogen

▲ **MELISSE** *(Melissa officinalis)*

Angaben zu *Melissa officinalis* L. siehe S. 181.

Spezialextrakt: Zur Anwendung in Creme-Form dient ein nach einem speziellen Verfahren hergestellter Extrakt aus Blättern von *Melissa officinalis* Linné.

Inhaltsstoffe des Spezialextraktes: Der Spezialextrakt enthält die Phenolcarbonsäuren Rosmarinsäure, Chlorogensäure, Kaffeesäure, p-Cumarsäure, Ferulasäure sowie Oligomere und Polymere dieser Säuren mit Molekulargewichten von 200 bis 1 800 Dalton (Labiatengerbstoffe).

Pharmakologische Eigenschaften (Melissenblätterextrakte und Spezialextrakt): Die virustatische Wirkung von Melissenextrakt wurde bereits 1964 nachgewiesen (Cohen et al., 1964). May und Wuilluhn (1978) wiesen für Melissenblätterextrakt im Plaque-Hemm- und im Farbtest nach Finter eine Hemmwirkung gegenüber Herpes-simplex-Viren nach. Dabei blockiert der In-vitro-Extrakt sowohl Herpes-simplex- als auch Varizellen-Zoster-Virus- und Wirtszellrezeptoren.

Klinische Studien: In Vergleichsstudien mit Virustatika wie Idoxuridin (5-Jod-2-Desoxyuridin) und Tromantadin-HCl konnte nachgewiesen werden, daß Lomaherpan® Creme[1]) hinsichtlich der Abheildauer (Abheilung bereits am 4. Behandlungstag bei 60% der Patienten), des rezidivfreien Intervalls (mit $p < 0,01$ signifikante Verlängerung von $1,3 \pm 0,2$ auf $2,3 \pm 0,4$ Monate) und der Verträglichkeit (Nebenwirkungen nur bei 3 von 115 Patienten) diesen gleichwertig bis überlegen ist (Wölbling und Milbradt, 1984). Auch eine weitere, von Wölbling und Rapprich (1985) durchgeführte Studie belegt die Wirksamkeit von Lomaherpan®. Schließlich konnte durch eine plazebo-kontrollierte bizentrische Doppelblindstudie von Vogt et al. (1991) die gute Wirksamkeit des Melissenspezialextraktes bestätigt werden.

Zur Selbstmedikation ohne Einschränkungen geeignet.

▲ **SONNENHUT, PURPURFARBENER** *(Echinacea purpurea)*

Angaben zu *Echinacea purpurea* s. S. 195.

Anwendung: Die Anwendung von Echinacea purpurea-Zubereitungen bei Herpes simplex erfolgt aufgrund der immunstimulierenden Wirkung der Droge und der Begünstigung einer Virusinfektion bei geschwächtem Immunsystem.

Handelspräparate s. S. 244.

---

[1]) 5 g enthalten Trockenextrakt aus Melisseblättern (70:1) 0,05 g. Hilfsstoffe: Benzylalkohol 0,05 g (als Konservierungsmittel), Cetomagrol 1000, Ethylenglycol-mono-distearat, weiße Vaseline.

3.1.6 Hyperhidrosis

3.1.6.1 Pathophysiologische Grundlagen

Unter Hyperhidrosis versteht man eine pathologisch vermehrte Schweißbildung. Bevorzugte Lokalisation sind die Achseln, die Hände und die Füße. Während Achselschweiß emotionell-vegetativ oder fieberbedingt auftreten kann, kommen als Ursachen für den Handschweiß (Hyperhidrosis palmarum) konstitutionelle, emotionelle oder exogene Faktoren (z. B. Chlorkalk, Kaltwellmittel) in Frage. Fußschweiß kann konstitutionell bedingt sein oder durch ungeeignetes Schuhwerk (Gummistiefel) hervorgerufen werden. Schließlich kann die Hyperhidrosis auch auf begrenzte Hautareale (Headsche Zonen) begrenzt sein.

3.1.6.2 Arzneipflanzen und Drogen

▲ **SALBEI** *(Salvia triloba)*

Allgemeine Angaben zu Salbei s. S. 85.

Pharmakologische Eigenschaften: Die schweißhemmende Wirkung von Salbeizubereitungen ist bereits im 18. Jahrhundert erwähnt worden (Brieskorn, 1991). Eine durch Pilocarpin hervorgerufene Hyperhidrosis wird durch Salbeiextrakt nahezu vollständig aufgehoben (Roth et al., 1984).

Klinische Studien: Die schweißhemmende Wirkung wird sowohl bei innerer Anwendung als Tee oder in Form von Fertigarzneimitteln als auch äußerlich durch Abreibungen oder Bäder beobachtet. Kontrollierte klinische Studien liegen nicht vor.

Anwendung: Salbeizubereitungen (Tee) werden bei Hyperhydrosis unterschiedlicher Genese angewendet.

Andere Anwendungsformen:
1–2 Tropfen ätherisches Öl auf 1 Tasse warmes Wasser vor den Mahlzeiten trinken.
1 Teelöffel Tinktur (1:10) in etwas Wasser verdünnt vor den Mahlzeiten warm einnehmen.
1 Teelöffel Fluidextrakt (1:1) in etwas Wasser verdünnt 2mal täglich einnehmen.
Für Abreibungen und Bäder werden Tinktur und Fluidextrakt mit Wasser verdünnt bzw. dem Badewasser zugesetzt.
Fintelmann et al. (1993) haben darauf hingewiesen, daß zur Erzielung einer schweißhemmenden Wirkung hoch genug dosiert werden muß, evtl. auch über die empfohlene Dosis hinaus.

Zur Selbstmedikation geeignet. Allerdings sollte bei einer Langzeitanwendung beachtet werden, daß bei Einnahme von alkoholischen Salbeiextrakten und von reinem ätherischen Öl epileptiforme Krämpfe auftreten können.

▲ **WALNUSS** *(Juglans regia)*

Siehe S. 27. Anwendung wie bei leichten Entzündungen der Haut in Form von Umschlägen nach freier Rezeptur, da keine Fertigarzneimittel verfügbar sind.

3.1.7 Posttraumatische Ödeme, Hämatome, Muskelprellungen und Distorsionen

3.1.7.1 Pathophysiologische Grundlagen

Beim *posttraumatischen Syndrom* tritt infolge der mechanisch-zirkulatorischen Schädigung und Lymphstauung seröse, nicht gerinnende Flüssigkeit aus dem Gefäßsystem aus und sammelt sich in den Gewebsspalten von Haut, Schleimhaut, aber auch im Nervengewebe, im Interstitum parenchymatöser Organe, in Hohlräumen oder Hohlorganen sowie interzellulär und interfibrillär. Beim *Hämatom* infolge unfall- oder operationsbedingter Gefäßverletzungen findet sich Blut außerhalb der Gefäße im Gewebe oder einem vorgebildeten Hohlraum. Die oberflächlichen Hämatome (subkutane Hämatome) zeichnen sich durch typische Färbung (anfangs blaurot, später infolge Hämoglobinabbaus gelblich-grünlich) aus. Die *Prellung* (Contusio) entsteht durch stumpfe Gewalteinwirkung, während *Distorsionen* durch Drehung bedingte, „geschlossene" Gelenkverletzungen darstellen, bei denen es nach vorübergehend leichtgradiger Verrenkung zu einer Bänderüberdehnung oder -zerreißung mit nachfolgender Blutung ins und am Gelenk kommt. Allen genannten Läsionen gemeinsam ist die *Flüssigkeitsansammlung im Gewebe*.

3.1.7.2 Arzneipflanzen und Drogen

Zur Therapie finden Phytopharmaka mit antiexsudativen Eigenschaften Verwendung.

▲ **ANANAS** *(Ananas comosus)* (Übersicht bei Carle, 1988)

Botanik: Die Ananas (*Ananas comosus* [Linné] Merril; Bromeliaceae) ist eine etwa 1 m hohe Rosettenstaude, deren Rosette aus zahlreichen linealischen, zugespitzten und an den Rändern häufig mit Stacheln besetzten Blättern besteht. Aus der Mitte der Rosette erhebt sich ein Schaft mit stacheligen Hochblättern. Im dritten Vegetationsjahr wächst aus der Rosette ein zapfenförmiger, von kleinen Blättern überragter Blütenstand. Die Früchte sind Beeren, die mit den fleischigen Teilen ihrer Tragblätter und der verdickten Blütenstandsachse zu einem Fruchtstand verwachsen sind. *Vorkommen:* Die Ananas ist heimisch in Brasilien, vegetativ vermehrte Zuchtformen sind in allen tropischen Ländern anzutreffen.

Droge: Als Droge (Bromelainum crudum) dient das aus dem Preßsaft der Mutterstümpfe von Ananas comosus [Linné] Merril mittels Acetonfällung gewonnene genuine Gemisch proteolytischer Enzyme (Rohbromelain).

Inhaltsstoffe: Rohbromelain besteht aus einem Gemisch proteolytischer Enzyme mit einem pH-Optimum zwischen 4,5 und 5. Neben den Proteasen finden sich kleinere Mengen einer sauren Phosphatase, einer Peroxidase, verschiedener Protease-Inhibitoren und organisch gebundenes Calcium. Durch weitere Reinigung des Rohbromelains kommt es zu einer Verminderung von Stabilität und Aktivität des Proteasengemisches.

Pharmakologische Eigenschaften: Die Wirkung von Bromelain beruht vor allem auf seiner fibrinspaltenden Wirkung. Fibrin wird bei entzündlichen Prozessen und Ödemen im entzündeten Gewebe abgelagert. Bei überschießender Fibrinablagerung wird die Mikrozirkulation behindert und der Abtransport der Exsudate verzögert. Die für eine systemische Wirkung erforderliche Resorption oraler Darreichungsformen konnte bei Probanden mittels des Anstieges der proteolytischen Aktivität des Blutes nachgewiesen werden. Bei intraduodenaler Applikation im Tierexperiment wurden 50% des Enzymgemisches resorbiert, davon 80% in intakter Form. Im Serum konnte Bromelain durch Zugabe von Bromelain-Antiserum zur Präzipitation gebracht werden (Carle, 1988).

Klinische Studien: Klinische Studien liegen nicht vor, die Anwendung erfolgt auf der Basis der pharmakologischen Untersuchungen.

Nebenwirkungen: Gelegentlich können Magenbeschwerden oder Durchfall auftreten, selten auch allergische Reaktionen.

Wechselwirkungen mit anderen Arzneimitteln: Aufgrund des Einflusses von Bromelain auf die Blutgerinnung muß mit einer Verstärkung der Blutungsneigung insbesondere bei gleichzeitiger Therapie mit Antikoagulantien gerechnet werden. Auch sollte beachtet werden, daß die Wirkung gleichzeitig eingenommener thrombozytenaggregationshemmender Medikamente wie Acetylsalicylsäure, nichtsteroidale Entzündungshemmer oder Knoblauchpräparate auf die Hämostase durch Bromelain verstärkt werden kann.

Gegenanzeigen: Blutungsneigung, Schwangerschaft.

Anwendung: Bromelain wird zur Behandlung akuter posttraumatischer oder postoperativer Schwellungszustände eingesetzt. *Tagesdosis:* 80–320 mg Rohbromelain entsprechend 200–800 FIP-Einheiten.

Zur Selbstmedikation unter Beachtung der Nebenwirkungen, Wechselwirkungen und Gegenanzeigen geeignet.

▲ **ARNIKA** *(Arnica montana)* (Übersicht bei Wijnsma et al., 1995)

Botanik: Die Arnika (*Arnica montana* Linné; Asteraceae) ist eine ausdauernde, krautige, bis 60 cm hoch wachsende, mit einem Wurzelstock überwinternde Pflanze. Sie bildet im Frühjahr eine Rosette grundständiger, elliptischer oder länglich-verkehrteiförmiger, ganzrandiger Blätter. Der überwiegend einfache Stengel trägt ein, selten zwei oder mehrere leuchtend gelbe Blütenköpfchen mit zwittrigen Scheibenblüten und zungenförmigen, randständigen, weiblichen Blüten. *Frucht:* Achäne. *Blütezeit:* Mai, Juni. *Vorkommen:* Die Arnika ist heimisch in Mittel-, Süd- und Osteuropa, Rußland und Mittelasien. *Arnica chamissonis* wird in Nordamerika kultiviert.

Droge: Als Droge (Arnicae flos) dienen die ganz oder teilweise getrockneten zerfallenen Blütenstände von *Arnica montana* Linné oder *Arnica chamissonis* Less subsp. foliosa (Nutt.) Macuire oder von beiden Arten.

Inhaltsstoffe: Arnikablüten enthalten 0,4–0,6% Flavonglykoside mit u. a. Isoquercitrin, Astralgin und Luteolin-7-glucosid, ca. 0,2% eines rotgelben ätherischen Öls mit Thymol, Thymolmethyläther und Azulen, den Triterpenalkoholen Arnidiol und Faradiol sowie ca. 0,2–0,8% *(A. montana)* bzw. 0,2–1,5% *(A. chamissonis)* Sesquiterpenlactone vom Typ der Pseudoguaianolide. Hauptvertreter der

Sesquiterpenlactone sind Helenalin und 11,13-Dihydrohelenalin. Weitere Inhaltstoffe der Arnikablüten sind Chlorogen- und Kaffeesäure.

Pharmakologische Eigenschaften: Für die pharmakologischen Wirkungen sind vor allem die Sesquiterpenlactone verantwortlich (Übersicht bei Kolodzeij, 1993). Die Wirkungen der Sesquiterpenlactone auf molekularer Ebene sind u. a. eine Hemmung der oxidativen Phosphorylierung in den neutrophilen Granulozyten, eine Hemmung der Chemotaxis und eine Stabilisierung der Lysosomenmembran. Bei topischer Anwendung wirken Arnika-Zubereitungen antiphlogistisch, analgetisch und antiseptisch.

Klinische Studien: Trotz relativ verbreiteter therapeutischer Anwendung von Arnika-Zubereitungen liegen keine kontrollierten klinischen Studien vor.

Nebenwirkungen: Längere Anwendung an vorgeschädigter Haut (z. B. durch Verletzungen oder beim Ulcus cruris) führt häufig zu Ödemen und Bläschenbildung. Weiter können bei längerer Anwendung Ekzeme auftreten. Bei Verwendung hoher Konzentrationen z. B. in Form der Arnikatinktur sind primär toxische Hautreaktionen mit Bläschenbildung bis zur Nekrotisierung möglich.
Wechselwirkungen mit anderen Arzneimitteln: Nicht bekannt.
Gegenanzeigen: Allergie gegen Arnika.

Anwendung: Arnika-Zubereitungen, insbesondere die Tinktur, finden Verwendung bei traumatischen Ödemen, Hämatomen, Distorsionen und Prellungen. Für Umschläge wird eine aus 1 Teil Arnikablüten und 10 Teilen Ethanol hergestellte Tinktur im Verhältnis 1:3 bis 1:10 mit Wasser verdünnt.

Zur Selbstmedikation unter sorgfältiger Beachtung der möglichen Nebenwirkungen geeignet.

▲ **BEINWELL** *(Symphytum officinalis)* 78 (87), 166 (87), 99 (89), 112 (91)

Botanik: Der Beinwell (*Symphytum officinalis* Linné; Boraginaceae) ist eine ausdauernde, krautige Pflanze mit kurzem, fleischigem Rhizom, mit einem 30 bis 100 cm hohen, rauhhaarigen, fleischigen, nur im oberen Teil verzweigten Hohlstengel. An diesem laufen die filzig-behaarten, breitlanzettlichen Blätter herab. Die rötlichvioletten oder gelblich-weißen, glockenförmigen Blüten sind 5zählig und stehen zu mehrblütigen Doppelwickeln vereinigt in den Achseln der oberen Laubblätter. Die Frucht enthält 4 einsamige, graubraune oder schwarze Nüßchen. *Blütezeit:* Mai, Juni. *Vorkommen:* Der Beinwell ist in den gemäßigten Zonen Europas, in Asien, Australien und Nordamerika verbreitet und wächst auf feuchten Wiesen, in Gräben und an Flußufern.

Droge: Als Droge (Symphyti radix/-herba/-folium) finden die frischen oder getrockneten unterirdischen/oberirdischen Teile/Laubblätter von *Symphytum officinalis* Linné Verwendung.

Inhaltsstoffe: Die Beinwellwurzel enthält bis zu 1,5% Allantoin, Cholin, 30–50% Schleime (Fructosane) und 2–6% Gerbstoffe. Weitere Inhaltsstoffe sind Triterpene, Sterole wie Sitosterol und Stigmasterol, die Polyphenolcarbonsäuren Rosmarin-, Lithosperm-, Kaffee- und Chlorogensäure, Kieselsäure und 0,02–0,7% Pyrrolidzidinalkaloide.

Pharmakologische Eigenschaften: Die pharmakologischen Eigenschaften der Droge beruhen im wesentlichen auf dem Gehalt der Droge an Allantoin, Cholin, Schleimstoffen und Gerbstoffen. Allantoin fördert die Wundheilung und beschleunigt die Zellregeneration. Es regt die lokale Durchblutung an und verbessert auf diese Weise die örtliche Abwehr.

Klinische Studien: Klinische Studien liegen nicht vor, die Anwendung erfolgt aufgrund der therapeutischen Erfahrung und der pharmakologischen Eigenschaften der Inhaltsstoffe.
Nebenwirkungen: Nicht bekannt.
Wechselwirkungen mit anderen Arzneimitteln: Nicht bekannt.
Gegenanzeigen: Schwangerschaft, Stillzeit, Kindesalter.
Anwendung: Die Droge wird bei Prellungen, Zerrungen, Quetschungen und Verstauchungen sowie zur Anregung der Knochenheilung ausschließlich äußerlich angewendet. *Tagesdosis:* Die Tagesdosis orientiert sich am Gehalt der Beinwellzubereitungen an toxischen Pyrrolizidininen und darf 100 µg pro Tag nicht überschreiten. Bei Fertigarzneimitteln beträgt die Grenzkonzentration 1 ppm/g. Wegen des Pyrrolizidinalkaloidgehalts der Droge sollte die Anwendungsdauer auf maximal 4 Wochen beschränkt werden. Die Wahrscheinlichkeit einer toxischen Wirkung der Pyrrolizidinalkaloide bei äußerlicher Anwendung, insbesondere bei unblutigen Verletzungen, ist allerdings außerordentlich gering.
Zur Selbstmedikation bei kurzfristiger Anwendung geeignet.

▲ HAMAMELIS *(Hamamelis virginiana)*
Angaben zu Hamamelis s. S. 24.

▲ ROSSKASTANIE *(Aesculus hippocastanum)*
Angaben zu *Aesculus hippocastanum* s. S. 114.

Nebenwirkungen: Bei Applikation als Salbe oder Gel nicht bekannt.
Wechselwirkungen mit anderen Arzneimitteln: Nicht bekannt.
Gegenanzeigen: Keine.
Pharmakologische Eigenschaften: Das Triterpengemisch der Roßkastanienschalen, das Aescin, beeinflußt die bei entzündlichen Prozessen erhöhte Gefäß- und Membranpermeabilität, wirkt also ödemprotektiv bzw. antiexsudativ. Dieser Effekt kommt nach Untersuchungen von Vogel et al. (1970) über eine Minderung der Kapillarpermeabilität für Flüssigkeiten zustande.
Klinische Studien: Bei Probanden, denen 2 ml Blut entnommen und in die Volarseite des Unterarms reinjiziert wurde, bewirkte 2%iges Aescin-Gel im Vergleich zu Plazebo eine 47%ige Reduktion des Unterspritzungshämatoms (Pabst, zit. in Reuter, 1994c).
Anwendung: Roßkastanienzubereitungen in Form von Salben und Gelen finden Verwendung zur Behandlung posttraumatischer und postoperativer Weichteilschwellungen.

▲ STEINKLEE *(Melilotus officinalis)*
Allgemeine Angaben s. S. 116.

Klinische Studien: Kontrollierte klinische Studien liegen nicht vor, die Anwendung erfolgt auf der Basis von therapeutischer Erfahrung und pharmakologischer Untersuchungen.

Nebenwirkungen: In seltenen Fällen können Kopfschmerzen auftreten.
Wechselwirkungen mit anderen Arzneimitteln: Nicht bekannt.
Gegenanzeigen: Keine.

Anwendung: Steinkleezubereitungen in Form von Kataplasmen werden angewendet zur Behandlung von Prellungen, Verstauchungen und oberflächlichen Blutergüssen. Zur Herstellung eines Kataplasmas wird die Droge mit der gleichen Menge Wasser gut durchfeuchtet und auf die betroffene Stelle aufgelegt.

Zur Selbstmedikation ohne Einschränkungen geeignet.

3.2 Erkrankungen des rheumatischen Formenkreises

3.2.1 Pathophysiologische Grundlagen

Nach Gross und Maerker-Alzer (1991) stehen Erkrankungen des Skeletts, der Muskeln und des Bindegewebes in ihrer Häufigkeit mit 192 Fällen auf 100 000 Einwohner an dritter Stelle hinter den Erkrankungen des Kreislaufsystems (332) und der Atmungsorgane (317) und vor denen der Verdauungsorgane (134).

Ätiologie und Pathogenese der Erkrankungen des rheumatischen Formenkreises sind trotz intensiver Forschungsaktivitäten auch heute noch weitgehend ungeklärt. Als Ursache werden diskutiert: bakterielle Infektionen (z. B. bei der reaktiven Arthritis und beim rheumatischen Fieber [Streptokokkeninfektionen]), Infektionen durch Viren und Mykoplasmen (z. B. bei der chronischen Polyarthritis), immunologische Faktoren (z. B. bei den Kollagenosen und systemischen Vaskulitiden) und mechanische Faktoren (z. B. Überbelastung der Gelenke bei den degenerativen Gelenkerkrankungen).

Nach der Definition der WHO ist Rheumatismus ein symptomatologischer Gruppenbegriff für „Erkrankungen des Bindegewebes und schmerzhafte Störungen des Bewegungsapparates, die sämtlich potentiell zur Ausbildung chronischer Symptome führen können". Nach der 1972 von der Deutschen Gesellschaft für Rheumatologie erstellten „Klassifikation der Erkrankungen des Bewegungsapparates" wird unterschieden zwischen dem sich überwiegend artikulär manifestierenden *Gelenkrheumatismus,* den überwiegend extraartikulären Bindegewebskrankheiten *(Weichteilrheumatismus)* sowie dem entzündlichen und dem degenerativen Rheumatismus.

Einer symptomatischen Therapie mit Phytopharmaka ist ausschließlich der **Weichteilrheumatismus** (durch entzündliche und nichtentzündliche Vorgänge verursachte Erkrankungen der Muskeln, des Stütz- und Bindegewebes sowie der Sehnen und Sehnenscheiden, der Bänder und Schleimbeutel) zugänglich (Fintelmann et al., 1993). Die verschiedenen Formen des Weichteilrheumatismus überwiegen im mittleren und höheren Lebensalter, jedoch können entzündliche Syndrome auch schon im Kindesalter auftreten. Alle weichteilrheumatischen Syndrome mit Ausnahme der akuten Schultersteife, für die eine Kältebehandlung und Ruhigstellung indiziert ist, können erfolgreich mit Wärmeanwendung und Bewegungstherapie behandelt werden. Eine wesentliche Bedeutung kommt der analgetischen und antiphlogistischen Behandlung zu. Trotz der großen Neigung zur Chronifizierung und zu Residuen ist die Prognose der weichteilrheumatischen degenerativen Erkrankungen gut (Gross und Maerker-Alzer, 1991).

3.2.2 Arzneipflanzen und Drogen

Die symptomatische, analgetische und antiphlogistische Therapie mit synthetischen nichtsteroidalen Antirheumatika wie Acetylsalicylsäure, Pyrazolidin-, Anthranilsäure-, Arylpropionsäure-, Phenylessigsäure- und Heteroarylessigsäure-Derivaten sowie den zur Basismedikation der rheumatoiden Arthritis verwendeten Antimalariapräparaten, Goldsalzen, von D-Penicillamin, Sulfasalazin und Zytostatika ist mit nicht unerheblichen unerwünschten Wirkungen behaftet und unter den Aspekten einer Selbstbehandlung problematisch. Das Interesse an einer nebenwirkungsfreien oder zumindest nebenwirkungsarmen Therapie mit für die Selbstmedikation geeigneten Phytopharmaka ist daher groß.

Wie die Synthetika können allerdings auch Phytopharmaka lediglich symptomatisch eingesetzt werden. Verwendung finden Phytopharmaka mit analgetischer, antiphlogistischer, spasmolytischer und hyperämisierender Wirkung.

Für die in Tabelle 1 aufgeführten Drogen zur Anwendung bei Schmerz und Rheuma wurden von der Kommission E Positivmonographien verabschiedet und im Bundesanzeiger veröffentlicht.

Tabelle 1. Drogen zur Anwendung bei Schmerz und Rheuma mit positiver Monographie der Kommission E

Droge	Bezeichnung der Droge (lat.)	Arzneipflanze
Arnikablüten	Arnicae flos	*Arnica montana*
Brennesselblätter/-kraut	Urticae folium/herba	*Urtica dioica, Urtica urens*
Eukalyptusöl	Eucalypti aetheroleum	*Eucalyptus globulus*
Fichtennadelöl	Picae aetheroleum	*Picea abies, Abies sibirica*
Guajakholz	Guajaci aetheroleum	*Guajacum officinale* *Guajacum sanctum*
Kampfer	Campher	*Cinnamomum camphora*
Kiefernnadelöl	Pini aetheroleum	*Pinus sylvestris, P. mugo* ssp. *pumilio, P. nigra, P. pinaster, P. palustris, P. pinaster*
Lärchenterpentin	Terebinthina laricina	*Larix decidua*
Minzöl	Menthae arvensis aetheroleum	*Mentha arvensis*
Paprikafrüchte	Capsici fructus	*Capsicum annuum* *Capsicum fructescens*
Terpentinöl, gereinigtes	Terebinthinae aetheroleum rectificatum	*Pinus* spp., besonders *Pinus palustris, Pinus pinaster*
Teufelskrallenwurzel	Harpagophyti radix	*Harpagophytum procumbens*
Weidenrinde	Salicis cortex	*Salix alba, S. purpurea, S. fragilis*

- **Ätherische Öle**

Zu Definition und Zusammensetzung ätherischer Öle s. S. 58, 69.

Zur Behandlung rheumatischer Beschwerden finden ätherische Öle in Form von Salben oder Linimenten als Irritantien und Rubefazientien Verwendung. Ins-

besondere ätherische Öle, die durch einen gefäßerweiternden Effekt die Durchblutung fördern, finden als Antirheumatika Verwendung.
Zu den Arzneistoffen mit chemisch hyperämisierender Wirkung gehören u. a. Arnikaöl, Eukalyptusöl, gereinigtes Terpentinöl, Kampfer, Kiefernnadelöl, Minzöl, Pfefferminzöl und Wacholderbeeröl. Als einfachstes und wohl am häufigsten verwendetes Hautreizmittel ist zweifellos die Wärmebehandlung anzusehen. Derartige Hyperämisierungsverfahren greifen zwar zunächst nur lokal im Bereich der Haut an, können aber von dort auf reflektorischem Wege über Hautreizrezeptoren eine Fernwirkung auf bestimmte Gewebe und Organe ausüben (Headsche Zonen; s. Abb. 2).
Entwicklungsgeschichtlich gehen aus den Rückenmarksegmenten bestimmte, ebenfalls segmental gegliederte Abschnitte der Haut, der Muskulatur, des Knochensystems und der inneren Organe hervor. Diese Zusammengehörigkeit äußert sich in den sogenannten *Headschen Zonen:* Über viszero-kutane Reflexe wirken sich Reizzustände innerer Organe auf den zugehörigen Haut- und Muskelzonen als Schmerzempfindungen bzw. als Muskelspasmen aus. Umgekehrt ist es möglich, über Hautreize Einfluß auf die Funktionen innerer Organe zu nehmen. So strahlt z. B. der Angina-pectoris-Schmerz in den linken Oberarm aus, umgekehrt lassen sich pektanginöse Beschwerden durch ein warmes Armbad günstig beeinflussen. Auf der Basis der Headschen Zonen ist es denkbar, daß pektanginöse Beschwerden auch durch ätherische Öle gelindert werden können.

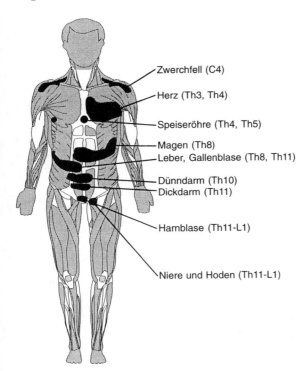

Abb. 2. Typische Headsche Zonen.

Weitere Anwendungsbeispiele im Zusammenhang mit den durch die Headschen Zonen bedingten „Fernwirkungen" sind:

- Einreiben der Nabelgegend mit ätherischen Ölen, bevorzugt mit Kümmelöl, bei Blähungen;
- Einreiben der Unterbauchgegend mit ätherischen Ölen zur Schmerzlinderung und Krampflösung bei Dysmenorrhoe mit einer Mischung aus Pfefferminzöl, Eukalyptusöl und Fenchelöl;
- Einreiben des dem Herzen zugewandten Dermatoms (linke Brust bis etwa zum Rippenboden und linke Rückenseite vom Nacken bis zur unteren Schulterblattspitze) mit Herzsalben aus Menthol, Kampfer und Rosmarinöl oder aus ähnlich wirkenden ätherischen Ölen. Indikationen für eine solche Anwendung sind beispielsweise Mißempfindungen in der Herzgegend bei funktionellen Herzsyndromen.

Die Haut als Applikationsort: Eine Wirkung ist von den ätherischen Ölen bei topischer Anwendung nur dann zu erwarten, wenn sie in ausreichend hoher Konzentration ihren Wirkort erreichen und die wirksame Konzentration dort über einen ausreichend langen Zeitraum erhalten bleibt. Das bedeutet im Falle der Rheumabehandlung, daß die ätherischen Öle in den Muskel gelangen müssen, um dort ihre spasmolytische, entzündungshemmende und schmerzstillende Wirkung entfalten zu können. Die Permeation von Arzneistoffen durch die menschliche Haut kann als eine molekulare Diffusion durch eine zusammengesetzte vielschichtige Membran aufgefaßt werden.

Für die Aufnahme der lipophilen Terpene werden folgende Penetrationswege diskutiert (Römmelt et al. 1974, 1978, Schalla et al. 1982, Stüttgen 1982):
1. über die Haarschäfte (20–40 pro cm^2),
2. über die Schweißdrüsen (ca. 100/cm^2),
3. der direkte interzelluläre Weg durch die Hornschicht.

Für die Resorption von Wirkstoffen durch die Haut stellt die Hornschicht aus hydrophilen, proteinreichen Interzellularräumen der Korneozyten und den lipophilen Membranen der Zellen die eigentliche Barriere dar, die jedoch durchbrochen wird durch die Haarfollikel, die für lipophile und amphiphile Substanzen keinerlei Barrierefunktion besitzen. Die Penetration von Terpenen durch das Stratum corneum erfolgt einmal entlang der Haarfollikel, zum anderen jedoch infolge ihres lipophilen Charakters direkt durch die interstitielle Lipidphase (Abb. 3). Auch die Epidermis unterhalb des Stratum corneum besitzt gegenüber den lipophilen Terpenen keine Barrierefunktion mehr. So reichern sich lipophile Wirkstoffe, wie z. B. α- und β-Pinen, im subkutanen Fettgewebe an und gelangen von dort in die Blutbahn und in die Muskulatur (Weyers et al., 1988).

Im Bad findet eine perkutane Wasseraufnahme in den Körper statt, die zwar gering ist, aber eine bedeutsame Vehikelfunktion für die im Wasser gelösten oder suspendierten Stoffe ausübt. So haben Untersuchungen über die Aufnahme von α- und β-Pinen aus Wacholderbeeröl gezeigt, daß nach einem 30minütigen Vollbad in der Atemluft $2-6 \times 10^{-7}$ ml Terpen pro Liter auftreten. Die Menge der durch die Haut aufgenommenen ätherischen Öle ist abhängig von der Konzentration im Badewasser, von der Wassertemperatur und von der Badedauer. Mit steigender Temperatur nimmt die Aufnahme der ätherischen Öle zu, und zwar bei Erhöhung der Temperatur um 10 °C auf das Doppelte (Lane, 1946).

Die Aufnahme der Bestandteile ätherischer Öle durch die Haut unterstützt die allein durch das warme Wasser hervorgerufene muskelentspannende und im Bereich des Bewegungsapparates schmerzlindernde Wirkung. Über die Menge der für den zusätzlichen Effekt der Terpene erforderlichen ätherischen Öles herrschen unterschiedliche Meinungen. Die Angaben schwanken beispielsweise für Koniferennadelöle zwischen 5 g und 40 g pro Bad.

3.2 Erkrankungen des rheumatischen Formenkreises

Die kutane Salbeneinreibung zur lokalen Applikation ätherischer Öle führt auf Grund der guten Lipoidlöslichkeit der Terpene zu einer raschen Aufnahme der Wirkstoffe durch die Haut. Sie erreichen auf diese Weise bereits 6–10 Minuten nach der Applikation maximale Blutspiegelwerte. Entsprechend kommt es auch zu einer Aufnahme der ätherischen Öle ins Gewebe. Ebenso wie bei der balneologischen Anwendung ist die in Blut und Gewebe zu erzielende Konzentration abhängig von der Konzentration der auf die Haut aufgetragenen ätherischen Öle. Nachteilig wirkt sich bei der kutanen Salbeneinreibung die Flüchtigkeit der ätherischen Öle aus. Zur Erreichung therapeutischer Wirkspiegel in Blut und Gewebe ist die wiederholte lokale Applikation erforderlich. Günstiger ist die Verwendung eines über der Applikationsstelle fixierten Schutzverbandes, der die Verdampfung der ätherischen Öle verhindert und eine vollständige Resorption des aufgetragenen ätherischen Öls ermöglicht (Weyers et al., 1988).

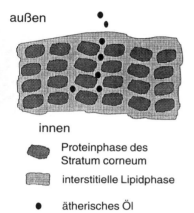

Abb. 3. Penetration von ätherischen Ölen durch das Stratum corneum.

In Analogie zu den Penetrationsuntersuchungen von Weyers et al. (1988) kann davon ausgegangen werden, daß die Wirkstoffe ätherischer Öle in wirksamer Konzentration im Skelettmuskel anzutreffen sind. Die hemmende Wirkung der Terpene auf verschiedene Enzyme des mit dem Entzündungsgeschehen verknüpften Arachidonsäurestoffwechsels wie Cyclooxygenase und Lipoxygenase ist insbesondere von Wagner et al. (1987a) nachgewiesen worden.

▲ ARNIKA *(Arnica montana)*

Allgemeine Angaben zu *Arnica montana* s. S. 39.

Anwendung: Arnika-Zubereitungen werden zur Behandlung des Muskelrheumatismus verwendet. Die Anwendung erfolgt auf der Basis der antiphlogistischen und analgetischen Wirkung.

Zur Selbstmedikation ohne Einschränkungen geeignet.

▲ BRENNESSEL *(Urtica dioica, U. urens)*

Allgemeine Angaben zu *Urtica dioica/urens* s. S. 152.

Droge: Als Droge (Urticae herba/folium) finden die während der Blüte gesammelten oder getrockneten oberirdischen Teile der Großen Brennessel (Urtica dioica Linné), der Kleinen Brennessel (Urtica urens Linné) und/oder deren Hybriden Verwendung.

Anwendung: In Form von Brennesselspiritus wird die Droge angewendet bei rheumatischen Beschwerden. Brennesseltinktur wird mit Spiritus im Verhältnis 1:10 gemischt, die schmerzenden Stellen werden mit einigen Tropfen vorsichtig eingerieben.

▲ EUKALYPTUSBAUM *(Eucalyptus globulus)*

Botanik: Der Eukalyptusbaum (*Eucalyptus globulus* La Billardière; Myrtaceae) ist ein bis zu 60 m hoch werdender Baum mit dünneren, fast sitzenden, bläulichweißen, breit-herzförmigen Jugendblättern und graugrünen, schmallanzettlichen, sichelförmig gebogenen, herabhängenden, bis 25 cm langen Folgeblättern. Der Mittelnerv tritt besonders an der Blattunterseite stark hervor. Die sitzenden Blüten haben eine verkehrt-kegelförmige Achse mit zahlreichen randständigen, rötlich-gelben Staubblättern. Blütenkelch und Blütenblätter fehlen. Die Frucht ist eine Kapsel. *Vorkommen:* Der Eukalyptusbaum ist heimisch in Australien und Tasmanien und wird in Spanien, Südfrankreich, Portugal, Brasilien und der Republik Kongo kultiviert.

Droge: Als Droge (Eucalypti folium) dienen die getrockneten Folgeblätter älterer Bäume von *Eucalyptus globulus* La Billardière sowie deren Zubereitungen. Die Droge Eukalyptusöl (Eucalypti aetheroleum) wird aus den frischen Blättern oder Zweigspitzen verschiedener cineolreicher Eukalyptusarten wie *Eucalyptus globulus* La Billardière, *Eucalyptus fructicetorum* F. von Mueller (Syn.: *Eucalyptus polybractea* R. T. Baker) und/oder *Eucalyptus smithii* R. T. Baker durch Wasserdampfdestillation und anschließende Rektifizierung gewonnen.

Inhaltsstoffe: Die Eukalyptusblätter enthalten 1–3% ätherisches Öl mit mindestens 70% 1,8-Cineol (Eukalyptol). Weiter enthält das ätherische Öl das pfefferminzartig riechende Piperiton, α-Phellandren, α-Pinen und zahlreiche aliphatische Alkohole und Aldehyde (u. a. Butyr-, Valeryl- und Caprylaldehyd). Die hustenreizenden Aldehyde werden durch Rektifizierung des Wasserdampfdestillats mit Natronlauge entfernt.

Pharmakologische Eigenschaften: Eukalyptusöl besitzt bei äußerlicher Anwendung lokal hyperämisierende Wirkung.

Klinische Studien: Kontrollierte klinische Studien liegen nicht vor.

Nebenwirkungen: Bei äußerlicher Anwendung nicht bekannt.
Wechselwirkungen mit anderen Arzneimitteln: Bei äußerlicher Anwendung nicht bekannt.
Gegenanzeigen: Bei Säuglingen und Kleinkindern dürfen Eukalyptuszubereitungen nicht im Gesichtsbereich, speziell der Nase, angewendet werden.

Anwendung: Eukalyptusöl wird äußerlich zur Behandlung rheumatischer Beschwerden verwendet.

Zur Selbstmedikation unter Beachtung der Gegenanzeigen für Kleinkinder ohne weitere Einschränkungen geeignet.
Kombinationen mit anderen hyperämisierenden und antirheumatisch wirkenden Drogen sind sinnvoll.

▲ FICHTE *(Picea abies)*

Allgemeine Angaben zu Fichte s. S. 74.

Pharmakologische Eigenschaften: Fichtennadelöl besitzt an der äußeren Haut eine hyperämisierende Wirkung.

Klinische Studien: Kontrollierte klinische Studien liegen nicht vor. Die Anwendung erfolgt auf der Basis therapeutischer Erfahrung.

Nebenwirkungen: An der Haut können verstärkte Reizwirkungen auftreten.

Wechselwirkungen mit anderen Arzneimitteln: Nicht bekannt.

Gegenanzeigen: Bei äußerer Anwendung keine.

Zu beachten ist jedoch, daß bei fieberhaften Prozessen und Infektionskrankheiten, Herzinsuffizienz und Bluthochdruck Vollbäder grundsätzlich vermieden werden sollten.

Anwendung: Fichtennadelöl wird angewendet zur Behandlung rheumatischer und neuralgiformer Schmerzen und Verspannungszustände. *Dosierung:* Mehrmals täglich mit einer 20–30%igen Salbe einreiben. Als Badezusatz 5 g Öl pro Vollbad.

Zur Selbstmedikation ohne Einschränkungen geeignet.
Kombinationen mit anderen hyperämisierenden und antirheumatisch wirkenden Drogen sind sinnvoll.

Frische Fichtenspitzen *(Anwendung):* In Form von Bädern werden frische Fichtenspitzen verwendet zur Behandlung von Muskel- und Nervenschmerzen. 200 bis 300 g Droge werden mit 1 l Wasser heiß aufgebrüht, 5 Minuten ziehen gelassen und der Aufguß ins Vollbad gegeben. Fertigarzneimittel aus Fichtenspitzen sind nicht bekannt.

Zur Selbstmedikation ohne Einschränkungen geeignet.
Kombinationen mit anderen Ätherisch-Öl-Drogen sind sinnvoll.

▲ GUAJAKBAUM *(Guajacum officinale)*

Botanik: Der Guajakbaum (*Guajacum officinale* Linné; Zygophyllaceae) ist eine bis zu 15 m hoch werdende Stammpflanze mit gegenständigen, unpaarig gefiederten Blättern und radiären, blauen oder purpurroten Blüten. Das Holz des Guajakbaumes ist olivbraun bis grün und äußerst hart. Es ist stark harzhaltig und außerordentlich widerstandsfähig gegen Pilze und Termiten. *Vorkommen:* Der Guajakbaum ist heimisch auf den westindischen Inseln und an der Nordküste von Südamerika.

Droge: Als Droge (Guajaci lignum) dient das Kern- und Splintholz von Guaiacum officinale Linné und/oder Guaiacum sanctum Linné.

Inhaltsstoffe: Die Droge enthält Harz (Harzsäuren vom Furoguajacintyp [Guajaretsäure und Guajacinsäure] und das Phenol Guajacol) und Saponine. Durch Wasserdampfdestillation wird ätherisches Öl gewonnen, das vorwiegend aus Guajol besteht.

Pharmakologische Eigenschaften: Organspezifische Wirkungen wurden bisher nicht nachgewiesen.

Klinische Studien: Kontrollierte klinische Studien liegen nicht vor.

Nebenwirkungen: Nicht bekannt.

Wechselwirkungen mit anderen Arzneimitteln: Nicht bekannt.

Gegenanzeigen: Keine.

3. Pflanzliche Drogen zur Behandlung von Krankheiten

Anwendung: Die Droge wird zur unterstützenden Behandlung rheumatischer Beschwerden als Tee verwendet. *Tagesdosis:* 4–5 g Droge.
Zur Selbstmedikation ohne Einschränkungen geeignet.
Kombinationen mit anderen antirheumatisch wirksamen Drogen sind sinnvoll.

▲ KIEFER (WALDKIEFER) *(Pinus sylvestris)*

Botanik: Die Waldkiefer (Gemeine Kiefer: *Pinus sylvestris* Linné; Pinaceae) ist ein bis 40 m hoch wachsender Nadelbaum mit braunen Ästen am meist hoch entästeten Stamm. Die bis zu 7 cm langen, blau- oder graugrünen Nadeln stehen paarweise an Kurztrieben. Sie sind zugespitzt und etwas gedreht oder gekrümmt. Die jungen Triebe haben eine grünlich-gelbe Färbung. Die männlichen Blüten sind gelb, die weiblichen dunkelrot. Aus den weiblichen Blüten entwickeln sich die verholzten, hängenden Zapfen. Der einseitig geflügelte Samen ist nußartig. *Blütezeit:* Mai bis Juni. *Vorkommen:* Die Waldkiefer ist heimisch in Europa und Teilen Asiens und in Nordamerika eingebürgert.

▲ KIEFER (BERGKIEFER) *(Pinus mugo)*

Allgemeine Angaben zu Kiefer s. S. 50.

Pharmakologische Eigenschaften: Die ätherischen Öle des Kiefernnadelöls wirken an der äußeren Haut hyperämisierend.

Klinische Studien: Kontrollierte klinische Studien liegen nicht vor.

Nebenwirkungen: An der Haut können verstärkte Reizwirkungen auftreten.
Wechselwirkungen mit anderen Arzneimitteln: Nicht bekannt.
Gegenanzeigen: Bei äußerer Anwendung keine.
Zu beachten ist jedoch, daß bei fieberhaften Prozessen und Infektionskrankheiten, Herzinsuffizienz und Bluthochdruck Vollbäder grundsätzlich zu vermeiden sind.

Anwendung: Kiefernnadelöl wird bei rheumatischen und neuralgiformen Beschwerden in Form von Salbe (mehrmals täglich mit einer 10–50%igen Salbe einreiben) oder unverdünnt (einige Tropfen in die befallenen Hautareale einreiben) verwendet.
Zur Selbstmedikation ohne Einschränkungen geeignet.
Kombinationen mit anderen antirheumatischen Drogen sind sinnvoll.

▲ LÄRCHE *(Larix decidua)*

Botanik: Die Lärche (*Larix decidua* Miller; Pinaceae) ist ein bis zu 25 m hoch werdender, sommergrüner Nadelbaum mit an Langtrieben spiralig und zerstreut stehenden Nadeln, an Kurztrieben mit in Büscheln stehenden weichen und dünnen Nadeln. Die Deckschuppen sind zur Blütezeit purpurrot. Die Zapfen sind eiförmig mit stumpfen Schuppen. *Blütezeit:* April bis Mai. *Vorkommen:* Die Lärche kommt in den kühleren Bereichen der Nordhalbkugel vor.

Droge: Als Droge (Terebinthina laricina = Lärchenterpentin) wird der durch Anbohren der Stämme von *Larix decidua* Miller gewonnene Balsam mit bis zu 20% ätherischem Öl verwendet.

Inhaltsstoffe: Das Lärchenterpentin enthält verschiedene Terpene. Hauptbestandteile sind α-Pinen (60–90%) und β-Pinen.

Pharmakologische Eigenschaften: Die äußerliche Anwendung von Lärchenterpentin führt zur Hyperämisierung.

Klinische Studien: Kontrollierte klinische Studien liegen nicht vor.

Nebenwirkungen: Allergische Hautreaktionen sind möglich.

Wechselwirkungen mit anderen Arzneimitteln: Nicht bekannt.

Gegenanzeigen: Überempfindlichkeit gegenüber ätherischen Ölen.

Anwendung: In Form von 10–20%igen flüssigen und halbfesten Zubereitungen wird Lärchenterpentin zur Behandlung rheumatischer und neuralgischer Beschwerden verwendet.

Zur arztgestützten Selbstmedikation geeignet.
Kombinationen mit anderen antirheumatisch wirkenden Drogen sind sinnvoll.

▲ **MINZE** *(Mentha arvensis)*

Botanik: Die Ackerminze (*Mentha arvensis* Linné; Labiatae) ist eine bis 50 cm hoch werdende Staude mit gegenständigen, gestielten, eiförmigen oder elliptischen, gesägten Blättern. Die vierkantigen Stengel und die Blätter sind behaart. Die rosa Blüten stehen in den Blattachseln in entfernt stehenden oder abwärts genäherten Quirlen. *Blütezeit:* Juli bis August. *Vorkommen:* Die Acker- oder Feldminze ist heimisch in Mitteleuropa, besonders im Mittelmeergebiet sowie in Asien. Sie wächst auf feuchten Äckern, in Gräben und an Bachufern.

Droge: Als Droge (Menthae arvensis aetheroleum) dient das nach Wasserdampfdestillation und anschließender teilweiser Abtrennung des Menthols und Rektifizierung erhaltene ätherische Öl aus dem frischen blühenden Kraut von *Mentha arvensis* Linné var. piperascens Holmes ex Christy.

Inhaltsstoffe: Minzöl enthält mindestens 3 und höchstens 17% Ester, berechnet als Methylacetat, mindestens 42% freie Alkohole, berechnet als Menthol und mindestens 25%, höchstens 40% Ketone, berechnet als Menthon.

Pharmakologische Eigenschaften: Aufgrund seines Gehaltes an Menthol besitzt Minzöl auf der Haut eine kühlende Wirkung.

Klinische Studien: Kontrollierte klinische Studien liegen nicht vor.

Nebenwirkungen: Nicht bekannt.

Wechselwirkungen mit anderen Arzneimitteln: Nicht bekannt.

Gegenanzeigen: Bei Säuglingen und Kleinkindern darf Minzöl nicht im Gesichtsbereich, speziell der Nase, angewendet werden.

Anwendung: Bei Myalgien und neuralgiformen Schmerzen werden einige Tropfen Minzöl auf die betroffenen Stellen aufgetragen und vorsichtig verrieben.

Zur Selbstmedikation ohne Einschränkungen geeignet.

▲ **PAPRIKA** *(Capsicum annuum)*
▲ **PFEFFER, SPANISCHER** *(Capsicum fructescens)*

Botanik: Der Paprika (*Capsicum annuum* Linné; Solanaceae) ist ein einjähriges, bis 60 cm hoch wachsendes Kraut mit einem aufrechten, verzweigten Stengel. Die Blätter sind oval, zugespitzt und glänzend grün. Die in den Blattachseln stehenden radiären Blüten sind weiß. Die Frucht (Blähfrucht) ist eine bis 12 cm lange, rote, gelbe oder grüne, hängende Trockenbeere. Pharmazeutisch werden nur die roten, scharf-brennend schmeckenden roten Früchte verwendet. *Blütezeit:* Juni bis September. *Vorkommen:* Der Paprika ist in Mexiko heimisch und wird in Europa und Nordamerika angebaut.

Der Spanische Pfeffer (*Capsicum fructescens* Linné) unterscheidet sich von *Capsicum annuum* insbesondere durch die Form seiner Früchte. Die gestielten Früchte besitzen einen 5zähnigen, bräunlichgrünen Kelch. Sie sind kegelförmig, glänzend gelb- oder braunrot und enthalten zahlreiche hellgelbe, flache Samen. Die getrockneten reifen, meist vom Kelch befreiten Früchte von *Capsicum fructescens* werden als Cayenne-Pfeffer oder Chillies bezeichnet (Capsici fructus acer). Der Spanische Pfeffer stammt überwiegend aus Afrika und Japan.

Droge: Als Droge (Capsici fructus) werden die reifen Früchte von *Capsicum annuum* Linné bzw. von *Capsicum fructescens* Linné verwendet.

Inhaltsstoffe: Capsicum annuum enthält, vorwiegend in den Scheidewänden der Früchte und in den Samen, 0,1–0,5% scharf schmeckende Capsaicinoide. Der Gehalt an Capsaicinoiden in *Capsicum fructescens* beträgt 0,4–0,9%. Die Capsaicinoide stellen ein Gemisch aus mindestens 5, teils miteinander isomeren Säureamiden dar. Etwa 70% des Gemisches bestehen aus dem Vanillylamid der 8-Methyl(trans)-nonen-6-säure, dem Capsaicin. Weitere Capsaicinodie sind Homo-, Nordihydro-, Homodihydro- und Nordihydrocapsaicin. Paprika enthält weiter 0,1–0,35% Carotinoide, ca. 0,2% Ascorbinsäure und Flavonoide wie Hesperidin und Rutin.

Pharmakologische Eigenschaften: Auf der Haut erregt Capsaicin die freien Nervenendigungen und erzeugt so ein brennend-heißes Gefühl.

Klinische Studien: Kontrollierte klinische Studien liegen nicht vor.

Nebenwirkungen: Bei längerer Einwirkung können pustulöse Dermatitiden bis hin zur Blasen- und Geschwürbildung an der Haut auftreten.
Wechselwirkungen mit anderen Arzneimitteln: Keine bekannt.
Gegenanzeigen: Hauterkrankungen, entzündete oder verletzte Haut. Keine Anwendung auf Schleimhäuten.

Anwendung: Capsicum-Zubereitungen werden bei Erkrankungen des rheumatischen Formenkreises eingesetzt. *Tagesdosis:* 10 g Droge. Anwendung in Form einer Tinktur (1:10), von der mehrmals täglich einige Tropfen auf die schmerzenden Hautareale aufgetragen und eingerieben werden.

Zur arztgestützten Selbstmedikation unter Beachtung der möglichen Nebenwirkungen und der Kontraindikationen geeignet. Wegen der möglichen Nebenwirkungen sollte die Anwendung auf eine Dauer von 3 Tagen begrenzt werden.
Kombinationen mit anderen entzündungshemmenden Drogen sind sinnvoll.

▲ TERPENTINÖL, GEREINIGTES (*Terebinthinae aetheroleum rectificatum*)

Lieferant des Terpentinöls sind verschiedene *Pinus*-Arten wie *Pinus palustris* Miller (syn. *P. australis* Michaux filius), *Pinus pinaster* Aiton, *Pinus sylvestris* Linné und *Pinus nigra* Arnold. *Vorkommen: Pinus palustris* ist heimisch in den USA und in Kanada, *Pinus pinaster* in Frankreich, *Pinus sylvestris* in Nord- und Mitteleuropa sowie in den GUS-Staaten und *Oina niagra* in Österreich.

Droge: Als Droge (Terebinthina aetheroleum rectificatum) dient das gereinigte ätherische Öl aus dem Terpentin der erwähnten *Pinus*-Arten. Das aus Terpentin (Terebinthina balsamum) gewonnene Wasserdampfdestillat wird durch Zugabe von Kalkwasser entsäuert und durch fraktionierte Destillation (155–162 °C) gereinigt.

Inhaltsstoffe: Hauptbestandteile des gereinigten Terpentinöls sind (–)- oder (+)-α-Pinen (60–90%) und β-Pinen. An Begleitterpenen enthält das Öl Limonen, Δ^3-Caren, Cadinen, p-Cymol, Terpinolen, Methylchavicol, Bornylacetat und Kampfer. Die Zusammensetzung des Terpentinöls ist stark von der Herkunft und der Gewinnungsweise des Terpentins abhängig.

Pharmakologische Eigenschaften: Gereinigtes Terpentinöl wirkt auf der Haut hyperämisierend.

Klinische Studien: Klinische Studien liegen nicht vor, die Anwendung erfolgt auf der Basis therapeutischer Erfahrung.

Nebenwirkungen: Bei äußerlicher, großflächiger Anwendung können Vergiftungserscheinungen in Form von Nieren- und ZNS-Schäden auftreten.
Wechselwirkungen mit anderen Arzneimitteln: Nicht bekannt.
Gegenanzeigen: Überempfindlichkeit gegenüber ätherischen Ölen.

Anwendung: Gereinigtes Terpentinöl wird, zu Salbe oder Gel verarbeitet, zur Behandlung rheumatischer und neuralgischer Beschwerden verwendet. *Tagesdosis:* Die Dosis richtet sich nach der Schwere des Kranheitsbildes und sollte vom Arzt festgelegt werden. Ansonsten wird nach den Angaben der Hersteller dosiert.

Zur arztgestützten Selbstmedikation unter Beachtung der Nebenwirkungen und Gegenanzeigen geeignet.
Kombinationen mit anderen antirheumatisch wirkenden Drogen sind sinnvoll.

▲ TEUFELSKRALLE *(Harpagophytum procumbens)* (Übersicht bei Wenzel und Wegener, 1995)

Botanik: Die Teufelskralle (*Harpagophytum procumbens* (Burch.) DC. ex Meissn.; Pedaliaceae) treibt aus der primären Wurzel liegende bis zu 2 m lange Sprosse mit gegenständigen oder gebuchteten Blättern. In den Blattachseln stehen die rotvioletten Blüten. Die verholzenden Früchte bilden lange, verzweigte Arme mit ankerähnlichen Haken (lat.: harpago = Enterhaken). Von der Primärwurzel zweigen sich die bis zu 2 m in die Tiefe und bis zu 1,5 m zur Seite reichenden sekundären Speicherwurzeln ab, in denen die Pflanze bis zu 90% Wasser aufnehmen kann. *Vorkommen:* Die Teufelskralle ist heimisch in den Savannen der Kalahari Südafrikas und Namibias.

Droge: Als Droge (Harpagophyti radix) finden die frisch geernteten Sekundärwurzeln von *Harpagophytum procumbens* (Burch.) DC. ex Meissn. Verwendung.

Inhaltsstoffe: Die sekundären Speicherwurzeln von *Harpagophytum procumbens* enthalten 0,5 bis 3% Iridoide und Iridoidglykoside (0,5–1,6% Harpagosid [Zimtsäureester des Harpagids], Procumbid und Harpagid als mögliche Abbauprodukt von Harpagosid), Flavonoide (ca. 0,02% Flavone und Flavonole, u. a. Kämpferol und Luteolin), 2-Phenylethanolderivate und bis zu 70% des Trockengewichts durch Wasser extrahierbare Substanzen wie Glucose, Fructose, Stachyose und Raffinose. Weitere Inhaltsstoffe sind Sterole, Alkane, Fette, Wachse, 1,2% Gummiharz, 0,03% ätherisches Öl sowie geringe Mengen Harpagochinon.

Pharmakologische Eigenschaften: In verschiedenen tierexperimentellen Modellen konnten für Extrakte aus Harpargophyti radix antiphlogistische, antiarthritische, ödemhemmende und analgetische Wirkungen nachgewiesen werden (Übersicht bei Wenzel und Wegener, 1995).

Klinische Studien: Die klinische Anwendung von Harpagophytum-Zubereitungen ist vor allem in einer Reihe von Erfahrungsberichten und nichtkontrollierten Studien dokumentiert (Übersicht bei Wenzel und Wegener, 1995).

In einer plazebo-kontrollierten Doppelblindstudie mit 89 Patienten mit rheumatischen Beschwerden erzielten Lecomte und Costa (1992) mit Tagesdosen von 2 g Harpagophytum-Pulver über 2 Monate signifikante Verbesserungen der Symptome Schmerz und Finger-Boden-Abstand (Hänsel et al., 1994).

Nebenwirkungen: Nicht bekannt.
Wechselwirkungen mit anderen Arzneimitteln: Nicht bekannt.
Gegenanzeigen: Keine.

Anwendung: Zubereitungen aus Harpagophytum-Wurzel finden Verwendung zur unterstützenden Behandlung degenerativer Erkrankungen des Bewegungsapparates. *Tagesdosis:* 4,5 g.

Zur arztgestützten Selbstmedikation geeignet. Allerdings sollten bei schweren Erkrankungen des rheumatischen Formenkreises Harpagophytum-Zubereitungen nicht als Monotherapeutikum eingesetzt werden, sondern adjuvant. Auf diese Weise können Anwendungshäufigkeit und Dosis der synthetischen Antirheumatika reduziert werden.

▲ WEIDEN-ARTEN *(Salix spp.)*

Botanik: Weiden (*Salix* ssp.; Salicaceae) sind 2häusige Bäume. Die wechselständigen Blätter haben eine ungeteilte Blattspreite, oft mit früh abfallenden Nebenblättern. Die Blüten sind zu Kätzchen vereint und erscheinen im Frühjahr meist vor den Blättern. Die männlichen Blüten zeichnen sich durch gelbe Staubbeutel aus. Die Kapselfrucht enthält zahlreiche, mit einem Haarschopf versehene Samen. *Blütezeit:* März bis Mai (Juni). *Vorkommen:* Die Weiden sind heimisch in Europa, Asien und Nordamerika.

Droge: Als Droge (Salicis cortex) findet die im Frühjahr gesammelte, ganze, geschnittene oder gepulverte getrocknete Rinde junger Zweige von *Salix purpurea* Linné (Purpurweide), *Salix daphenoides* Villars (Schimmelweide) oder anderer *Salix*-Arten (z. B. *Salix viminalis* = Korbweide, *Salix fragilis* = Knackweide, *Salix caprea* = Salweide und *Salix alba* = Silberweide) Verwendung.

Inhaltsstoffe: Alle Weiden-Arten enthalten Salicin, Salicylalkohol, Glykoside und acylierte Salicinderivate wie Salicortin, Tremulacin, Fragilin und Populin; weitere Inhaltsstoffe der Weidenrinde sind Catechingerbstoffe, aromatische Aldehyde und die entsprechenden aromatischen Säuren wie Vanillin-, Syringa-, Kaffee- und Ferulasäure und Flavonoide (u. a. Isoquercitrin, Naringenin). Der Gehalt an Salicin und Salicinderivaten liegt zwischen 7 und 10%.

Pharmakologische Eigenschaften: Salicylalkohol und seine Glykoside zeigen in den bisher verwendeten In-vitro-Testsystemen keine antiphlogistische Wirkung, sondern nur die nach oraler Aufnahme durch Glykosidspaltung und Oxidation von Saligenin entstehende Salicylsäure (Wagner, 1987b). Das gleiche gilt für den antipyretischen und analgetischen Effekt von Weidenrinden-Zubereitungen. Dagegen konnte in einem biologischen Entzündungsmodell mit einer Modifikation des „Hen's Egg Chorioallantoic Membrane"-Tests auch für Salicin und Salicylalkohol ein deutlicher Hemmeffekt auf das experimentell erzeugte Entzündungsgeschehen nachgewiesen werden (Meier und Liebl, 1990).

Klinische Studien: Kontrollierte klinische Studien liegen nicht vor.

Nebenwirkungen: Nicht bekannt.

Wechselwirkungen mit anderen Arzneimitteln: Nicht bekannt.

Gegenanzeigen: Neigung zu spastischen Bronchitiden und Asthma bronchiale, die durch Salicylate verstärkt werden können.

Anwendung: Weidenrinden-Zubereitungen werden zur Behandlung von Schmerzen bei rheumatischen Erkrankungen eingesetzt. *Tagesdosis:* entsprechend 60 bis 120 mg Gesamtsalicin.

Zur Selbstmedikation ohne Einschränkungen geeignet.

3.3 Atemwege/Der grippale Infekt

3.3.1 Pathophysiologische Grundlagen

Als *Erkältung im weiteren Sinne* oder *grippale Infekte* werden die akut auftretenden, infektiösen, katarrhalischen Erkrankungen der oberen Luftwege verstanden. Als Ursache wurde früher eine allgemeine oder begrenzte Abkühlung des Körpers angenommen. Der Befall der Schleimhäute von Nase, Nasennebenhöhlen und des oberen Respirationstraktes durch die zu den Picornaviren gehörenden Rhinoviren sowie durch Corona-, Adeno-, Myxo- und Reoviren führt zu entzündlichen Reaktionen mit unspezifischen Symptomen wie Niesreiz, Schnupfen, Husten, Kopf-, Glieder- und Muskelschmerzen, allgemeinem Krankheitsgefühl, Frösteln und subfebrilen Temperaturen. Die Symptome treten meist innerhalb der ersten 24 Stunden nach Virusbefall auf, erreichen am 2. Tag ein Maximum und dauern 7–14 Tage an. Besonders häufig wird der grippale Infekt bei einer Schwächung des Immunsystems manifest. Dabei können mehrere Rezidive kurz hintereinander auftreten. Eine Schwächung des Immunsystems tritt besonders bei naßkaltem Wetter aber auch unter starker körperlicher und seelischer Belastung, in der Rekonvaleszenz sowie bei Kleinkindern und Personen im höheren Lebensalter auf.

Auf anfängliche Symptome des Erkältungsschnupfens wie Niesreiz und trockener Nasenschleimhaut folgen innerhalb weniger Stunden als Ausdruck der Entzündungsreaktion die Absonderung eines zunächst wäßrigen (serösen), später schleimigen Sekrets aus der Nase (katarrhalische Rhinitis) mit dem Gefühl der verstopften Nase. Bei bakterieller Sekundärinfektion wird das Sekret visköser und nimmt eine gelbliche Farbe an (Eiter, bestehend aus zahlreichen polymorphkernigen Leukozyten, nekrotischen Gewebszellen und wenig Serum).

Bei Ausbreitung der entzündlichen Reaktion auf die Nasennebenhöhlen können sich Sinusitiden im Bereich von Kieferhöhlen, Siebbeinzellen und Keilbeinhöhle entwickeln. Schließlich ist als weitere mögliche Komplikation die Mittelohrentzündung zu nennen.

Ebenfalls von der viralen Infektion früh betroffen ist der Rachen. Die Entzündung der Rachenschleimhaut (Pharyngitis) kann diffus oder auf Seitenstränge oder Nasenrachen beschränkt auftreten und geht meist mit den Symptomen Kratzen im Hals, Halsschmerzen und Schluckbeschwerden einher. Auch hier kann sich durch Sekundärinfektion eitriger, oft zäher Schleim absondern.

Schließlich werden bei Fortschreiten der Infektion auch die unteren Luftwege, Kehlkopf, Luftröhre, Bronchien und Lunge befallen. Die entzündliche Schwellung der Stimmbänder führt zur Heiserkeit. Zeichen der akuten Schleimhautentzündung in Luftröhre und größeren Bronchien (Tracheobronchitis)

sind Abgeschlagenheit, subfebrile Temperatur, Substernalschmerz und primär trockener Reizhusten, der später von Auswurf begleitet wird.
Abzugrenzen ist die Erkältung von der *echten Virusgrippe* oder *Influenza*. Diese Infektionskrankheit tritt meist epidemisch, in größeren Zeitabständen (25 bis 30 Jahre) auch pandemisch auf. Sie wird durch Orthomyxoviren hervorgerufen. Orthomyxovirus tritt ubiquitär auf und wird in die Typen A, B und C eingeteilt. Während der Typ A zu seuchenhafter Ausbreitung führt, ist Typ B Ursache meist sporadischer Erkrankungen. Gelegentlich kann auch er Epidemien hervorrufen. Typ C ist epidemiologisch unbedeutend. Das Orthomyxovirus vom Typ A ist durch Subtypen und Epidemie-eigene Stämme charakterisiert.
Die Virusgrippe tritt in den gemäßigten Zonen bevorzugt in den Wintermonaten auf. Wenige Stunden bis Tage nach Tröpfcheninfektion treten Frösteln oder Schüttelfrost, Fieber (bis 40 °C), schweres Krankheitsgefühl, Augen-, Kopf-, Gliedmaßen- und Brustschmerzen – vor allem hinter dem Brustbein – auf (evtl. auch Konjunktivitis, Herpes labialis und scharlachartiges = skarlatiniformes Exanthem oder bläschenförmiges Enanthem), ferner Entzündung der Atemwege, insbesondere Pharyngitis und Laryngotracheobronchitis (mit hartnäckigem trockenem Husten), begleitet von Pulsverlangsamung (relative Bradykardie) und – später – Blutdruckminderung. Ab dem 2. Tag kommt es auch zur Leukopenie. Anders als beim grippalen Infekt ist eine Schutzimpfung möglich. Die Immunisierung erfolgt mit mono-, bi- oder polyvalentem Adsorbatimpfstoff aus inaktivierten Grippeviren oder mit „Subunit"-Impfstoff, der nur noch Hämaglutinin und Neuraminidase des Virus enthält. Die Impfung schützt etwa ein Jahr lang vor Infektion.
Bei komplikationslosem Verlauf beträgt die Dauer der Erkrankung etwa 7 Tage, die Rekonvaleszenz kann aber bis zu 4 Wochen dauern. Bei der Virusgrippe besteht eine starke Neigung zu bakteriellen Superinfektionen.
Die Symptome von grippalem Infekt und Virusgrippe sind in Tabelle 2 wiedergegeben.

Tabelle 2. Symptome bei grippalem Infekt und Virusgrippe im Vergleich

Wichtige Symptome	Erkältung (z. B. Rhinoviren)		Grippe (Influenzaviren)	
	% der Patienten	Schweregrad	% der Patienten	Schweregrad
Schnupfen	80–100	schwer	20–30	mild
Kopfschmerzen	25	mild	85	schwer
Halsschmerzen	50	mild/mäßig	50–60	mäßig/schwer
Abgeschlagenheit Unwohlsein	20–25	mild/mäßig	80	schwer
Husten	40	mild/mäßig	90	schwer
Frösteln	10	mild	90	schwer
Fieber > 37,5 °C	0–1	–	95	–
Muskelschmerzen	10	mild	60–75	mäßig/schwer

3.3.2 Arzneipflanzen und Drogen

Während der banale grippale Infekt vom Patienten selbst behandelt werden kann, ist die echte Virusgrippe eine ernstzunehmende Erkrankung, deren Therapie unter ärztlicher Aufsicht erfolgen sollte. Nur er kann entscheiden, ob eine symptomatische Behandlung mit Grippemitteln und Bettruhe ausreicht oder ob z. B. Virustatika und bei bakterieller Superinfektion Antibiotika eingesetzt werden müssen.

In erster Linie gilt es bei der banalen Erkältung, die durch die seröse Entzündung der Schleimhäute mit der Entwicklung von reichlich Schleim und Ausscheidung von abgestoßenen Epithelzellen, Spasmen der Bronchialmuskulatur, Sekretstau, Husten und Schnupfen charakterisiert ist, symptomatisch zu behandeln. Im Vordergrund stehen dabei broncholytische, sekretolytische und hustendämpfende Maßnahmen sowie die Aktivierung der körpereigenen Abwehrmechanismen. Mäßige Temperaturerhöhungen sollten nicht durch fiebersenkende Mittel und Diaphoreseanregung bekämpft werden, da sie als Zeichen einer Stimulierung des Immunsystems zu sehen sind. Der Einsatz von Antibiotika ist wegen der viralen Genese der Grippe kontraindiziert. Bakterielle Superinfektionen, für die Antibiotika unter Umtänden in Frage kommen, sind bei rechtzeitiger symptomatischer Behandlung des Primärinfektes sehr selten. Für die symptomatische Behandlung der banalen Infektionen, die das Wohlbefinden des Patienten erheblich belasten, steht ein weites Spektrum von Phytopharmaka zur Verfügung. Insbesondere die Ätherisch-Öl-Drogen besitzen neben ihrem symptomatischen Effekt häufig auch antibakterielle und antivirale Eigenschaften. Die antimikrobielle Wirkung ätherischer Öle ist durch In-vitro-Untersuchungen nachgewiesen und durch eine Reihe von Anwendungsbeobachtungen beim Patienten belegt. Die pflanzlichen Arzneimittel sind in ihrer überwiegenden Mehrzahl nebenwirkungsfrei und können daher dem Patienten zur Selbstmedikation empfohlen werden.

Zur Behandlung der bei Atemwegserkrankungen auftretenden Spasmen der glatten Bronchialmuskulatur enthalten einige Phytopharmaka Ephedrin. In Schnupfenmitteln findet Ephedrin in Kombination mit Campher, Menthol, Eukalyptusöl und Thymol als Mittel zur Therapie akuter und chronischer Entzündungen der Nasenschleimhaut Verwendung.

Als antiobstruktiv wirkendes Pharmakon wird es hauptsächlich in Kombination mit Expektorantien eingesetzt. Das früher aus *Ephedra*-Arten isolierte Ephedrin wird heute nahezu ausschließlich synthetisch hergestellt. In Kombinationspräparaten liegen die Tagesdosen von Ephedrin in einer Größenordnung von 10–30 mg. Wegen der systemischen Nebenwirkungen von Ephedrin sollten orale Applikationen von der Selbstmedikation ausgeschlossen und statt dessen Zubereitungen aus Ätherisch-Öl-Drogen empfohlen werden, die ebenfalls spasmolytische Eigenschaften besitzen.

Ätherische Öle sind flüchtige, stark riechende und in Wasser schwer lösliche Stoffgemische, die aus den Drogen durch Wasserdampfdestillation gewonnen werden. Ätherische Öle enthalten bis zu 100 Einzelverbindungen, die verschiedenen chemischen Klassen angehören. Besonders häufig enthalten ätherische Öle Terpene und Phenylpropane. Bronchospasmolytisch wirken u. a. Thymianextrakte, Anisfrüchte und Anisöl, Fenchel und sein ätherisches Öl (s. auch unter Ätherisch-Öl-Drogen).

3.3.2.1 Hustenstillende und expektorierende Drogen

Der über sensible Rezeptoren reflektorisch ausgelöste Hustenanfall spricht sowohl auf mechanische als auch auf chemische Reize an. Während die Membranorezeptoren vor allem in den proximalen Abschnitten des Trachealbaumes lokalisiert sind, finden sich die Chemorezeptoren vorwiegend im Bereich der kleinen Bronchien. Wird das Ziel des Hustenanfalls, die Expektoration, nicht erreicht, besteht eine Indikation für hustenreizdämpfende und sekretolytische Maßnahmen.

Zahlreiche Antitussiva enthalten Codein. Wegen seiner Nebenwirkungen (Atemdepression, Abhängigkeits- und Mißbrauchspotential) sollten *Codeinpräparate nicht zur Selbstmedikation* empfohlen werden.

Zu den auswurffördernden Mitteln gehören in erster Linie die Saponindrogen. Weiter finden Alkaloid- und Ätherisch-Öl-Drogen Verwendung, letztere vor allem in Form von Inhalationsmitteln, Balsamen, Emulsionen, Badeölen und perkutanen Expektorantien.

Die wirksamste Hustentherapie ist die Beseitigung der Sekretstauung durch Verflüssigung des zähen, schwer abhustbaren Schleimes. Damit wird gleichzeitig der Entstehung von Superinfektionen und Bronchospasmen vorgebeugt. Die Verflüssigung des Schleimes erfordert die Zufuhr ausreichend großer Flüssigkeitsmengen, sinnvollerweise in Form von Bronchialtees. Außerdem sollte die Atemluft durch Inhalation von Kamillenaufgüssen angefeuchtet werden.

Die Wirkung der Expektorantien beruht teilweise auf einer durch Irritation der Magenschleimhaut ausgelösten Steigerung der Bronchialdrüsensekretion. Hinzu kommt bei genügend tiefer Inhalation eine direkte Wirkung auf die Drüsen, die die Sputummenge steigert und die Viskosität erniedrigt.

Ein weiterer Effekt der Sekretolytika ist die Spaltung der Disulfidbrücken im Bronchialschleim, die ebenfalls zu einer Viskositätserniedrigung führt.

- **Oberflächenaktive Saponindrogen**

Saponine sind Glykoside, deren lipophiler Aglykonanteil aus einem C_{27}-Steroid oder einem C_{30}-Triterpen besteht. Angereichert stellen die Saponine weiße, stark zum Niesen reizende Pulver dar. Sie haben starke oberflächenaktive Eigenschaften und verursachen beim Eindringen in die Blutbahn eine Hämolyse. Die Saponine der expektorierenden Drogen sind nach oraler Aufnahme allerdings nicht toxisch, da sie im Magen-Darm-Trakt in das Aglykon und die Zuckerkomponente gespalten werden und dabei ihre hämolysierende Wirkung verlieren. Saponine setzen aufgrund ihres Aufbaus aus einem hydrophilen und einem hydrophoben Anteil die Grenzflächenspannung zwischen Schleimhautoberfläche und eingedicktem Sekret herab, insbesondere im Bereich des hinteren Rachenraumes. Zusätzlich beeinflussen die Saponine die Permeabilität der Schleimhaut für Ionen und Wasser und verstärken so die Flüssigkeitsabsonderung aus den Drüsen des Tracheal- und des Bronchialtraktes. Schließlich können Saponine auch reflektorisch über die Magenschleimhautreizung eine Erhöhung der Bronchialsekretion hervorrufen. Die Verflüssigung des Schleimes hat zusätzlich eine Verstärkung der Flimmerbewegung der Zilien zur Folge. Schließlich besitzen Saponine eine antibakterielle Wirkung und wirken auf diese Weise bakteriellen Sekundärinfektionen entgegen.

Als Nebenwirkungen bei oraler Applikation von Saponinen in höheren Dosen können Übelkeit, Erbrechen und Diarrhoe auftreten.

Die wichtigsten, meist in Form von Kombinationspräparaten verwendeten Saponindrogen sind in Tabelle 3 wiedergegeben.

Tabelle 3. Oberflächenaktive Saponindrogen mit expektorierender Wirkung

Droge	Bezeichnung der Droge (lat.)	Arzneipflanze
Bibernellwurzel	Pimpinellae radix	*Pimpinella saxifraga*
Efeublätter	Hedera helicis folium	*Hedera helix*
Senegawurzel	Polygalae radix	*Polygala senega*
Lungenkraut	Pulmonariae herba	*Pulmonaria officinalis*
Primelwurzelstock (Schlüsselblumenwurzelstock)	Primulae radix	*Primula veris* *Primula elatior*
Süßholzwurzel	Liquiritiae radix	*Glycyrrhiza glabra*
Wollblumen	Verbasci flos	*Verbascum densiflorum* *Verbascum phlomoides*

▲ **BIBERNELLE** *(Pimpinella major)* (Übersicht bei Bohn, 1991)

Botanik: Die Bibernelle (*Pimpinella major* (Linné) Hudson s. l. und *Pimpinella saxifraga* (Linné) Hudson s. l.; Apiaceae) ist eine bis 1 m hohe, ausdauernde Pflanze mit kahlem, feingerilltem, im oberen Teil nahezu blattlosem Hohlstengel. Die Pflanze ist mehr oder weniger stark behaart. Die Blätter sind einfach fiederschnittig. Die weißen bis rosa Blüten stehen in 5- bis 12strahligen Dolden. Die Frucht ist eine kleine Spaltfrucht. *Blütezeit:* Juni bis September. *Vorkommen:* Die wildwachsende Pflanze ist in Mittel- und Südeuropa verbreitet. Sie kommt auf Wiesen, an Gräben und sonnigen Hängen, auf Schutthalden, an Ufern und auf Ödland vor.

Droge: Die Droge (Pimpinellae radix) besteht aus den bis ca. 20 cm langen und 1,5 cm dicken Wurzeln von *Pimpinella saxifraga* Linné s. l. und/oder *Pimpinella major* (Linné) Hudson s.l.

Inhaltsstoffe: Die Wurzeln enthalten die Cumarine Pimpinellin, Isopimpinellin, Umbelliferon, Scopoletin, Bergapten, Sphondin u. a., außerdem ca. 0,2% vorwiegend aus Phenylpropanoiden und Terpenen bestehendes ätherisches Öl und Saponine sowie Polyacetylene. Der Gehalt der Wurzeln an Cumarinen und Furanocumarinen ist stark abhängig vom Standort und von den klimatischen Bedingungen.

Pharmakologische Eigenschaften: Pharmakologische Untersuchungen sind bisher nur in sehr geringem Umfang durchgeführt worden. Die sekretionsfördernde Wirkung der Droge wird in erster Linie auf das ätherische Öl und die Saponine zurückgeführt. Als Hauptwirkstoffe werden die Phenolesterepoxide des ätherischen Öles angenommen. Außerdem wird eine Beteiligung der Gerbstoffe und der Cumarine an der pharmakologischen Wirkung der Droge diskutiert.

Klinische Studien: Kontrollierte klinische Studien liegen nicht vor.

Nebenwirkungen: Nicht bekannt.

Wechselwirkungen mit anderen Arzneimitteln: Nicht bekannt.
Gegenanzeigen: Keine.

Anwendung: Zubereitungen von Bibernellwurzel werden als Bestandteil von Kombinationen[1]) bei Katarrhen der oberen Luftwege verwendet. *Tagesdosis:* 6–12 g Droge, 6–15 ml Bibernelltinktur (1:5).
Zur Selbstmedikation ohne Einschränkungen geeignet.
Kombinationen mit anderen expektorierend und hustenstillend wirkenden Mitteln sind sinnvoll.

▲ **EFEU** *(Hedera helix)* (Übersicht bei Reuter, 1994)

Botanik: Efeu (*Hedera helix* Linné; Araliaceae) ist eine an Bäumen bis zu 30 m hoch kletternde Pflanze, die sich an Stämmen und Ästen mit Haftwurzeln festhält. Alte Exemplare können die Stütze verlassen und freie Zweige treiben. Auf freien Flächen findet man ihn auch kriechend in großen Polstern. Die Laubblätter sind ledrig, dunkelgrün mit fächerstrahliger Nervatur, in der Jugend behaart, später kahl und gestielt. Die unteren Blätter sind herzförmig, drei- bis fünfeckig, meist weiß geädert, stark glänzend und sehr derb. Die oberen Blätter sind lang zugespitzt, ganzrandig, zarter und matter als die unteren Blätter. Die unscheinbaren, grünlichgelben, fünfzähligen Blüten stehen in halbkugeligen Dolden. Sie bilden erbsgroße, schwarze Samen aus. Der Efeu ist keine Schmarotzerpflanze wie die Mistel, sondern ernährt sich durch das Wurzelsystem am Boden. Die zur Fixierung dienenden Haftwurzeln reagieren auf Lichtreize negativ phototrop und auf Berührung positiv haptotrop. Die Blüten erscheinen erstmals im September des achten bis zehnten Jahres. Die Früchte reifen erst im Frühjahr des folgenden Jahres (Steinegger und Hänsel, 1992). *Blütezeit:* Je nach Standort August bis November. *Vorkommen:* Der Efeu ist heimisch in den gemäßigten Klimazonen Europas und Asiens, in Südafrika und Nordamerika. Er bevorzugt kalkige Böden und warmes, feuchtes Klima. Er wächst in steinigen Wäldern, an Felsen, alten Bäumen, Mauern und in Gebüschen.

Droge: Als Droge (Hederae helicis folium) dienen die getrockneten Laubblätter von *Hedera helix* Linné.

Inhaltsstoffe: Efeublätter enthalten Triterpensaponine. Hauptbestandteile sind mit ca. 80% das bisdesmosidische Triterpenacylglykosid Hederacosid C und das Monodesmosid α-Hederin. Beide leiten sich vom Aglykon Hederagenin ab. Durch enzymatische Spaltung geht Hederacosid (Hämolyseindex < 1000) unter Abspaltung der beiden Glucose- und eines Rhamnoserestes leicht in α-Hederin (Hämolyseindex 150000) über.

Pharmakologische Eigenschaften: Efeublätter-Trockenextrakte vermögen einen beim Meerschweinchen experimentell hervorgerufenen Bronchospasmus zu lösen. Die spasmolytische Aktivität von 1 g eines Efeublätter-Trockenextraktes (6:1) entspricht der von 10 mg Papaverin (Mutschler, 1982).
Ein Hinweis auf die expektorierende Wirkung der Efeusaponine findet sich in der Literatur lediglich bei Bucher und bei Möller (beide zitiert in Hamacher und

---

[1]) Ein Beispiel für ein Kombinationsmittel ist die Tinctura expectorans forte der Deutschen Rezeptformel, die aus Tinctura Ipecacuanhae, Tinctura Pimpinella, Tinctura Camphora und einem Zusatz an Codein besteht.

Kraus, 1986). Danach bewirken Efeusaponine eine Sekretionssteigerung und eine Beschleunigung der ziliaren Aktivität des Flimmerepithels des curarisierten Frosches.
Einen antiexsudativen, d. h. einen entzündungshemmenden Effekt von *Hedera helix* konnten Hiller et al. (1966) und Vogel (1963) nachweisen. Vogel (1963) zeigte weiter, daß nicht Saponine generell – etwa aufgrund ihrer oberflächenaktiven Eigenschaften – antiexsudativ wirken, sondern daß dieser Effekt an die spezifische Struktur bestimmter Saponine gebunden ist.
Hederasaponin C weist ein breites antimikrobielles Spektrum gegen grampositive und gramnegative Bakterien sowie gegen Pilze auf (Cioca et al., 1978; Tschesche und Wulf, 1965; Hamacher und Krauss, 1986).

Klinische Studien: Klinische Studien sind bisher ausschließlich mit Prospan®, einem auf Papaverin standardisierten Efeublätterextrakt (6:1), durchgeführt worden und belegen dessen therapeutische Wirksamkeit bei Reizhusten, Pertussis, spastischen und banalen akuten Bronchitiden, unspezifischer chronischer Bronchitis, chronischer Bronchitis mit Bronchiektasen und asthmatischer Bronchitis (u. a. Rudowski und Latos, 1979; Leskow, 1985; Meyer-Wegener et al. 1993; Übersicht bei Reuter, 1994).

Nebenwirkungen: Nicht bekannt.
Wechselwirkungen mit anderen Arzneimitteln: Nicht bekannt.
Gegenanzeigen: Keine.

Anwendung: Zubereitungen aus Efeublättern finden Verwendung zur Behandlung von Katarrhen der Luftwege und zur symptomatischen Behandlung chronisch-entzündlicher Bronchialerkrankungen. *Mittlere Tagesdosis:* 0,3 g Droge.

Zur Selbstmedikation ohne Einschränkungen geeignet.
Kombinationen mit anderen expektorierend und hustenstillend wirkenden Mitteln sind sinnvoll.

▲ SCHLÜSSELBLUME *(Primula veris)*

Botanik: Die (Frühlings-)Schlüsselblume oder Primel (*Primula veris* Linné [syn. Primula officinalis Linné]; Primulaceae) ist eine Pflanze mit grundständigen länglichen, unterseits behaarten Blättern. Der aufrechte Stengel trägt am Ende die in einer Dolde angeordneten Blüten mit grünlich-weißen, kantigen Blütenkelchen. Die röhrenförmige, oben ausgebreitete Blütenkrone ist gelb. Die Pflanze besitzt einen waagerecht verlaufenden Wurzelstock, aus dem zahlreiche Faserwurzeln entspringen. *Blütezeit:* März bis April. *Vorkommen:* Die Schlüsselblume ist verbreitet im östlichen Asien, Zentral- und Vorderasien und in Europa. Sie wächst auf Wiesen.

Droge: Als Droge (Primulae radix) wird der getrocknete Wurzelstock mit den Wurzeln von *Primula veris* Linné und/oder *Primula elatior* (Linné) Hill verwendet.

Inhaltsstoffe: Die Wurzeln enthalten 5–10% Saponine (Hämolyseindex ca. 50000), wobei sich die beiden Primelarten in der Zusammensetzung der Saponine nicht unterscheiden. Beide Primelarten enthalten als Hauptsaponin die Primulasäure A, ein saures Monodesmosid, das bei der Hydrolyse Protoprimulagenin A, Glucose, Galactose, Rhamnose und Glucuronsäure liefert. Beide Drogen enthalten außerdem in wechselnden Mengen (0,5–5,0%) die Phenolglykosidester Primulaverin und Primverin. Aus diesen werden durch Primverosidase die entsprechenden Methoxysalicylsäureester freigesetzt. Sie sind für den typischen Geruch des ätherischen Öls verantwortlich.

Pharmakologische Eigenschaften: Die sekretolytischen und expektorierenden Eigenschaften der Droge beruhen auf ihrem Saponingehalt.

Klinische Studien: Klinische Studien liegen nicht vor.

Nebenwirkungen: Gelegentlich können Magenbeschwerden und Übelkeit auftreten.

Wechselwirkungen mit anderen Arzneimitteln: Nicht bekannt.

Gegenanzeigen: Bekannte Allergie gegen Primeln.

Anwendung: Die Droge wird als Dekokt, Tinktur und Fluid-Extrakt allein oder in Kombinationspräparaten bei katarrhalischen Infekten der Atemwege eingesetzt. Als Tee kann Primulae radix kombiniert werden mit Süßholzsaft, Liquor Ammonii anisatus und Sirupus Altheae. Der Fluidextrakt eignet sich auch gut zur Kombination mit anderen Hustenmitteln. *Tagesdosis:* 0,5–1,5 g Droge, 1,5 bis 3 g Tinktur.

Zur Selbstmedikation ohne Einschränkungen geeignet.
Kombinationen mit anderen expektorierend und hustenstillend wirkenden Mitteln sind sinnvoll.

▲ SÜSSHOLZ (Glycyrrhiza glabra)

Botanik: Das Süßholz (*Glycyrrhiza glabra* Linné; Fabaceae) ist eine holzige, mehrjährige, 1–1,5 m hohe Staude. Ihr Wurzelsystem besteht aus einer Pfahlwurzel, Nebenwurzeln und zahlreichen sehr langen Wurzelausläufern. Die oval bis herzförmigen und kurz stachelspitzigen Blätter sind unpaarig gefiedert. Aus den Blattachseln entspringen Blütentrauben mit 20–30 blaulila Schmetterlingsblüten. *Blütezeit:* Frühsommer. *Vorkommen:* Das Süßholz ist im Mittelmeergebiet heimisch, vor allem in Spanien, Südfrankreich, Italien und Griechenland, in Kleinasien, Rußland, Persien und Syrien. Die Handelsware stammt größtenteils aus Kulturen: Als „Spanische Ware" wird Süßholzwurzel aus Spanien, Südfrankreich und Italien bezeichnet. Die „Russische Ware" stammt aus dem Wolgagebiet, dem Irak und aus China. Sie wird auf sandigen Böden, in eingetrockneten Flußtälern und Überschwemmungsgebieten kultiviert.

Droge: Die Droge (Liquiritiae radix) besteht aus den ungeschälten, getrockneten Wurzeln und den Ausläufern von *Glycyrrhiza glabra* Linné[1]).

Inhaltsstoffe: Süßholzwurzel enthält 5–15% süß schmeckendes Glycyrrhizin (Calcium- und Kaliumsalz der Glycyrrhizinsäure [Glycyrrhetinsäure-3-O-diglucuronid]). Der stark polare Charakter und die fehlende hämolysierende Wirkung dieser Verbindung ist bedingt durch die 11-Ketofunktion des Aglykons, die Carboxylgruppe am C-20 und den aus zwei Glucuronsäuremolekülen ($1 \rightarrow 2$ Verknüpfung) bestehenden Zuckeranteil. Die Substanz ist etwa 50mal süßer als

---

[1]) Der Süßholzsaft wird aus den Wurzeln durch Auskochen in heißem Wasser und Eindicken des Saftes im Vakuum gewonnen. Aus dem eingedickten Saft werden die Lakritzenstangen gepreßt oder gegossen. Extractum Liquiritiae fluidae erhält man aus den Wurzeln durch Perkolation mit verdünnter Ammoniaklösung.

Rohrzucker. Das Aglykon hat keine Süßkraft, wirkt aber hämolysierend. Da das Saponin in der Rinde angereichert vorkommt, hat die geschälte Ware einen etwa 30–40% niedrigeren Glycyrrhizingehalt. Die Droge enthält außerdem eine Reihe von Flavonoiden mit dem 4,7-Dihydroxy-flavononglykosid Liquiritin als Hauptverbindung, begleitet vom Aglykon des Liquiritins, dem Liquiritigenin sowie der hiermit im Gleichgewicht stehenden Chalkonform (Isoliquiritigenin).

Pharmakologische Eigenschaften: Die bei Überdosierung von 20–45 g Lakritze pro die oder bei Dauereinnahme von Succus Liquiritiae zu beobachtenden Nebenwirkungen (Schilcher, 1995) wie Ödembildung, Hypokaliämie und Bluthochdruck sind die Folge eines gehemmten Cortisol-Metabolismus (Hemmung der 11-β-Hydroxysteroiddehydrogenase durch 18-β-Glycyrrhizinsäure). Auch die antiphlogistische Wirkung der 18-β-Glycyrrhizinsäure steht zumindest teilweise mit der Hemmung des Steroidstoffwechsels im Zusammenhang. So hemmt 18-β-Glycyrrhizinsäure die 3-α-Hydroxysteroid-Dehydrogenase. Die Stärke der Hemmung übertrifft die von synthetischen Antiphlogistika wie Indomethacin und Dexamethason (Veit, 1993). Einen weiteren Beitrag zur antiphlogistischen Wirkung leistet die Hemmung von Prostaglandinsynthetase und Lipoxygenase durch 18-β-Glycyrrhizinsäure (Inoue et al., 1986). 18-β-Glycyrrhizinsäure hemmt in vitro die Komplementaktivierung (Wagner, 1987).

Die spasmolytische Wirkung des Süßholzsaftes ist in erster Linie auf das Liquiritigenin und das Isoliquiritigenin ($^1/_2$ bis gleiche Papaverin-Wirksamkeit) zurückzuführen (Wagner, 1993).

Klinische Studien: Klinische Studien zur Wirksamkeit von Süßholzpräparaten bei Atemwegserkrankungen liegen nicht vor.

Nebenwirkungen: Bei längerer Anwendung und höherer Dosierung werden mineralkortikoide Effekte wie Natrium- und Wasserretention, Kaliumverluste mit den Folgen Hochdruck, Ödem und Hypokaliämie und in seltenen Fällen Myoglobinurie beschrieben.

Wechselwirkungen mit anderen Arzneimitteln: Bei gleichzeitiger Therapie mit Thiazid und Schleifendiuretika kann die mineralkortikoide Wirkung verstärkt werden. Durch Kaliumverluste nimmt die Empfindlichkeit gegen Digitalisglykoside zu.

Gegenanzeigen: Cholestatische Lebererkrankungen, Hypertonie, Hypokaliämie, Schwangerschaft, Leberzirrhose, schwere Niereninsuffizienz.

Anwendung: Bei Katarrhen der Atemwege. *Mittlere Tagesdosis:* Süßholz ca. 5–15 g Droge entsprechend 200–600 mg Glycyrrhizin; Succus liquiritiae: 0,5–1,0 g bei Katarrhen der oberen Luftwege. Die Dauer der Anwendung sollte ohne ärztlichen Rat auf maximal 4–6 Wochen beschränkt werden. Gegen die Verwendung der Droge als Geschmackskorrigens bis zu einer maximalen Tagesdosis von 100 mg Glycyrrhizin bestehen keine Einwände. Glycyrrhizin wird in Form seines Ammoniumsalzes vor allem als Geschmackskorrigens von Hustensäften verwendet.

Hinweis: Keine der genannten Nebenwirkungen haben deglycyrrhizinierte Succuspräparate!

Zur Selbstmedikation unter Beachtung der Warnhinweise zur kurzfristigen Einnahme geeignet.

Kombinationen mit anderen expektorierend und sekretolytisch wirkenden Mitteln sinnvoll.

▲ KÖNIGSKERZE *(Verbascum densiflorum)*

Botanik: Die Königskerze oder Wollblume (*Verbascum densiflorum* Bertolini und *Verbascum phlomoides* Linné; Scrophulariaceae) ist eine krautige, bis 2,50 m hoch werdende, zweijährige Pflanze, die im ersten Jahr eine groß angelegte Blattrosette mit stark behaarten Blättern entwickelt. Aus der Blattrosette treiben dann derbe, wollig behaarte Stengel mit sitzenden, ganzrandigen *(V. phlomoides)* bzw. gekerbten *(V. densiflorum)* Blättern aus. Die langen Blütenstände bestehen aus Büscheln zu 2–5 Blüten. Der Blütenstand erblüht nicht auf einmal. *Blütezeit:* Juni bis September. *Vorkommen:* Die Königskerze ist heimisch in Mittel-, Ost- und Südeuropa und wächst bevorzugt an sonnigen Hängen, Böschungen und auf Waldlichtungen. Die Droge stammt hauptsächlich aus dem Balkan und Ungarn.

Droge: Die Droge (Verbasci flos) besteht aus den Blüten von Verbascum densiflorum Bertolini und Verbascum phlomoides Linné.

Inhaltsstoffe: Die Königskerze enthält neben Saponinen bis zu 3% Schleimverbindungen (s. unter Schleimdrogen). Weiter enthält sie die Iridoidglykoside Aucubin und Catalpol sowie bis zu 3,8% Flavonglykoside, hauptsächlich Rutin und Hesperidin. Die Flavonoidglykoside bedingen die diuretische Wirkung der Droge.

Pharmakologische Eigenschaften: Aufgrund ihres Gehaltes an Saponinen und Schleim besitzt die Droge expektorierende Eigenschaften.

Nebenwirkungen: Nicht bekannt.
Wechselwirkungen mit anderen Arzneimitteln: Nicht bekannt.
Gegenanzeigen: Keine.

Anwendung: Als kombinierte Saponin- und Schleimdroge ist die Königskerze Bestandteil vieler Brusttees und wird bei subakuten Reizzuständen der Bronchien und bei chronischen Bronchitiden mit noch erheblicher Reizwirkung verwendet.
Tagesdosis: 3–4 g Droge, Zubereitungen entsprechend.

Zur Selbstmedikation ohne Einschränkungen geeignet.
Kombinationen mit anderen expektorierend und hustenstillend wirkenden Mitteln sinnvoll.

• Schleimdrogen (Mucilaginosa)

Schleimhaltige Drogen beruhigen die entzündlich gereizte Schleimhaut und dämpfen den Hustenreiz. Die Schleimfraktion der Mucilaginosa bestehen aus Mischungen von neutralen Glycanen und sauren Polyuroniden vom Galacturonorhamnan-Typ. Die Schleime werden im Gastrointestinaltrakt nicht gespalten und daher nicht resorbiert.
Die wichtigsten, zur Hustenreizlinderung verwendeten Schleimdrogen sind in Tabelle 4 zusammengestellt.

▲ EIBISCH *(Althaea officinalis)*

Botanik: Der Eibisch (*Althaea officinalis* Linné; Malvaceae) ist eine ausdauernde, bis zu 1 1/2 m hohe Staude mit spiralig am Stengel sitzenden, filzig-weiß behaarten, 3–5lappigen, am Rande unregelmäßig gekerbten Blättern. In den Blattachseln sitzen Büschel von großen, gestielten, weißen oder rötlichen Blüten. *Blütezeit:* Juni bis August. *Vorkommen:* Der Eibisch ist heimisch in Mittel-, Ost- und Süd-

Tabelle 4. Schleimdrogen mit hustenreizlindernder Wirkung

Droge	Bezeichnung der Droge (lat.)	Arzneipflanze
Eibischwurzel	Altheae radix	*Althea officinalis*
Isländisches Moos	Lichen islandicus	*Cetraria islandica*
Malvenblüten/Malvenblätter	Malvae flos/Malvae folium	*Malva silvestris, M. silvestris* spp. *mauritiana*
Spitzwegerichkraut	Plantaginis lanceolatae herba	*Plantago lanceolata*
Taubnesselblüten, weiße	Lamii albi flos	*Lamium album*

osteuropa. Er wächst auf salzigen Böden und auf feuchten Wiesen. Er wird in Ungarn, Deutschland (Unterfranken), Belgien und Frankreich kultiviert.

Droge: Als Droge (Althaeae radix) finden die getrockneten, zerkleinerten, geschälten oder ungeschälten Wurzeln von *Althea officinalis* Linné Verwendung. Die Blattdroge (Altheae folium) besteht aus den getrockneten Laubblättern von *Althea officinalis* Linné.

Inhaltsstoffe: Die Wurzeln enthalten Schleimstoffe, die aus Galacturonorhamnanen, Glycanen und Arabinolactanen bestehen. Der Schleimgehalt der Wurzeln ist jahreszeitlichen Schwankungen unterworfen und beträgt im Frühjahr und Sommer ca. 5–6%, im Spätherbst bis 15%. Blätter und Blüten enthalten 6–9% Schleimstoffe. Auszüge aus Eibisch müssen kalt bereitet werden, damit die ebenfalls in der Droge enthaltene Stärke nicht gelöst wird.

Pharmakologische Eigenschaften: Die reizlindernde Wirkung von Eibischzubereitungen ist auf ihren Gehalt an Schleimstoffen zurückzuführen.

Klinische Studien: Klinische Studien liegen nicht vor, die Anwendung erfolgt aufgrund der pharmakologischen Eigenschaften und der therapeutischen Erfahrung.

Nebenwirkungen: Nicht bekannt.
Wechselwirkungen mit anderen Arzneimitteln: Die Resorption anderer gleichzeitig eingenommener Arzneimittel kann verzögert werden.
Gegenanzeigen: Keine.

Anwendung: Zubereitungen aus Eibischwurzeln und Eibischblättern finden bei Schleimhautreizungen im Mund- und Rachenraum und damit verbundenem trockenem Reizhusten Verwendung. *Tagesdosis:* 5 g Droge. In Form des Eibisch-Sirups (Sirupus altheae) bildet die Droge einen hervorragenden Zusatz zu Hustenmixturen.

Zwei derartige Hustenmixturen sind der Liquor pectoralis DRF und die Mercatio althea DRF.

Rp.	Sirupus Altheae	30,0
	Liquor Ammonii anisatus	5,0
	Aqua dest. ad	200,0
Rp.	Sirupus Altheae	
	Sirupus Plantaginis lanceolatae	
	Sirupus Melis Foeniculi	aa ad 100,0

Dosierung Eibischsirup: 10 g als Einzeldosis.

Zur Selbstmedikation ohne Einschränkungen geeignet.
Kombinationen mit anderen reizlindernden und expektorierend wirkenden Mitteln sind sinnvoll.

▲ **ISLÄNDISCHES MOOS** *(Cetraria islandica)* (Übersicht bei Kartnig, 1987)

Botanik: Isländisches Moos (*Cetraria islandica* [Linné] Acharius s. l.; Parmeliaceae) ist eine bis 12 cm hohe Flechte mit geweihartiger Wuchsform. Die blattartigen, verkrümmten oder rinnig verbogenen Triebe sind an der Oberseite oliv- bis braungrün, an der Unterseite weißgrün bis hell-bräunlich, häufig mit weißen Flecken. *Vorkommen:* Die Flechte ist heimisch in den arktischen Ländern des Nordens, stellenweise auch in den Mittel- und Hochgebirgen der gemäßigten Zonen (Fichtelgebirge, Riesengebirge, Bayerischer Wald, Thüringer Wald, Bergtäler der Schweiz, Frankreichs, Spaniens und Tirols).

Droge: Die Droge (Lichen islandicus) besteht aus den getrockneten Thalli von *Cetraria islandica* (Linné) Acharius.

Inhaltsstoffe: Lichen islandicus enthält mehr als 50% des wasserlöslichen Polysaccharids Rohlichenin mit den Komponenten Lichenin und Isolichenin. Lichenin enthält 60–200 Glucose-Einheiten mit cellulose-ähnlichem Aufbau, ist nur in heißem Wasser löslich und bildet beim Erkalten eine Gallerte. Isolichenin enthält etwa 40 Glucose-Einheiten mit stärke-ähnlichem Aufbau, ist in kaltem Wasser löslich und reagiert wie Stärke mit Jodlösung unter Blaufärbung. Weitere Inhaltsstoffe des Isländischen Mooses sind 2–3% bitter schmeckende Flechtensäuren (Depsidone) wie Fumarprotocetrarsäure, Lichesterolsäure und Usninsäure. Fumarprotocetrarsäure wird bei der Lagerung in Protocetrarsäure und Fumarsäure umgewandelt.

Pharmakologische Eigenschaften: Die reizlindernde Wirkung ist den Polysacchariden zuzuschreiben. Nach Steinegger und Hänsel (1992) ist an der reizlindernden Wirkung auch die sialagoge Wirkung der bitteren Flechtensäuren beteiligt. Dabei wirkt der verstärkt abgegebene Speichel als „körpereigener Schleimstoff" beim Reizhusten reizmildernd.

Von verschiedenen Autoren wurde eine immunstimulierende Wirkung von Auszügen aus Lichen islandicus nachgewiesen (Shibata et al., 1968; Konopa et al., 1978). Die antibakterielle Wirkung ist auf die bitteren Flechtensäuren zurückzuführen. Diese hemmen das Wachstum grampositiver Keime. Usninsäure kommt auch in *Usnea barbata,* einer Bartflechte unserer Wälder, vor.

Klinische Studien: Kontrollierte klinische Studien liegen nicht vor. Die klinische Wirksamkeit ist lediglich durch Erfahrungsberichte belegt (Kartnig, 1987).

Nebenwirkungen: Nicht bekannt.
Wechselwirkungen mit anderen Arzneimitteln: Nicht bekannt.
Gegenanzeigen: Keine.

Anwendung: Isländisch Moos wird in Form von Dekokten, als Bestandteil von Erkältungstees und Lutschpastillen bei Schleimhautreizungen im Mund- und Rachenraum verwendet. *Tagesdosis:* 4–6 g Droge oder 1,5 g Extrakt.

Zur Selbstmedikation ohne Einschränkungen geeignet.
Kombinationen mit anderen reizlindernden und expektorierend wirkenden Mitteln sind sinnvoll.

▲ **MALVE** *(Malva silvestris)*

Botanik: Die Malve (*Malva silvestris* Linné; Malvaceae) ist eine Pflanze mit ästigen, rauhhaarigen Stengeln, die niederliegend, aufsteigend oder aufrecht sein können. Sie tragen langgestielte, fünflappige, beidseits behaarte und am Rand gekerbte Blätter. In den Blattachseln sitzen lange, ebenfalls behaarte Blütenstengel, die am Ende bläuliche bis rosarote Blüten tragen. Die fünf tief ausgerandeten Kronblätter sind mit dunklen Längsstreifen versehen. *Blütezeit:* Juli bis September. *Vorkommen:* Die Malve ist heimisch in Europa, Kleinasien, im Mittelmeergebiet und in Vorderindien. Sie wächst an Weg-, Feld- und Wiesenrändern sowie auf Schutthalden und wird in Indien, Tschechien, Belgien, Nordfrankreich und Thüringen kultiviert.

Droge: Die Droge (Malvae flos/folium) besteht aus den getrockneten Blüten/getrockneten Laubblättern von *Malva silvestris* Linné und/oder *Malva silvestris* Linné ssp. *mauritiana* (Linné) Ascherson et Graebner.

Inhaltsstoffe: Blüten und Blätter der Malve enthalten 6–8% Schleim, der aus Glucose-, Arabinose-, Rhamnose- und Galactose-Einheiten besteht.

Pharmakologische Eigenschaften, klinische Studien, Anwendung, Nebenwirkungen, Wechselwirkungen und Gegenanzeigen: s. **Eibisch**.

Anwendung: Bei Schleimhautreizungen im Mund- und Rachenraum, bei trockenem Reizhusten in Form von Kombinationspräparaten und Tees. *Tagesdosis:* 5 g Droge.

Zur Selbstmedikation ohne Einschränkungen geeignet.
Kombinationen mit anderen reizlindernden und expektorierend wirkenden Mitteln sind sinnvoll.

▲ **SPITZWEGERICH** *(Plantago lanceolata)*

Der Spitzwegerich (*Plantago lanceolata* Linné; Plantaginaceae) ist eine ausdauernde Pflanze mit ausschließlich in einer Grundrosette stehenden, schmal-lanzettlichen, 20–40 cm langen, längsadrigen Blättern. Aus der Mitte der Blattrosette entspringen 10–40 cm lange, aufrechte, längsgefurchte Stengel, die an ihrem Ende eine kurze, walzen- bis kugelförmige Blütenähre mit unscheinbaren Blüten tragen. Die Blüten bilden Staubgefäße aus, die zur Blütezeit lang aus den Blütenähren heraushängen. *Blütezeit:* Mai bis September. *Vorkommen:* Der Spitzwegerich ist verbreitet in ganz Europa, Nord- und Mittelasien. Die Droge stammt aus Wildvorkommen und Kulturen Südosteuropas.

Droge: Als Droge (Plantaginis lanceolatae herba) finden die zur Blütezeit geernteten, frischen oder getrockneten, oberirdischen Teile von *Plantago lanceolata* Linné Verwendung.

Inhaltsstoffe: Der im Kraut enthaltene Schleim liefert bei der hydrolytischen Spaltung L-Rhamnose, L-Arabinose, D.-Mannose, D-Galaktose, D-Glucose, L-Fucose und Xylose. Weiter enthält die Droge Tannine, 1,9–2,4% der Iridoidglykoside Aucubin und Catalpol sowie das Senföl Sulphoraphen.

Pharmakologische Eigenschaften: Die reizlindernde Wirkung von Spitzwegerichzubereitungen beruht auf dem Gehalt der Droge an Schleimstoffen. Außerdem besitzt Spitzwegerichkraut eine ausgeprägte antibiotische Wirkung, die auf das Sul-

phoraphen, das Aucubigenin und zum Teil auf die proteinfällende Wirkung der Gerbstoffe zurückzuführen ist. Das durch Einwirkung von β-Glucosidase auf Aucubin entstehende Aucubigenin ist auch der Grund dafür, daß gelagerter Spitzwegerich nicht schimmelt.
Für die adstringierende und damit antiphlogistische Wirkung des Spitzwegerichs sind die Gerbstoffe verantwortlich.

Nebenwirkungen: Nicht bekannt.
Wechselwirkungen mit anderen Arzneimitteln: Nicht bekannt.
Gegenanzeigen: Keine.
Anwendung: Zubereitungen aus Spitzwegerichkraut finden Verwendung zur Behandlung von Katarrhen der Atemwege und entzündlichen Veränderungen der Mund- und Rachenschleimhaut. Spitzwegerich-Sirup dient vor allem als Hustenmittel für Kinder. Spitzwegerichsaft wird durch schnelles Trocknen, Zerkleinern und Auspressen des frischen Krautes hergestellt. Der Rohsaft wird mit gleichen Teilen Honig 20 Minuten lang gekocht und läßt sich verschlossen längere Zeit aufbewahren. *Tagesdosis:* 3–6 g Droge.
Zur Selbstmedikation ohne Einschränkungen geeignet.
Kombinationen mit anderen reizlindernden und expektorierend wirkenden Mitteln sind sinnvoll.

▲ TAUBNESSEL *(Lamium album)*

Botanik: Die Weiße Taubnessel (*Lamium album* Linné; Labiatae) ist eine ausdauernde, bis 50 cm hoch werdende Pflanze, die aus dem Wurzelstock im Frühjahr einen aufrechten, 4kantigen, im unteren Teil häufig rotviolett überlaufenen Stengel treibt. Die langgestielten, herzförmigen, gegenständigen Blätter sind beidseitig behaart. In den Achseln der oberen Blattpaare stehen die Lippenblüten mit gelblichweißen Kronblättern in Scheinquirlen. Die Frucht besteht aus 4 einsamigen Nüßchen. *Blütezeit:* Mai bis August. *Vorkommen:* Die Weiße Taubnessel ist in Europa und Asien heimisch und wächst auf Schuttflächen, an Wegrändern und Zäunen.
Droge: Als Droge (Lamii albi flos) dienen die getrockneten Kronblätter mit anhaftenden Staubblättern von *Lamium album* Linné.
Inhaltsstoffe: Die Taubnesselblüten enthalten Schleimstoffe, Gerbstoffe, Flavonoide und geringe Mengen an ätherischem Öl.
Pharmakologische Eigenschaften: Die expektorierende Wirkung von Taubnesselblüten ist auf ihren Gehalt an Schleimstoffen und Saponinen zurückzuführen.
Klinische Studien: Klinische Studien liegen nicht vor.
Anwendung: Bei Katarrhen der oberen Luftwege finden Teezubereitungen Verwendung. *Tagesdosis:* 3 g Droge.
Zur Selbstmedikation ohne Einschränkungen geeignet.
Kombinationen mit anderen reizlindernden und expektorierend wirkenden Mitteln sind sinnvoll.

• Ätherisch-Öl-Drogen

Ätherisch-Öl-Drogen enthalten flüssige, leicht flüchtige, charakteristisch riechende und aromatisch, scharf oder bitter schmeckende Öle, die vor allem in

Blättern, Blüten, Früchten, Wurzeln, Rhizomen und Hölzern gebildet werden. Der Ölgehalt typischer Ätherisch-Öl-Drogen beträgt in der Regel 1–2%, in einigen Fällen bis zu 20%. Das ätherische Öl besteht überwiegend (ca. 90%) aus Terpenverbindungen (Mono-, Di- und Sesquiterpene). Die restlichen 10% setzen sich aus Phenylpropanverbindungen, einfachen Phenolen und Phenoläthern, Phenylcarbonsäuren, unverzweigten Kohlenwasserstoffen und Kohlenwasserstoffderivaten, kurzkettigen Carbonsäuren, schwefelhaltigen Verbindungen (Senfölen) und stickstoffhaltigen Verbindungen zusammen. Sie besitzen entzündungshemmende, spasmolytische und antimikrobielle Wirkungen. Zu den als Komponenten von Bronchialtees häufig verwendeten Ätherisch-Öl-Drogen gehören das Kraut des Thymians *(Thymus vulgaris)*, die Früchte des Fenchels *(Pimpinella anisum)* und die Blätter des Eukalyptus (*Eucalyptus globulus* LABILL.). Eine Übersicht über die zur Expektoration eingesetzten Drogen gibt Tabelle 5.

Tabelle 5. Ätherisch-Öl-Drogen mit expektorierender Wirkung

Droge	Bezeichnung der Droge (lat.)	Arzneipflanze
Anisfrüchte	Anisi fructus	*Pimpinella anisum*
Sternanisfrüchte	Anisi stellati fructus	*Illicium verum*
Eukalyptusöl	Eucalypti aetheroleum	*Eucalyptus globulus*
Fenchelfrüchte	Foeniculi fructus	*Foeniculum vulgare*
Fenchelöl	Foeniculi aetheroleum	*Foeniculum vulgare*
Fichtennadelöl	Piceae aetheroleum	*Picea abies, Abies alba, A. sachalinensis, A. sibirica*
Fichtenspitzen, frische	Piceae turiones recentes	*Picea abies, Abies alba*
Hohlzahnkraut	Galeopsidis herba	*Galeopsis segetum*
Holunderblüten	Sambuci flos	*Sambucus nigra*
Kiefernnadelöl	Pini aetheroleum	*Pinus sylvestris, Pinus mugo* ssp. *pumilio, Pinus nigra, Pinus pinaster*
Kiefernsprossen	Pini turiones	*Pinus sylvestris*
Minzöl	Menthae arvensis aetheroleum	*Mentha arvensis*
Pfefferminzöl	Menthae piperitae aetheroleum	*Mentha piperita*
Quendelkraut	Serpylli herba	*Thymus serpyllum*
Thymiankraut	Thymi herba	*Thymus vulgaris*

▲ **ANIS** *(Pimpinella anisum)* (Übersicht Czygan, 1992)

Anis (*Pimpinella anisum* Linné; Apiaceae) ist eine 30–50 cm hohe, krautige, einjährige Pflanze mit rundem, oben ästigem Stengel. Die unteren, gestielten Blätter sind ungeteilt und am Rande gezähnt, die mittleren Blätter dreilappig und die oberen 2- bis 3fach fiederschnittig. Die 7- bis 15strahligen Blütendolden tragen weiße Blüten. *Blütezeit:* Juli bis September. *Vorkommen:* Anis ist heimisch in Nordasien. Er wächst wild in Nord- und Mitteleuropa, in den Mittelmeerländern und in Asien. Hauptanbaugebiete sind Holland, Frankreich, Deutschland, Italien, das ehemalige Jugoslavien und die GUS-Staaten.

3.3 Atemwege/Der grippale Infekt

Droge: Die Droge (Anisi fructus) besteht aus den getrockneten Früchten von *Pimpinella anisum* Linné.

Inhaltsstoffe: Anisfrüchte enthalten ca. 2% ätherisches Öl, das zu 80–90% aus dem charakteristisch riechenden und süß schmeckenden trans-Anethol besteht. Es enthält weiter bis zu 5% 2-Methylbuttersäureester des 4-Methoxy-2-(1-propenyl)-phenols. Als Gütekriterium für Anisöl gilt der Erstarrungspunkt, der für das offizinelle Öl +15 °C bis 19 °C beträgt. Reines Anethol erstarrt bei +21,1 °C. Anethol wird begleitet von dem ihm isomeren Methylchavicol (Estragol). Es riecht anisartig, schmeckt aber nicht süß. Weitere Inhaltsstoffe von *Pimpinella anisum* sind Anisketon, Anissäure, p-Methoxy-acetophenon, Terpineol und D-Limonen.

Phamakologische Eigenschaften: Für Anisöl und Anethol konnten expektorierende, spasmolytische sowie antibiotische Wirkungen nachgewiesen werden (Übersicht bei Zünglein und Schultze, 1989).

Klinische Studien: Es liegen keine kontrollierten klinischen Studien, sondern nur ärztliche Erfahrungsberichte vor.

Nebenwirkungen: Gelegentlich könen allergische Reaktionen der Haut, der Atemwege und des Magen-Darm-Traktes auftreten.
Wechselwirkungen mit anderen Arzneimitteln: Nicht bekannt.
Gegenanzeigen: Allergie gegen Anis bzw. Anethol.

Anwendung: Zubereitungen aus Anisfrüchten werden in Form von Kombinationsarzneimitteln, Tees und ätherischem Öl bei Katarrhen der oberen Atemwege eingesetzt. Droge und Öl finden als Expektorans in Form von Species pectorales, Liquor Ammonii anisatus und Hustenpastillen Verwendung. *Tagesdosis:* 3 g Droge entsprechen 0,06 g ätherisches Öl, isoliertes ätherisches Öl 0,3 g. Isoliertes ätherisches Öl: mehrmals täglich 3 Tropfen. Inhalation 3–5 Tropfen ätherisches Öl in heißem Wasser 10–15 Minuten inhalieren.

Unter Beachtung der möglichen allergischen Reaktionen zur Selbstmedikation geeignet. Kombinationen mit anderen sekretolytischen und sekretomotorisch wirkenden Mitteln sind sinnvoll.

▲ STERNANIS *(Illicium verum)* (Übersicht bei Zünglein und Schultze, 1989)

Botanik: Der echte, chinesische Sternanis (*Illicium verum* Hook. fil.; Illiaceae) ist ein 8 bis 15 m hoher tropischer Baum mit weißer Rinde. Er ist heimisch im südlichen China und wird u. a. in Japan, auf den Philippinen und auf Jamaica kultiviert. Sternanis ist eine Sammelfrucht mit eiförmigen, glänzend braunen Samen.

Droge: Als Droge (Fructus Anisi stellati) finden die reifen Sammelfrüchte von *Illicium verum* Hooker filius Verwendung. Die Droge wird in gleicher Weise verwendet wie Anisi fructus.

Inhaltsstoffe: Das Perikarp der Samen liefert bis zu 10% ätherisches Öl. Sternanis enthält wie *Pimpinella anisum* trans-Anethol, zusätzlich jedoch verschiedene Terpenkohlenwasserstoffe und 1,4-Cineol. Bei längerem Stehen des ätherischen Öls kommt es unter dem Einfluß von Sauerstoff und Licht zur Bildung von Anisaldehyd aus Anethol, der durch Benzoinkondensation Dianethol bildet. Dianethol ist der Dimethyläther des Stilböstrols und besitzt östrogene Wirkung.

Pharmakologische Eigenschaften: Sternanis wirkt aufgrund seines Gehaltes an ätherischem Öl bronchosekretolytisch.

Klinische Studien: Klinische Studien liegen nicht vor.

Anwendung: Bei katarrhalischen Infekten der Atemwege finden Sternanisfrüchte als Tee oder das ätherische Öl (3mal täglich 3 Tropfen ätherisches Öl auf Zucker) Verwendung. *Tagesdosis:* 3 g Droge bzw. 0,3 g ätherisches Öl.

▲ EUKALYPTUS *(Eucalyptus globulus)*

Botanik: Eukalyptus (*Eucalyptus globulus* La Billardière; Myrtaceae) ist ein bis zu 70 m hoher Baum mit grauweißer Rinde. Die dünnen, eiförmigen Blätter stehen an jungen Bäumen gegenständig, die älteren Folgeblätter wechselständig. Die ledrigen Folgeblätter besitzen einen Blattstiel und sind doppelt so dick und lang wie die jungen Blätter. Aus den weißlichen Blüten entstehen derbe Früchte. *Vorkommen:* Der Eukalyptusbaum ist heimisch in Australien und Tasmanien. Er wird kultiviert in Spanien, Portugal, Brasilien und der Republik Kongo.

Droge: Die Droge (Eucalypti folium) besteht aus den getrockneten Laubblättern (Folgeblätter) älterer Bäume von *Eucalyptus globulus* La Billardière. Eucalypti aetheroleum besteht aus dem durch Wasserdampfdestillation und anschließender Rektifikation aus den frischen Blättern oder frischen Zweigspitzen verschiedener cineolreicher Eukalyptusarten (*Eucalyptus globulus* La Billardière, *Eucalyptus fructicetorum* F. von Mueller, Syn: *Eucalyptus polybractea* R. T. Baker) und/oder *Eucalyptus smithii* R. T. Baker erhaltenen ätherischen Öl.

Inhaltsstoffe: Die Blätter enthalten 2% ätherisches Öl mit mindestens 70% 1,8-Cineol (DAB 10). Weitere Bestandteile des ätherischen Öls sind das pfefferminzartig riechende Piperiton, α-Phellandren, α-Pinen, aliphatische Alkohole und Aldehyde (unter anderem Butyr-, Valeryl- und Caprylaldehyd). Die Aldehyde wirken hustenreizend und müssen daher durch Rektifizierung des Wasserdampfdestillats mit Natronlauge entfernt werden. Unerwünschte Herzwirkungen besitzt das α-Phellandren.

Pharmakologische Eigenschaften: Das ätherische Öl besitzt sekretomotorische, expektorierende und schwach spasmolytische Eigenschaften.

Klinische Studien: Klinische Studien liegen nicht vor. Die Anwendung erfolgt auf der Basis der pharmakologischen Eigenschaften der Komponenten des ätherischen Öls.

Nebenwirkungen: In seltenen Fällen können Übelkeit, Erbrechen und Durchfall auftreten.

Wechselwirkungen mit anderen Arzneimitteln: Aufgrund der enzyminduzierenden Wirkung von Eukalyptusöl kann die Wirkung anderer Arzneimittel abgeschwächt oder verkürzt werden.

Gegenanzeigen: Entzündliche Erkrankungen im Magen-Darm-Bereich, Gallenwegserkrankungen, schwere Lebererkrankungen.

Anwendung: **Eukalyptusblätter** – Zubereitungen aus Eukalyptusblättern haben eine schwächere Wirkung als das reine Eukalyptusöl. Zur Behandlung von Erkältungskrankheiten wird die Droge als Tee oder als Tinktur (1:10) (1 Teelöffel Tinktur mit Wasser verdünnt) verwendet. *Tagesdosis:* 4–6 g Droge oder 3–4 g Tinktur.

Zur Selbstmedikation unter Beachtung der Nebenwirkungen/Wechselwirkungen/Gegenanzeigen bedingt geeignet.
Fertigarzneimittel stehen nicht zur Verfügung.
Kombinationen mit anderen expektorierend wirkenden Drogen sind sinnvoll.

Anwendung (**Eukalyptusöl**): Eukalyptusöl kann zur Behandlung von Erkältungskrankheiten innerlich und äußerlich verwendet werden. *Tagesdosis* bei innerer Anwendung: 0,3–0,6 g Eukalyptusöl.
Zur äußeren Anwendung werden ölige und halbfeste Eukalyptuszubereitungen im Bereich der Atemorgane auf die Haut aufgetragen und das verdunstende ätherische Öl eingeatmet. Vorsicht! Bei Säuglingen und Kleinkindern dürfen Eukalyptuszubereitungen nicht im Bereich des Gesichtes und insbesondere nicht im Bereich der Nase angewandt werden.

Zur Selbstmedikation bei äußerer Anwendung bei älteren Kindern und Erwachsenen ohne Einschränkungen geeignet.

▲ **FENCHEL** *(Foeniculum vulgare)* (Übersicht bei Czygan, 1987)

Botanik: Der Fenchel (*Foeniculum vulgare* Miller var. *vulgare* [Miller] Thellung; Apiaceae) ist eine zweijährige, bis zu 2 m hoch werdende Pflanze. Der fein gerillte, runde Stengel ist blau bereift und im oberen Teil fein verästelt. Die Blätter sind mehrfach fiederschnittig mit schmalen Blattzipfeln. Die gelben Blüten sind in Dolden angeordnet. Die Frucht ist eine Spaltfrucht, die in 2 Teilfrüchte zerfällt. Die Teilfrüchte besitzen einen süßlich bis scharf bitteren oder brennenden Geschmack. *Blütezeit:* Juli bis September. *Vorkommen:* Der Fenchel ist heimisch im Mittelmeergebiet und wird in verschiedenen Ländern Mittel- und Osteuropas, der Volksrepublik China sowie in Rumänien und Ägypten angebaut.

Droge: Die Droge (Foeniculi fructus) besteht aus den getrockneten reifen Früchten von *Foeniculum vulgare* Miller var. *vulgare*. Foeniculi aetheroleum ist das aus den getrockneten reifen Früchten von *Foeniculum vulgare* Miller var. *vulgare* (Miller) Thellung durch Wasserdampfdestillation gewonnene ätherische Öl.

Inhaltsstoffe: Fenchelfrüchte enthalten mindestens 4% ätherisches Öl, das zu 50–60% aus trans-Anethol besteht. Charakteristisch für das bitter und kampferartig schmeckende ätherische Öl ist sein Gehalt an (+)-Fenchon (20%), wertbestimmend das süß schmeckende trans-Anethol. Je nach Fenchongehalt werden offizineller „Bitterfenchel" und „Süß- oder Römischer" Fenchel unterschieden.

Pharmakologische Eigenschaften: Fenchel und Fenchelöl beschleunigen die Schlagfrequenz der Flimmerepithelien und wirken auf diese Weise sekretomotorisch.

Klinische Studien: Kontrollierte Studien liegen nicht vor. Die Anwendung erfolgt aufgrund der therapeutischen Erfahrung.

– **Fenchelfrüchte**

Nebenwirkungen: Nicht bekannt.
Wechselwirkungen mit anderen Arzneimitteln: Nicht bekannt.
Gegenanzeigen: Keine.

74   3. Pflanzliche Drogen zur Behandlung von Krankheiten

– Fenchelöl

Nebenwirkungen: Selten allergische Reaktionen der Haut und Atemwege.
Wechselwirkungen mit anderen Arzneimitteln: Nicht bekannt.
Gegenanzeigen: Schwangerschaft; keine Anwendung von Fenchelöl bei Säuglingen und Kleinkindern.
Hinweis: Die Anwendung von Fenchelöl ist auf 2 Wochen zu beschränken.

Anwendung **(Fenchelfrüchte/Fenchelöl):** Zubereitungen aus Fenchelfrüchten und Fenchelöl finden Verwendung zur Behandlung von Katarrhen der oberen Luftwege. Fenchelfrüchte und Fenchelöl werden vor allem in der **Pädiatrie** in Form von Fenchel-Honig, Fenchel-Sirup und Anis-Fenchel-Bonbons und in Form des Aqua Foeniculi zum Gurgeln eingesetzt. *Tagesdosis:* 5–7 g. Fenchelöl: bis 0,6 ml; Fenchelhonig (0,5 ml Fenchelöl auf 1 kg Honig): 10–20 g.

Zur Selbstmedikation unter Beachtung der Anwendungsbeschränkungen geeignet. Kombinationen mit anderen sekretolytischen und sekretomotorisch wirkenden Mitteln sind sinnvoll.

▲ FICHTE *(Picea abies)*

Botanik: Die Fichte (Gemeine Fichte, Rottanne: *Picea abies* [Linné] Karsten; Pinaceae) ist ein bis zu 50 m hoch werdender Baum mit geradem, säulenförmigem Stamm. Die Rinde ist im oberen Teil rotbraun, im unteren dunkelbraun bis grau. Die Krone ist spitz-pyramidenförmig, die Äste stehen waagerecht am Stamm oder hängen herab. Die festen grünen Nadeln sind auf der Unterseite der Zweige gescheitelt und kurz stachelspitzig. Sie sitzen auf einem kleinen rhombischen Polster, das beim Abfall der Nadeln als Höcker zurückbleibt. Die rotgelben männlichen Blüten besitzen zahlreiche spiralig angeordnete Staubblätter mit 2 Pollensäcken, die roten weiblichen Blüten sind zapfenförmig. Die zylindrischen, bis 18 cm langen und 2,5 cm dicken Zapfen fallen als Ganzes ab. Die bis 5 mm langen und 2,5 mm breiten Samen sind spitz-eiförmig. *Blütezeit:* April bis Juni.
Vorkommen: Die Fichte ist in Nord- und Mitteleuropa, Rußland, Nordasien und Nordamerika heimisch.
Droge: Als Droge (Picea aetheroleum) dient das aus den frischen Nadeln, Zweigspitzen oder Ästen von Picea abies (Linné) Karsten (Syn.: *Picea excelsa* [Lamarck] Link), *Abies alba* Miller, *Abies sachalinensis* (Fr. Schmidt) Masters oder *Abies sibirica* Ledebour gewonnene ätherische Öl.
Weiter finden als Droge (Piceae turiones recentes) die frischen, etwa 10–25 cm langen, im Frühjahr gesammelten Triebe von *Picea abies* (Linné) Karsten und/ oder *Abies alba* Miller (Syn.: *Abies pectinata* [Lamarck] De Candolle) Verwendung.

Inhaltsstoffe: Das in den jungen Trieben und Zweigspitzen in einer Konzentration von ca. 0,15–0,25% enthaltene ätherische Öl besteht bis zu 12% aus Bornylacetat, α- und β-Pinen, Phellandren und Cadinen.

Pharmakologische Eigenschaften: Das ätherische Öl aus Fichtennadeln sowie aus frischen Fichtenspitzen wirkt an der Bronchialschleimhaut sekretolytisch und antibakteriell.

Klinische Studien: Klinische Studien liegen nicht vor. Die Anwendung erfolgt auf der Basis der pharmakologischen Eigenschaften des ätherischen Öls.

– Fichtennadelöl

Nebenwirkungen: Fichtennadelöl kann einen Bronchospasmus verstärken.
Wechselwirkungen mit anderen Arzneimitteln: Nicht bekannt.
Gegenanzeigen: Asthma bronchiale und andere obstruktive Bronchialerkrankungen, Keuchhusten.
Anwendung: Bei katarrhalischen Infekten der Atemwege wird Fichtennadelöl innerlich und äußerlich angewendet. Zur innerlichen Anwendung werden 4 Tropfen Öl in Wasser 3mal täglich eingenommen. Zur äußerlichen Anwendung werden 2 g Öl in heißem Wasser zur Inhalation verwendet. Zur Anwendung als Erkältungsbad beträgt die Dosis für ein Vollbad 5 g.
Zur Selbstmedikation bei Beachtung der Nebenwirkungen und Gegenanzeigen geeignet.
Kombinationen mit anderen sekretolytisch wirkenden Drogen sind sinnvoll.

– Frische Fichtenspitzen

Nebenwirkungen: Nicht bekannt.
Wechselwirkungen mit anderen Arzneimitteln: Nicht bekannt.
Gegenanzeigen: Keine.
Anwendung: Zur Behandlung von Katarrhen der Atemwege werden 3mal täglich 4 Tropfen des ätherischen Öls aus frischen Fichtenspitzen in etwas Wasser eingenommen oder mehrmals täglich mit 2 g Öl in heißem Wasser inhaliert.
Fertigarzneimittel stehen nicht zur Verfügung.
Kombinationen mit anderen sekretolytisch und expektorierend wirkenden Drogen sind sinnvoll.

▲ HOHLZAHN *(Galeopsis segetum)*

Botanik: Der Hohlzahn (*Galeopsis segetum* Necker; Labiatae) ist eine einjährige, bis 50 cm hoch werdende, krautige Pflanze, die aus einer Pfahlwurzel einen aufrechten, vierkantigen, ästigen Stengel treibt. Dieser ist kurzflaumig behaart und im unteren Teil oft rötlich überlaufen. Die gestielten, bis 5 cm langen Blätter sind gegenständig, eiförmig oder lanzettlich, am Rande grob gesägt und in den Blattstiel verschmälert. Die übereinander stehenden, in 4 Scheinquirlen vereinigten blaßgelben Blüten besitzen eine 2lippige, seidig behaarte Blütenkrone mit helmartiger Oberlippe und 3lappiger Unterlippe mit kräftig gelbem oder rötlichem Schlundfleck. Am Grunde der Blütenoberlippe sitzen 2 hohle, zahnförmige Höcker. Der röhrig-glockige, 5zipflige, stachelspitzige Kelch ist behaart. Die Klausenfrüchte zerfallen bei der Reife in 4 Teilfrüchte. *Blütezeit:* Juli bis September.
Vorkommen: Der Hohlzahn ist heimisch in Mittel- und Westeuropa und wächst auf sandigen Ackerflächen und Schutthalden.
Droge: Als Droge (Galeopsidis herba) werden die zur Blütezeit geernteten, getrockneten oberirdischen Teile von *Galeopsis segetum* Necker (Syn.: *Galeopsis ochroleuca* Lamarck) verwendet.
Inhaltsstoffe: Die Droge enthält Gerbstoffe, Saponine und Kieselsäure.
Pharmakologische Eigenschaften: Hohlzahnkraut wirkt aufgrund seines Saponingehaltes expektorierend.
Klinische Studien: Klinische Studien liegen nicht vor.

Nebenwirkungen: Nicht bekannt.
Wechselwirkungen mit anderen Arzneimitteln: Nicht bekannt.
Gegenanzeigen: Keine.

Anwendung: Bei leichten Katarrhen der Luftwege wird Hohlzahnkraut in Form von Tee angewendet. *Tagesdosis:* 6 g Droge.

Zur Selbstmedikation ohne Einschränkungen geeignet.
Kombinationen mit anderen sekretolytisch und sekretomotorisch wirkenden Drogen sind sinnvoll.

▲ HOLUNDER *(Sambucus nigra)*

Botanik: Der Holunder (*Sambucus nigra* Linné; Caprifoliaceae) ist ein bis zu 7 m hoch wachsender Strauch oder Baum. Die Rinde des Stammes und der älteren Zweige ist graubraun und rissig, die der jüngeren Zweige grün und mit zahlreichen grauen Punkten (Lentizellen) bedeckt. Die Zweige besitzen ein weißes, weiches Mark. Die Blätter sind unpaarig gefiedert. Die Fiederblätter haben einen gesägten Rand. Die gelblichweißen Blüten mit verwachsenen 5zipfligen Kronblättern und 5zipfligem Kelch stehen in schirmförmigen Trugdolden. Die reife Frucht ist eine glänzend schwarze, saftige 3samige Beere. *Blütezeit:* Juni bis Juli.
Vorkommen: Der Holunder ist in ganz Europa heimisch.

Droge: Als Droge (Sambuci flos) dienen die getrockneten, gesiebten Blütenstände von *Sambucus nigra* Linné.

Inhaltsstoffe: Holunderblüten enthalten ca. 1,5% Rutin sowie Isoquercetin, Hyperosid, geringe Mengen ätherisches Öl, Kaffeesäure, Ferulasäure und ihre Glykoside, Gerbstoffe und Schleim.

Pharmakologische Eigenschaften: Holunderblütenzubereitungen steigern die Bronchialsekretion.

Klinische Studien: Klinische Studien liegen nicht vor.

Nebenwirkungen: Nicht bekannt.
Wechselwirkungen mit anderen Arzneimitteln: Nicht bekannt.
Gegenanzeigen: Keine.

Anwendung: Bei Katarrhen der oberen Luftwege und trockenem Reizhusten werden Holunderblüten in Form von Tee verwendet. *Tagesdosis:* 10–15 g Droge.

Zur Selbstmedikation ohne Einschränkungen geeignet.
Kombinationen mit anderen sekretolytischen und sekretomotorischen Drogen sind sinnvoll.

▲ LATSCHENKIEFER *(Pinus mugo)*

Botanik: Die Berg- oder Latschenkiefer (Latsche: *Pinus mugo*) ist ein Strauch bzw. ein bis 12 m hoch werdender Baum mit dunkelbrauner oder schwarzer Borke und rotbraunen Ästen. Die dunkelgrünen, stumpfen oder spitzen Nadeln sind gerade oder den Zweigen zugebogen und stehen sehr dicht. Die eiförmigen Knospen sind stark behaart. Die männlichen, gelben Blüten sind kätzchenartig, die weiblichen Blütenzapfen stehen aufrecht und verholzen später. *Blütezeit:* Mai bis Juli. *Vorkommen:* Die Bergkiefer kommt in den Hochgebirgen Europas, in Mittelgebirgen und Hochmooren vor.

Droge: Als Droge (Pini aetheroleum) dient das aus den frischen Nadeln und Zweigspitzen von *Pinus silvestris* Linné, Pinus *mugo* ssp. *pumilio* (Haenke) Franc, *Pinus nigra* Arnold oder *Pinus pinaster* Soland durch Wasserdampfdestillation gewonnene ätherische Öl.

Inhaltsstoffe: Das aromatisch riechende und seifig bitter schmeckende Kiefernnadelöl enthält etwa 25 Terpene, von denen β-Phellandren, α-Pinen, Δ^3-Caren, Cymol und Campher die geruchsbestimmenden Hauptkomponenten darstellen.

Pharmakologische Eigenschaften: Das ätherische Öl aus Kiefernnadeln wirkt sekretolytisch und antibakteriell.

Klinische Studien: Klinische Studien liegen nicht vor. Die Anwendung erfolgt auf der Basis der pharmakologischen Eigenschaften.

Nebenwirkungen: An den Schleimhäuten des Mund- und Rachenraumes können Reizerscheinungen auftreten. Kiefernnadelöl kann einen Bronchospasmus verstärken.

Wechselwirkungen mit anderen Arzneimitteln: Nicht bekannt.

Gegenanzeigen: Asthma bronchiale und andere obstruktive Atemwegserkrankungen, Keuchhusten.

Anwendung: Bei Katarrhen der Atemwege wird Kiefernnadelöl innerlich und äußerlich angewendet. Zur inneren Anwendung werden täglich 3mal 4 Tropfen ätherisches Öl in Wasser eingenommen oder mit 2 g Öl in 2 Tassen heißem Wasser mehrmals täglich inhaliert. *Tagesdosis:* 5 g Droge. Zur äußerlichen Anwendung dienen Salben, die im Bereich der Atmungsorgane aufgetragen werden oder das ätherische Öl als Badezusatz.

Zur Selbstmedikation unter Beachtung der Nebenwirkungen/Gegenanzeigen bedingt geeignet.

Kombinationen mit anderen sekretolytisch und sekretomotorisch wirksamen Drogen sind sinnvoll.

– Kiefernsprossen

Nebenwirkungen: Nicht bekannt.
Wechselwirkungen mit anderen Arzneimitteln: Nicht bekannt.
Gegenanzeigen: Keine.

Anwendung: Zubereitungen aus Kiefernsprossen finden bei Katarrhen der Atemwege innerliche Anwendung als Tee oder in Form des ätherischen Öls (tägl. 3mal 4 Tropfen in Wasser). *Tagesdosis:* 3mal 1 Tasse entspr. 9 g Droge oder 3mal 4 Tropfen ätherisches Öl in Wasser.

Zur Verwendung als Badezusatz werden 100 g alkoholischer Extrakt in ein Vollbad gegeben.

Salbenzubereitungen aus Kiefernsprossen werden im Bereich der Atemorgane auf die Haut aufgetragen und das verdunstende ätherische Öl eingeatmet.

Zur Selbstmedikation ohne Einschränkungen geeignet.

Kombinationen mit anderen sekretolytisch und sekretomotorisch wirkenden Drogen sind sinnvoll.

▲ **THYMIAN** *(Thymus vulgaris)* (Übersicht bei Reuter, 1994)

Botanik: Der Thymian (*Thymus vulgaris* Linné; Lamiaceae) ist ein 10–40 cm hoher Halbstrauch mit aufrechten, vierkantigen, kurz behaarten Stengeln. Die kleinen elliptischen, kurz gestielten oder sitzenden Blätter sind auf der Unterseite graufilzig behaart, auf der Oberseite glatt. Die blaßrötlichen Lippenblüten sind in Ähren angeordnet. *Blütezeit:* Mai bis September. *Vorkommen:* Der Thymian ist heimisch in den Mittelmeer- und Balkanländern und wird in Europa und den USA kultiviert.

Droge: Die Droge (Thymi herba) besteht aus den während der Blütezeit geernteten abgestreiften und getrockneten Laubblättern und Blüten von *Thymus vulgaris* Linné, *Thymus zygis* Linné oder von beiden Arten.

Inhaltsstoffe: Die Droge enthält ca. 1,2 % ätherisches Öl mit 40–50 % Thymol (2-Isopropyl-5-methyl-1-phenol) und das isomere Carvacrol. Die Mengenverhältnisse beider Phenole sind abhängig von Art, Herkunft und Wachstumsbedingungen. So enthält das ätherische Öl von Thymus zygis kein Thymol, sondern nur Carvacrol. Weitere Bestandteile des ätherischen Öls sind die Terpene p-Cymol, Thymolmonomethyläther, Linalool, (−)-Borneol, Geraniol und die Terpenkohlenwasserstoffe β-Pinen und p-Cymen, außerdem Flavonoide und Gerbstoffe. Zu den in *Thymus vulgaris* und anderen Thymianarten vorhandenen Gerbstoffen gehört auch die Rosmarinsäure (sog. Labiatengerbstoffe; Czygan und Hänsel, 1993).

Pharmakologische Eigenschaften: Thymianöl weist ein breites antimikrobielles Spektrum auf (Übersichten über die antimikrobielle Wirksamkeit von Thymianölen, Thymol und Thymolderivaten: Brasseur, 1983; Fröhlich, 1982; Jannsen et al., 1987; Thomas, 1958).
Thymianöl zeigt neben einer allgemeinen spasmolytischen Wirkung auch eine Wirkung gegenüber den durch Histamin und Acetylcholin hervorgerufenen Spasmen (van den Brouke und Lemli, 1981, 1982; Reiter und Brandt, 1985). Zur sekretolytischen Wirkung von Thymianöl liegen widersprechende Angaben vor (Reuter, 1994).

Klinische Studien: Kontrollierte Studien liegen nicht vor. Die Anwendung erfolgt aufgrund der Ergebnisse pharmakologischer Untersuchungen und langjähriger therapeutischer Erfahrung.

Nebenwirkungen: Nicht bekannt.
Wechselwirkungen mit anderen Arzneimitteln: Nicht bekannt.
Gegenanzeigen: Keine.

Anwendung: In Form von Fluidextrakten, Tinktur und Tee sowie als Bestandteil von Kombinationspräparaten bei Katarrhen der Atemwege, Reizhusten und Keuchhusten. *Tagesdosis:* 10 g Droge mit 0,03 % Phenolen, berechnet als Thymol. Einzeldosis: 1–2 g Fluidextrakt.

Zur Selbstmedikation ohne Einschränkungen geeignet.
Kombinationen mit anderen expektorierend wirkenden Mitteln sind sinnvoll.

- **Chinonhaltige Drogen**

▲ **SONNENTAU** *(Drosera ramentacea)* (Übersicht bei Schilcher, 1993)

Botanik: Der (Afrikanische) Sonnentau (*Drosera ramentacea* Linné; Droseraceae) ist eine ausdauernde, bis 50 cm hoch werdende Pflanze. Die wechselständigen,

verkehrt eiförmigen, 15 mm langen und 4 mm breiten Blätter sind an den Zweigenden schopfig angeordnet. Auf der Oberseite der Blätter befinden sich rote Drüsenhaare (Tentakeln). Die dunkelroten Blüten sind radiär und stehen in traubigen Blütenständen. Die Frucht ist eine Kapsel.
Der Rundblättrige Sonnentau *(Drosera rotundifolia)* besitzt langgestielte, grundständige, rosettenartig angeordnete, fast kreisrunde Blätter mit zahlreichen roten Drüsenhaaren. Die weißen Blüten stehen in traubigen Blütenständen am Ende der bis 20 cm langen Blühtriebe.
Der Langblättrige Sonnentau *(Drosera longifolia)* besitzt linealische Blätter mit roten Drüsenhaaren und bis 20 cm lange Blütentriebe.
Der Mittlere Sonnentau *(Drosera internmedia)* besitzt bogig aufsteigende, bis 10 cm lange Blühtriebe, die nur wenig länger sind als die verkehrt-eiförmigen Blätter.
Blütezeit: Afrikanischer Sonnentau: Dezember; alle anderen Arten Juli bis August. *Vorkommen:* Der Afrikanische Sonnentau ist heimisch in Südostafrika und auf Madagaskar, der Rundblättrige und der Langblättrige Sonnentau in Europa, Nordasien, Japan und Nordamerika und der Mittlere Sonnentau in Nord-, West- und Mitteleuropa, im atlantischen Nordamerika und in Westindien.
Droge: Als Droge dienen die getrockneten, oberirdischen und unterirdischen Teile von *Drosera rotundifolia* Linné, *Drosera ramentacea* Burch ex Harv et Sond, *Drosera longifolia* Linné p. p. und *Drosera intermedia* Hayne.
Inhaltsstoffe: Die Droge enthält als Hauptverbindungen mit 0,1–0,3% die 1,4-Naphthochinonderivate Droseron (3-Hydroxy-plumbagin), Oxydroseron, Plumbagin und 7-Methyljuglon sowie die glucosidierten Hydroverbindungen Hydroplumbaginglucosid und Rossolissid. Das Sekret der Drüsenhaare enthält proteolytische Enzyme.
Pharmakologische Eigenschaften: Für Drosera-Extrakte sowie für das isolierte Plumbagin konnte eine spasmolytische Wirkung nachgewiesen werden. Ein als C.O.N. bezeichnetes Naphthochinonderivat aus *Drosera* besitzt hustenstillende Eigenschaften.
Klinische Studien: Kontrollierte klinische Studien liegen nicht vor, jedoch bestätigen Erfahrungsberichte die therapeutische Wirksamkeit von Drosera-Zubereitungen.
Nebenwirkungen: Nicht bekannt.
Wechselwirkungen mit anderen Arzneimitteln: Nicht bekannt.
Gegenanzeigen: Keine.
Anwendung: Zubereitungen aus Sonnentaukraut finden Verwendung zur Behandlung von Krampf- und Reizhusten. *Tagesdosis:* 3 g Droge. Tinktur (1:10) mehrmals täglich 10 Tropfen; Kinder 3 × 5 Tropfen.
Zur Selbstmedikation ohne Einschränkungen geeignet.
Kombinationen mit anderen Expektorantien sind sinnvoll.

3.3.2.2 Drogen zur Behandlung von Schleimhautentzündungen im Mund- und Rachenraum

Zur Behandlung von Entzündungen der Schleimhäute im Bereich der Atemwege finden bevorzugt Gerbstoffdrogen und Ätherisch-Öl-Drogen Verwendung.

• **Gerbstoffdrogen**

Gerbstoffe werden eingeteilt in die hydrolysierbaren Gerbstoffe (Gallotannine und Ellagtannine) und kondensierten Gerbstoffe (Catechinpolymere). Sowohl die hydrolysierbaren als auch die polymeren Gerbstoffe besitzen mehrere phenolische Hydroxylgruppen, Carbonyl- und Carboxylgruppen, die mit den Peptidbindungen und Aminogruppen der Kollagenfasern der Schleimhäute über ionische und Wasserstoffbrückenbindungen in Wechselwirkung treten können (reversibler adstringierender Effekt; s. Abb. 4). Durch die adstringierende Wirkung der Gerbstoffe werden die Zellmembranen abgedichtet und die Kapillarpermeabilität vermindert. Auf diese Weise wird eine Entzündungshemmung erzielt. Auch kovalente Bindungen zwischen Gerbstoff und Proteinen sind möglich (irreversible Gerbwirkung). Zur Behandlung von Schleimhautentzündungen in Mund und Rachen finden die in Tabelle 6 aufgeführten Gerbstoffdrogen Verwendung.

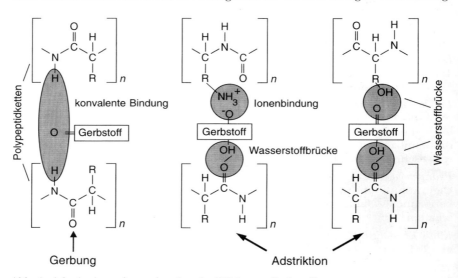

Abb. 4. Adstringierender und gerbender Effekt von Gerbstoffen.

▲ **BROMBEERE** *(Rubus fruticosus)*

Botanik: Die Brombeere (*Rubus fruticosus* Linné; Rosaceae) ist ein bis zu 2 m hoch werdender Strauch mit handförmig geteilten, 3- oder 5zähligen Blättern, die an der Unterseite behaart und am Rande einfach oder doppelt gesägt sind. Die Sprosse und Blattstiele tragen zurückgebogene Stacheln. Die 5zähligen weißen oder blaßrötlichen Blüten stehen in Trauben in den Achseln der Blätter. Die reifen, violettschwarzen Sammelfrüchte enthalten zahlreiche Steinfrüchtchen. *Blütezeit:* Juni bis August. *Vorkommen:* Die Brombeere ist in Europa und Teilen Asiens heimisch.

Droge: Als Droge (Rubi fruticosi folium) finden die während der Blütezeit gesammelten und getrockneten, fermentierten oder nicht fermentierten Laubblätter von *Rubus fruticosus* Linné sowie deren Zubereitungen Verwendung.

3.3 Atemwege/Der grippale Infekt

Tabelle 6. Gerbstoffdrogen zur Behandlung von Schleimhautentzündungen in Mund und Rachen

Droge	Bezeichnung der Droge (lat.)	Arzneipflanze
Brombeerblätter	Rubi fruticosi folium	*Rubus fruticosus*
Eichenrinde	Quercus radix	*Quercus robur, Q. petraea*
Gänsefingerkraut	Potentillae anserinae herba	*Potentilla anserina*
Gewürznelken	Caryophylli flos	*Syzygium aromaticum*
Heidelbeeren	Myrtilli fructus	*Vaccinium myrtillus*
Myrrhe	Myrrha	*Commiphora molmol*
Ratanhiawurzel	Ratanhiae radix	*Krameria triandra*
Ringelblumenblüten	Calendulae flos	*Calendula officinalis*
Rosenblüten	Rosae flos	*Rosa gallica, R. centifolia*
Salbeiblätter	Salivae trilobae folium	*Salvia triloba*
Schlehdornfrüchte	Pruni spinosae fructus	*Prunus spinosa*
Spitzwegerichkraut	Plantaginis lanceolatae herba	*Plantago lanceolata*
Syzygiumrinde	Szygii cumini cortex	*Syzygium cumini*
Taubnesselblüten, weiße	Lamii albi flos	*Lamium album*
Tormentillwurzelstock	Tormentillae rhizoma	*Potentilla erecta*

Inhaltsstoffe: Die Brombeerblätter enthalten 8% Gallotannine.

Pharmakologische Eigenschaften: Aufgrund des Gerbstoffgehaltes wirken Zubereitungen aus Brombeerblättern adstringierend.

Klinische Studien: Klinische Studien liegen nicht vor.

Nebenwirkungen: Nicht bekannt.

Wechselwirkungen mit anderen Arzneimitteln: Nicht bekannt.

Gegenanzeigen: Keine.

Anwendung: Zur Behandlung leichter Entzündungen der Mund- und Rachenschleimhaut wird mit einem Aufguß von 1 gehäuften Teelöffel fein geschnittener Droge mit 1 Tasse kochendem Wasser (10–15 Minuten ziehen lassen und abseihen) mehrmals täglich gegurgelt oder gespült.

Zur Selbstmedikation ohne Einschränkungen geeignet.

▲ EICHE *(Quercus robur)*

Botanik: Die Eiche (*Quercus petraea* [Mattuschka] Lieblein; *Quercus robur* Linné; Fagaceae) ist ein bis 40 m hoch werdender Baum. Während die Wintereiche *(Quercus petraea)* einen bis zur Baumspitze durchgehenden Stamm besitzt, teilt sich der Stamm bei der Sommereiche *(Quercus robur)* meist am Anfang der Krone. Die dunkelgrünen, gelappten, wechselständigen Blätter der Sommereiche sind sehr kurz gestielt und weisen den größten Lappen der Blattspreite an der Blattspitze auf. Bei der Wintereiche befindet sich der größte Lappen in der Mitte der Blattspreite, die Blattstiele sind 1 bis 3 cm lang. Beide Arten bilden männliche Blüten in Form hängender Kätzchen und sitzende weibliche Blüten aus. *Blütezeit:* Mai. *Vorkommen:* Beide Eichenarten sind heimisch in Europa, Nordafrika und Westasien.

Droge: Als Droge (Quercus cortex) wird die im Frühjahr gesammelte und getrocknete Rinde junger Zweige und Stockausschläge von *Quercus robur* Linné und/oder *Quercus petraea* (Mattuschka) Lieblein verwendet.

Inhaltsstoffe: Eichenrinde enthält 8–20% Catechingerbstoffe, daneben Catechin, Epicatechin, dimere Catechine, Gallocatechine und Leucoanthocyanidine.

Pharmakologische Eigenschaften: Aufgrund ihres Gerbstoffgehaltes besitzen Zubereitungen aus Eichenrinde adstringierende Eigenschaften. Die Flavonole besitzen eine entzündungshemmende Wirkung.

Klinische Studien: Klinische Studien liegen nicht vor.

Nebenwirkungen: Nicht bekannt.

Wechselwirkungen mit anderen Arzneimitteln: Bei topischer Anwendung nicht bekannt.

Gegenanzeigen: Bei topischer Anwendung keine.

Anwendung: Zur Behandlung von Schleimhautentzündungen im Mund und Rachenbereich wird mit einer Abkochung von 3 Eßlöffeln feingeschnittener Droge mit 3 Tassen Wasser (5 Minuten ziehen lassen) mehrmals täglich warm gegurgelt.

Zur Selbstmedikation ohne Einschränkungen geeignet.

▲ GÄNSEFINGERKRAUT *(Potentilla anserina)*

Botanik: Das Gänsefingerkraut (*Potentilla anserina* Linné; Rosaceae) ist eine ausdauernde, bis 80 cm hoch werdende Pflanze, die im Frühjahr eine Rosette von unterbrochenen, unpaarig gefiederten, bis 20 cm langen Blättern austreibt. Die anfangs beidseitig, später nur an der Blattunterseite silbrig behaarten Blätter haben ca. 7 bis 12 große Fiederpaare mit tiefgesägtem Blattrand. Die Pflanze bildet Ausläufer, aus deren Knoten Wurzeln und Blätter austreiben. Die leuchtend gelben Blüten sind 5zählig und langgestielt. *Blütezeit:* Mai bis August. *Vorkommen:* Das Gänsefingerkraut ist in den gemäßigten Klimazonen der Erde weit verbreitet und wächst auf Weiden, feuchten Wiesen, an Wegrändern und Flußufern.

Droge: Als Droge (Potentillae anserinae herba) finden die kurz vor oder während der Blüte gesammelten frischen oder getrockneten Blätter und Blüten von *Potentilla anserina* Linné Verwendung.

Inhaltsstoffe: Die Droge enthält ca. 2% mit Casein fällbare Gerbstoffe (Gallotannine), berechnet als Gallussäure und bezogen auf die getrocknete Droge. Weitere Inhaltsstoffe sind Tormentosid, Phytosterole und Anthocyane.

Pharmakologische Eigenschaften: Aufgrund seines Gerbstoffgehalts besitzt Gänsefingerkraut eine adstringierende Wirkung.

Klinische Studien: Klinische Studien liegen nicht vor.

Nebenwirkungen: Nicht bekannt.

Wechselwirkungen mit anderen Arzneimitteln: Nicht bekannt.

Gegenanzeigen: Keine.

Anwendung: Zur lokalen Behandlung von Entzündungen der Mund- und Rachenschleimhaut wird mehrmals täglich mit einem Aufguß (4 g kleingeschnittene Droge mit $1/2$ Liter Wasser heiß aufgießen und 15 Minuten ziehen lassen) gespült.

Zur Selbstmedikation ohne Einschränkungen geeignet.

▲ HEIDELBEERE *(Vaccinium myrtillus)*

Botanik: Die Heidelbeere (*Vaccinium myrtillus* Linné; Ericaceae) ist ein bis zu 50 cm hoch wachsender Halbstrauch mit grünen, kantigen und reich verästelten Stengeln. Die wechselständig stehenden, derben Blätter sind kurz gestielt, eiförmig und am Rande leicht gesägt. Die glockigen, grünen, rot überlaufenen Blüten stehen in den Blattachseln und bilden im Sommer runde, blauschwarze Beeren aus. *Blütezeit:* April bis Mai. *Vorkommen:* Die Heidelbeere ist heimisch in Mittel- und Nordeuropa, auf dem Balkan, in Nordasien und Nordamerika.

Droge: Als Droge (Myrtilli fructus) dienen die getrockneten reifen Früchte von *Vaccinium myrtillus* Linné.

Inhaltsstoffe: Heidelbeeren enthalten 5–10% Catechingerbstoffe, Anthocyane, Flavonglykoside und Pflanzensäuren.

Pharmakologische Eigenschaften: Aufgrund ihres Gerbstoffgehaltes wirken Heidelbeeren adstringierend.

Klinische Studien: Klinische Studien liegen nicht vor, die Anwendung erfolgt auf der Basis der pharmakologischen Eigenschaften der Gerbstoffe und der therapeutischen Erfahrung.

Nebenwirkungen: Nicht bekannt.
Wechselwirkungen mit anderen Arzneimitteln: Nicht bekannt.
Gegenanzeigen: Keine.

Anwendung: Zur Behandlung von Schleimhautentzündungen im Mund- und Rachenbereich wird mit einer Abkochung von 2–3 Eßlöffeln getrockneter Heidelbeeren mit $^1/_2$ Liter Wasser (30 Minuten kochen) mehrmals täglich gespült bzw. gegurgelt.

Keine Fertigarzneimittel verfügbar.
Zur Selbstmedikation ohne Einschränkungen geeignet.

▲ RATANHIA *(Krameria triandra)*

Botanik: Die Ratanhia (*Krameria triandra* Ruiz et Pavon; Krameriaceae) ist ein Kraut oder Halbstrauch mit einfachen Blättern und achselständigen, purpurfarbenen Blüten. Der Ratanhia-Strauch besitzt eine braunrote Wurzel. *Vorkommen:* Die Pflanze ist heimisch vom südlichen Nordamerika bis Chile.

Droge: Als Droge (Ratanhiae radix) dient die getrocknete Wurzel von *Krameria triandra* Ruiz et Pavon.

Inhaltsstoffe: Die Wurzel enthält 8–18% Ratanhiagerbsäure, die Wurzelrinde bis 40%.

Pharmakologische Eigenschaften: Aufgrund ihres Gehaltes an Catechingerbstoffen hat die Droge adstringierende Eigenschaften.

Klinische Studien: Klinische Studien liegen nicht vor.

Nebenwirkungen: Bis auf einen Fall einer allergischen Reaktion nicht bekannt.
Wechselwirkungen mit anderen Arzneimitteln: Nicht bekannt.
Gegenanzeigen: Keine.

Anwendung: Zur Behandlung von Entzündungen der Mund- und Rachenschleimhaut sowie von Zahnfleischentzündungen wird mit einem heißen Aufguß von 1 Teelöffel Ratanhiawurzel auf 1 Tasse Wasser (10 Minuten ziehen lassen) oder einer Verdünnung von 5–10 Tropfen Tinktur (1:5) auf ein Glas Wasser mehrmals täglich gegurgelt oder die betroffene Stelle mit unverdünnter Tinktur 2 bis 3mal täglich gepinselt.
Tagesdosis: 3 g Droge.
Zur Selbstmedikation ohne Einschränkungen geeignet.
Kombinationen mit anderen adstringierenden Drogen sind sinnvoll.

▲ **RINGELBLUME** *(Calendula officinalis)* (allgemeine Angaben zu *Calendula officinalis* s. S. 34)

Pharmakologische Eigenschaften: Für Calendulazubereitungen wurden antimikrobielle, antiphlogistische und immunmodulierende Wirkungen nachgewiesen, außerdem besitzen sie eine lipidsenkende Wirkung. Besondere Bedeutung für die entzündungshemmende Wirkung kommt nach neueren Erkenntnissen den Triterpenalkoholen mit 4-Taraxenstruktur zu, insbesondere dem Faradiol und dem 4-Taxasterol (Isaac, 1994).

Klinische Prüfungen: Kontrollierte klinische Studien liegen nicht vor.

Nebenwirkungen: Nicht bekannt.
Wechselwirkungen mit anderen Arzneimitteln: Nicht bekannt.
Gegenanzeigen: Keine.

Anwendung: Zur Behandlung von Entzündungen im Mund- und Rachenraum wird mit einem heißen Aufguß aus 2 Teelöffeln Ringelblumenblüten mit einer Tasse Wasser (10 Minuten ziehen lassen) oder mit einer Verdünnung der Tinktur aus 10 Teilen Droge und 90 Teilen 20% Alkohol-Wasser-Gemisch (2 Teelöffel Tinktur auf 500 ml Wasser) mehrmals täglich gespült oder gegurgelt.

Zur Selbstmedikation ohne Einschränkungen geeignet.
Kombinationen mit anderen adstringierenden Drogen sind sinnvoll.

▲ **ESSIGROSE** *(Rosa gallica, Rosa centifolia)*

Botanik: Die Essigrose (*Rosa gallica* Linné; Rosaceae) ist ein bis 1,50 m hoch wachsender Strauch, dessen junge Triebe dicht mit borstenförmig schlanken oder kräftig gekrümmten Stacheln besetzt sind. Die an der Unterseite etwas rauhen Blätter sind elliptisch oder rundlich, die ca. 6 cm großen, hellroten oder purpurfarbenen Blüten stehen einzeln. Die ziegelroten, kugeligen Früchte sind mit Drüsen und Borsten besetzt. *Vorkommen:* Die Essigrose wird seit dem 18. Jahrhundert in Provins (Frankreich) kultiviert.
Rosa centifolia ist eine Kulturform der *Rosa gallica*.

Droge: Als Droge (Rosae flos) finden die vor dem völligen Aufblühen gesammelten, getrockneten Kronblätter von *Rosa gallica* Linné, *Rosa centifolia* Linné und deren Varietäten Verwendung.

Inhaltsstoffe: Die Rosenblüten enthalten 10–25% Catechingerbstoffe.

Pharmakologische Eigenschaften: Die Droge besitzt aufgrund des Gerbstoffgehaltes adstringierende Wirkungen.

Klinische Studien: Klinische Studien liegen nicht vor.

Nebenwirkungen: Nicht bekannt.

Wechselwirkungen mit anderen Arzneimitteln: Nicht bekannt.

Gegenanzeigen: Keine.

Anwendung: Rosenblätter-Aufgüsse aus 1 Eßlöffel zerkleinerter Droge und 1 Tasse kochendem Wasser (10 Minuten ziehen lassen) finden bei leichten Entzündungen der Mund- und Rachenschleimhaut Verwendung. *Tagesdosis:* 1–2 g Droge.

Zur Selbstmedikation ohne Einschränkungen geeignet.
Fertigarzneimittel sind nicht verfügbar.
Kombinationen mit anderen Gerbstoffdrogen sind sinnvoll.

▲ **SALBEI** *(Salvia triloba)* (Übersicht bei Brieskorn, 1991)

Botanik: Der Salbei (*Salvia triloba* Linné; Lamiaceae) ist ein bis zu 70 cm hoch wachsender Halbstrauch mit am Grunde verholzenden Stengeln. Die stark verzweigten Äste haben eine graubraune, abschuppende Borke, die jungen Triebe sind filzig behaart. Die lanzettlichen und mit einem schwach gekerbten Rand versehenen Blätter stehen gegenständig und besitzen eine runzelige Blattspreite. Die jüngeren Blätter sind filzig behaart. Die hellvioletten Blüten mit helmartiger Oberlippe und 2 Staubgefäßen bilden endständige Scheinquirle. Die Frucht ist ein Nüßchen. *Blütezeit:* Mai bis Juli. *Vorkommen:* Der Salbei ist heimisch im Mittelmeergebiet, besonders in Dalmatien, Italien und Griechenland. Er wird in Deutschland, Frankreich und Ungarn kultiviert.

Droge: Als Droge (Salviae trilobae folium) werden die frischen oder getrockneten Laubblätter von *Salvia triloba* Linné verwendet.

Inhaltsstoffe: Die Blätter des Salbeis enthalten ca. 1,8% ätherisches Öl mit α,β-Thujon, 1,8-Cineol, (+)-Campher, Borneol und Bornylacetat. Das ätherische Öl von Salvia triloba enthält nur wenig Thujon, dagegen viel Cineol. Weitere Inhaltsstoffe sind Triterpensäuren (Ursol- und Oleanolsäure), Flavonoide (Apigenin, Kaempferol, Luteolin, Cirsimaritin), Gerbstoffe (Rosmarinsäure) und Salvigenin (5-Hydroxy-6,7,4′-trimethoxy-flavon) sowie Carnosolsäure und dessen Oxidationsprodukt Carnosol.

Pharmakologische Eigenschaften: Zubereitungen aus Salbeiblättern wirken aufgrund ihres Gehaltes an Thujon, 1,8-Cineol, Campher, Carnosolsäure (Salvin), Carnosol und dem Flavonoid Cirsimaritin antibakteriell. Das ätherische Öl wirkt antiseptisch und entzündungshemmend. An der entzündungshemmenden Wirkung ist auch die Gerbsäure beteiligt (Brieskorn, 1991).

Klinische Studien: Klinische Studien liegen nicht vor, die Anwendung erfolgt auf der Basis der pharmakologischen Eigenschaften der Inhaltsstoffe.

Nebenwirkungen: Nach längerdauernder Einnahme von alkoholischen Salbeiextrakten sowie des reinen ätherischen Öles ist das Auftreten epileptiformer Krämpfe beschrieben worden. Bei topischer Anwendung sind keine Nebenwirkungen bekannt.

Wechselwirkungen mit anderen Arzneimitteln: Nicht bekannt.

Gegenanzeigen: Schwangerschaft bei Einnahme der alkoholischen Salbeiextrakte und des reinen ätherischen Öls.

Anwendung: Bei Entzündungen der Mund- und Rachenschleimhaut wird mit einem Aufguß von 2,5 g Droge oder 2–3 Tropfen ätherischen Öls oder von 5 g alkoholischem Aufguß auf eine Tasse Wasser mehrmals täglich gegurgelt oder ein unverdünnter alkoholischer Auszug (1:1) mehrmals täglich auf die entzündeten Schleimhautstellen aufgetragen.

Zur Selbstmedikation ohne Einschränkungen geeignet.
Kombinationen mit anderen Gerbstoffdrogen sind sinnvoll.

▲ SCHLEHDORN *(Prunus spinosa)*

Botanik: Der Schlehdorn (*Prunus spinosa* Linné; Rosaceae) ist ein dorniger, bis 2 m hoch wachsender Strauch oder Baum mit weitkriechenden, Laubsprossen treibenden Wurzeln. Die anfangs samtigen Zweige verdornen meist vollständig, die gestielten Blätter sind wechselständig und oval. Die zahlreichen weißen, 5zähligen Blüten stehen einzeln an Kurztrieben und erscheinen meist vor den Blättern. Die dunkelblaue, meist bereifte, kugelige Frucht ist eine Steinfrucht mit grünem Fruchtfleisch. *Blütezeit:* April bis Mai. *Vorkommen:* Der Schlehdorn ist in Mitteleuropa, Vorderasien, Nordafrika und Nordamerika heimisch und wächst in Gebüschen, lichten, warmen Wäldern und an sonnigen Hängen.

Droge: Als Droge (Pruni spinosae fructus) dienen die frischen oder getrockneten reifen Früchte von *Prunus spinosa* Linné.

Inhaltsstoffe: Die Schlehdornfrüchte enthalten Gerbstoffe.

Pharmakologische Eigenschaften: Die Gerbstoffe der Droge bedingen ihre adstringierende Wirkung an Schleimhäuten.

Klinische Studien: Klinische Studien liegen nicht vor.

Nebenwirkungen: Nicht bekannt.
Wechselwirkungen mit anderen Arzneimitteln: Nicht bekannt.
Gegenanzeigen: Keine.

Anwendung: Zur Behandlung von Entzündungen der Schleimhäute im Mund- und Rachenbereich wird mit einem Aufguß aus 1–2 Teelöffeln zerkleinerter Droge mit 1 Tasse kochendem Wasser (10 Minuten ziehen lassen) mehrmals täglich gegurgelt. *Tagesdosis:* 2–4 g Droge.

Zur Selbstmedikation ohne Einschränkungen geeignet.
Keine Fertigarzneimittel verfügbar.
Kombinationen mit anderen Gerbstoffdrogen sind sinnvoll.

▲ SPITZWEGERICH *(Plantago lanceolata)*

Siehe unter Mucilaginosa (S. 68).

▲ SYZYGIUM *(Syzygium cumini)*

Botanik: Syzygium (*Syzygium cumini* [L.] Skeels; Myrtaceae) ist ein immergrüner, bis 15 m hoher Baum mit gegenständigen, länglich eiförmigen Blättern und weißen oder roten, in Trugdolden stehenden Blüten und nußgroßen roten Früchten. *Vorkommen:* *Syzygium cumini* ist heimisch in Ostindien und Malaysia und wird auf Mauritius und Westindien kultiviert.

Droge: Als Droge (Syzygii cumini cortex) wird die getrocknete Rinde der Stämme von *Syzygium cumini* [L.] Skeels (Syn.: *Syzygium jambolana* [Lam.] de Candolle) verwendet.

Inhaltsstoffe: Syzygiumrinde enthält Gerbstoffe und Triterpensäuren.

Pharmakologische Eigenschaften: Aufgrund des Gerbstoffgehaltes wirkt Syzygiumrinde adstringierend.

Klinische Studien: Klinische Studien liegen nicht vor.

Nebenwirkungen: Nicht bekannt.
Wechselwirkungen mit anderen Arzneimitteln: Nicht bekannt.
Gegenanzeigen: Keine.

Anwendung: Zur Behandlung von Entzündungen der Mund- und Rachenschleimhaut wird mehrmals täglich mit einem Aufguß aus 1 Teelöffel feingeschnittener Droge mit heißem Wasser (15 Minuten ziehen lassen) gegurgelt.

Zur Selbstmedikation ohne Einschränkung geeignet.
Fertigpräparate zur äußeren Anwendung sind nicht verfügbar.
Kombinationen mit anderen Gerbstoffdrogen sind sinnvoll.

▲ **TAUBNESSEL** *(Lamium album)*

Allgemeine Angaben zur Weißen Taubnessel s. S. 69.

Pharmakologische Eigenschaften: Aufgrund ihres Gehaltes an Gerbstoffen besitzt die Droge adstringierende Wirkung.

Klinische Studien: Klinische Studien liegen nicht vor. Die Anwendung erfolgt aufgrund des Gehaltes an Gerbstoffdrogen und deren adstringierender Wirkung.

Nebenwirkungen: Nicht bekannt.
Wechselwirkungen mit anderen Arzneimitteln: Nicht bekannt.
Gegenanzeigen: Keine.

Anwendung: Zur Behandlung leichter Entzündungen der Mund- und Rachenschleimhaut wird mehrmals täglich mit einem Aufguß aus 2 Teelöffeln feingeschnittener Droge mit 1 Tasse kochend heißem Wassser (10 Minuten ziehen lassen) gegurgelt oder gespült.

Zur Selbstmedikation ohne Einschränkung geeignet.
Fertigarzneimittel zur äußeren Anwendung sind nicht verfügbar.
Eine Kombination mit anderen Gerbstoffdrogen ist sinnvoll.

▲ **TORMENTILL** *(Potentilla erecta)*

Botanik: Der Tormentill (Blutwurz; *Potentilla erecta* [Linné] Raeuschel; Rosaceae) ist eine ausdauernde, bis 30 cm hoch werdende Pflanze mit bogig aufsteigenden oder niederliegenden runden Stengeln, die sich aus einer Rosette von 5 gestielten, 3zähligen Grundblättern im Frühjahr entwickeln. Die sitzenden oder kurz gestielten Stengelblätter sind 3teilig gefingert. Die gelben, bis 1 cm breiten, 4zähligen Blüten sitzen an langen Stielen. Der frisch gegrabene, fingerdicke, schwarzbraune Wurzelstock färbt sich an Schnitt- und Bruchstellen blutrot. *Blütezeit:* Mai bis August. *Vorkommen:* Die Pflanze ist in Europa, Westsibirien und Vorderasien heimisch. Sie wächst auf Sand- und Torfböden, an sonnigen Böschungen und Abhängen.

Droge: Als Droge (Tormentilla rhizoma) dient das von Wurzeln befreite und getrocknete Rhizom von *Potentilla erecta* (Linné) Raeuschel (Syn.: *Potentilla tormentilla* Necker).

Inhaltsstoffe: Der Wurzelstock der Blutwurz enthält 15–20% Catechingerbstoffe (Tormentillgerbsäure und Tormentillrot), Catechintrimere, Ellagsäure und 2% hydrolysierbare Gerbstoffe (u. a. 1% dimeres Ellatannin Agrimonin), die Triterpene Chinova- und Tormentillsäure und das Glucosid Tormentosid.

Pharmakologische Eigenschaften: Aufgrund seines Gerbstoffgehalts besitzt Tormentillwurzel adstringierende Wirkung.

Klinische Studien: Klinische Studien liegen nicht vor.

Nebenwirkungen: Aufgrund des hohen Gerbstoffgehaltes können bei empfindlichen Patienten Magenbeschwerden auftreten.
Wechselwirkungen mit anderen Arzneimitteln: Nicht bekannt.
Gegenanzeigen: Keine.

Anwendung: Zur Behandlung von Entzündungen der Mund- und Rachenschleimhaut wird mehrmals täglich mit 10–20 Tropfen Tinktur (1:10) auf ein Glas Wasser gespült.

Zur Selbstmedikation ohne Einschränkungen geeignet.
Fertigpräparate zur äußeren Anwendung sind nicht verfügbar.
Kombinationen mit anderen Gerbstoffdrogen sind sinnvoll.

- **Ätherisch-Öl-Drogen**

Die Mehrzahl der zur Förderung der Expektoration verwendeten Ätherisch-Öl-Drogen besitzen auch ausgeprägte entzündungshemmende Eigenschaften (s. unter Drogen mit expektorierender Wirkung s. S. 70).

▲ **GEWÜRZNELKENBAUM** *(Syzygium aromaticum)*

Botanik: Der Gewürznelkenbaum (*Syzygium aromaticum* (L.) Merrill et L. M. Perry (Syn.: *Jambosa caryophyllus* [Sprengel] Niedenzu und *Eugenia caryophyllata* Thunberg); Myrtaceae) ist ein immergrüner, bis 20 m hoch werdender Baum mit in der Jugend pyramidenförmiger Baumkrone und später stärker gespreizten und z. T. herabhängenden Zweigen. Er besitzt gegenständige, längliche, ledrige und ganzrandige Blätter. Die radiären Blüten bilden endständige Rispen. Die Frucht ist eine Steinfrucht. *Vorkommen:* Der Gewürznelkenbaum ist heimisch in Sansibar, Pemba, Madagaskar und auf den Molukken. Er wird in Madagaskar, Sansibar, Indonesien, Sri Lanka und in den Ländern des tropischen Amerikas angebaut.

Droge: Als Droge (Caryophylli flos) finden die von Hand gepflückten und getrockneten Blütenknospen von *Syzygium aromaticum* (L.) Merrill et L. M. Perry (Syn.: *Jambosa caryophyllus* [Sprengel] Niedenzu und *Eugenia caryophyllata* Thunberg) bzw. das daraus durch Wasserdampfdestillation gewonnene Nelkenöl Verwendung.

Inhaltsstoffe: Die getrockneten Nelkenblüten enthalten mindestens 15% ätherisches Öl mit 80–88% Eugenol (4-Allyl-2-methoxyphenol), 10–15% Aceteugenol, 5–12% α- und β-Caryophyllen und Caryophyllenepoxid. Die für den charakteristischen Geruch des Nelkenöls verantwortliche Verbindung ist Methylheptyl-keton. Weitere Inhaltsstoffe sind Oleanolsäure, Gallusgerbstoffe und Phytosterole.

Pharmakologische Eigenschaften (Übersicht bei Deininger, 1991) : Das ätherische Öl wirkt antiseptisch, bakterizid, fungizid und virustatisch. Es besitzt lokalanästhetische und spasmolytische Wirkungen. Die entzündungshemmende Wirkung von Nelkenöl steht offensichtlich im Zusammenhang mit der Hemmung der Prostaglandinbiosynthese (Misra et al., 1978).

Klinische Studien: Kontrollierte klinische Studien liegen nicht vor, die Anwendung erfolgt auf der Basis der pharmakologischen Eigenschaften von Nelkenöl.

Nebenwirkungen: Konzentriertes ätherisches Öl kann Schleimhautreizungen hervorrufen.

Wechselwirkungen mit anderen Arzneimitteln: Nicht bekannt.

Gegenanzeigen: Keine.

Anwendung: Zur Behandlung von Entzündungen im Mund- und Rachenbereich wird mit einer 1–5%igen wäßrigen Lösung des ätherischen Öls mehrmals täglich gespült bzw. gegurgelt.

Zur Selbstmedikation ohne Einschränkungen geeignet.

▲ KAMILLE *(Chamomilla recutita)*

Botanik: Die Echte Kamille (*Chamomilla recutita* [L.] Rauschert; Asteraceae) ist eine einjährige Pflanze mit bis 80 cm langen Stengeln, die zwei- bis dreifach gefiederte Blätter tragen. Die an den Enden der verzweigten Sproßspitzen sitzenden Blütenköpfchen bestehen aus einem Kranz weißer Strahlenblüten, die die ca. 400–500 röhrenförmigen Scheibenblüten umgeben. Charakteristisch für die Echte Kamille ist der hohle Blütenboden. *Blütezeit:* Mai bis Juli/August. *Vorkommen:* Die Echte Kamille ist über ganz Europa und weite Teile Asiens verbreitet und wird in Deutschland, Tschechien, den Balkanländern, Ägypten, Spanien und Argentinien kultiviert. Sie wächst auf Äckern, Schuttplätzen, Brachland, an Wegrainen und in Getreidefeldern.

Droge: Als Droge (Matricariae flos) werden die frischen oder getrockneten Blütenköpfchen von *Matricaria recutita* Linné (Syn.: *Chamomilla recutita* [L.] Rauschert) verwendet.

Inhaltsstoffe: Die Röhrenblüten enthalten ca. 65%, die Blütenböden ca. 25% und die Zungenblüten ca. 10% ätherisches Öl. Das in der Pflanze enthaltene farblose Proazulen (Matrizin) wandelt sich im Verlauf der Wasserdampfdestillation des ätherischen Öls unter Abspaltung von Wasser, Essigsäure und CO_2 in das blau bis blaugrün gefärbte Chamazulen um. Die Farbe des ätherischen Kamillenöls ist ein Indikator für den Gehalt an Azulen. Öle mit hohem Azulengehalt sind tiefblau, solche mit niedrigem Azulengehalt blaugrün bis grün gefärbt. Eine nachträgliche Grünfärbung des blauen, azulenhaltigen Öls ist ein Zeichen für die Zersetzung von Azulen unter der Einwirkung von Luftsauerstoff. Weitere Inhaltsstoffe des ätherischen Öls sind 10–25% (–)-α-Bisabolol, (–)-α-Bisabololoxid A, B und C, sowie cis(trans)-En-in-Dicycloäther, β-Farnesen, die Cumarine Umbelliferon und Herniarin, methoxylierte Flavone und Flavonole. Kamillentee und alkoholische Kamillenblütenextrakte enthalten vor allem Flavonglykoside (Apigenin-, Luteolin-, Patulein-7-glykoside) und Schleimstoffe.

Pharmakologische Eigenschaften (Übersicht bei Carle und Isaac, 1987; Schilcher, 1987): Die antiphlogistische Wirkung von Chamazulen wurde in verschiedenen tierexperimentellen Modellen (UV-induziertes Lichterythem beim Meerschweinchen, Granulombeuteltest, Rattenpfotentest nach Selye, thermische Schädigung des Rattenschwanzes) nachgewiesen. Als Wirkungsmechanismus wird eine Hemmung der Serotonin- und Histamin-Freisetzung, eine gegen Histamin und Hyaluronidase gerichtete Wirkung sowie eine Reduzierung der Gefäßpermeabilität diskutiert. Vergleichende Untersuchungen ergaben für das genuin in der Kamille vorhandene Matricin die gleiche antiphlogistische Wirkung wie die von Chamazulen. Am Carrageenin-Ödem der Rattenpfote ergab sich für Matricin sogar eine signifikant stärkere Wirkung als für Chamazulen. Die entzündungshemmende Wirkung des (−)-α-Bisabolols übertrifft die des Chamazulens und die des Guajazulens. (−)-α-Bisabolol besitzt weiter eine granulationsfördernde und epithelisierungsfördernde Wirkung, hemmt die Bildung von Mucopolysacchariden in Fibroblastenkulturen in gleicher Weise wie Phenylbutazon und weist in verschiedenen tierexperimentellen Modellen eine schleimhautprotektive Wirkung auf. Eine antiphlogistische Wirkung wurde auch für die Kamillenflavone nachgewiesen. Dem En-in-Dicycloäther dürfte aufgrund seiner außerordentlichen Instabilität nur ein geringer Anteil an der Gesamtwirkung der Kamille zukommen.

Klinische Studien: Zur Wirksamkeit von Kamillen-Zubereitungen im Bereich der Mund- und Rachenschleimhaut liegen zahlreiche Erfahrungsberichte vor (Übersicht bei Schilcher, 1988).

Nebenwirkungen: Nicht bekannt.
Wechselwirkungen mit anderen Arzneimitteln: Nicht bekannt.
Gegenanzeigen: Keine.

Anwendung: Kamillenblüten werden in Form eines Aufgusses von 1 Eßlöffel Kamillenblüten mit 1 Tasse heißem Wasser zur Spülung im Mund- und Rachenbereich verwendet. Aufgüsse von Kamillenblüten eignen sich auch zur Inhalation bei Katarrhen der Atemwege.

Zur Selbstmedikation ohne Einschränkungen geeignet.
Kombinationen mit anderen entzündungshemmenden Drogen sind sinnvoll.

▲ MYRRHENSTRAUCH *(Commiphora molmol)*

Botanik: Commiphora (Commiphora molmol Engler; Burseraceae) ist ein kleiner, mit Dornen besetzter Baum oder Strauch. *Vorkommen:* Der Baum ist heimisch in Somalia und im Jemen.

Droge: Die Droge (Myrrha) besteht aus dem aus der Rinde von *Commiphora molmol* Engler und anderen *Commiphora*-Arten ausgetretenen und an der Luft getrockneten Gummiharz.

Inhaltsstoffe: Die Myrrhe enthält 6–7% ätherisches Öl mit den Monoterpenen α-Pinen, Sesquiterpenalkoholen und Furanosesquiterpenlactonen vom Germacren-, Eleman-, Eudesman- und Guajantyp, 25–40% Harz (u. a. die Harzsäuren α-, β- und γ-Commiphorsäure) und 50–60% Rohschleim aus Aarabinose, Galactose, 4-O-Methylglucuronsäure und Aldobiuronsäure.

Pharmakologische Eigenschaften: Die Inhaltsstoffe des ätherischen Öls besitzen adstringierende, desinfizierende und granulationsfördernde Wirkungen.
Klinische Studien: Klinische Studien liegen nicht vor. Die Anwendung erfolgt auf der Basis der pharmakologischen Eigenschaften und der therapeutischen Erfahrung.
Nebenwirkungen: Nicht bekannt.
Wechselwirkungen mit anderen Arzneimitteln: Nicht bekannt.
Gegenanzeigen: Keine.

Anwendung: Zur Behandlung von Schleimhautentzündungen im Mund- und Rachenbereich wird Myrrhe ausschließlich in Form der Myrrhen-Tinktur verwendet. Die Schleimhautläsionen werden 2–3mal täglich mit der unverdünnten Tinktur (1:5) betupft oder mit einer Lösung von 5–10 Tropfen Tinktur auf ein Glas Wasser gespült bzw. gegurgelt.
Zur Selbstmedikation ohne Einschränkungen geeignet.
Kombinationen mit anderen adstringierend wirkenden Mitteln sind sinnvoll.

3.3.2.3 Phytopharmaka zur adjuvanten Therapie

- **Diaphoretisch wirkende Drogen**

Bei grippalen Infekten sind Temperaturen über 37,5 °C außerordentlich selten. Tritt jedoch im Einzelfall Fieber auf, so sind neben dem Anlegen von Wadenwickeln diaphoretische Maßnahmen zu empfehlen. Schwitzkuren sollten jedoch nur dann durchgeführt werden, wenn der Kreislauf stabil ist. Verwendung finden Tees aus Holunder- und Lindenblüten. Die für die schweißtreibende Wirkung verantwortlichen Verbindungen sind bisher unbekannt.

▲ **HOLUNDER** *(Sambucus nigra)*, s. S. 76.

▲ **LINDE** *(Tilia platyphyllos, Tilia cordata)*

Botanik: Die Sommerlinde (*Tilia platyphyllos* Scopuli; Tiliaceae) ist ein bis 30 m hoch werdender Baum mit dunkelbraunen Ästen und behaarten Trieben. Die herzförmigen, gestielten, beidseitig grünen Blätter sind auf der Oberseite kurz, auf der Unterseite in den Nervenwinkeln weißbärtig behaart. Aus den Blattachseln wachsen gestielte Blütenstände mit einem häutigen, zungenförmigen Hochblatt. Die radiären, 5zähligen Blüten besitzen zahlreiche Staubblätter. Die Frucht ist eine filzige, rundliche, holzige Achäne. *Blütezeit:* Juni.
Die Winterlinde (*Tilia cordata* Miller; Tiliaceae) wird bis 25 m hoch und besitzt eine breite, rundliche Krone. Die herzförmigen, spitz gezähnten Blätter sind fast unbehaart, auf der Oberseite matt dunkelgrün, auf der Unterseite blaugrün und in den Nervenwinkeln braunbärtig behaart. Die der Sommerlinde entsprechenden Blütenstände bestehen aus 3 bis 16 Blüten. Die Frucht ist eine einsamige Achäne, die deutlich kleiner ist als die der Sommerlinde. *Blütezeit:* Juni bis Juli.
Vorkommen: Sommer- und Winterlinde sind in ganz Europa heimisch und wachsen alleinstehend in lichten Wäldern.

Droge: Als Droge (Tiliae flos) finden die getrockneten Blütenstände von *Tilia cordata* Miller und/oder *Tilia platyphyllos* Scopuli Verwendung.

Inhaltsstoffe: Lindenblüten enthalten die Flavonolglykoside Quercitrin, Isoquercitrin, Astralgin sowie andere Quercetin- und Kämpferol-O-diglykoside. Weitere Inhaltsstoffe sind ca. 0,02% ätherisches Öl, das cyanogene Sambunigrin, Gerbstoffe und Schleim.

Pharmakologische Eigenschaften: Aufgrund ihres Gerbstoff- und Schleimgehaltes besitzt die Droge expektorierende und reizlindernde Eigenschaften. Die diaphoretischen Eigenschaften werden auf die Flavonoide zurückgeführt.

Klinische Studien: Klinische Studien liegen nicht vor. Die Anwendung erfolgt auf der Basis der pharmakologischen Eigenschaften der Inhaltsstoffe.

Nebenwirkungen: Nicht bekannt.
Wechselwirkungen mit anderen Arzneimitteln: Nicht bekannt.
Gegenanzeigen: Keine.

Anwendung: Lindenblütentee wird zur Diaphoreseförderung mehrmals täglich heiß getrunken. *Tagesdosis:* 2–4 g Droge. Lindenblütentee findet darüber hinaus bei Katarrhen der Atemwege und zur Linderung der Beschwerden bei trockenem Reizhusten Verwendung.

Zur Selbstmedikation ohne Einschränkungen geeignet.

- **Vitamin C in hoher Dosierung anwenden?**

Seit Linus Pauling in seinem Buch „Vitamin C and the common cold" die Ascorbinsäure als gutes Prophylaktikum gegen Grippe und Erkältung propagiert hat, steigt der Vitamin-C-Verbrauch während der typischen Erkältungszeiten im Herbst und Winter sprunghaft an. Da das wasserlösliche Vitamin jedoch nicht in größeren Mengen gespeichert werden kann und durch die Niere ausgeschieden wird, sobald Gewebesättigung erreicht ist, erscheint die prophylaktische Einnahme von Vitamin C in Gramm-Mengen sinnlos. Wohl aber sind Ascorbinsäuregaben in Dosen von 2–3 g/die bei einer manifesten Erkältung indiziert. Dem liegen Befunde zugrunde, wonach die Ascorbinsäurespiegel mit dem Auftreten von Erkältungssymptomen wie Husten und Schnupfen zunächst in den Leukozyten und nachfolgend in anderen Geweben absinken. Zu diesem Zeitpunkt ist es angebracht, die unphysiologisch niedrigen Gewebespiegel wieder aufzufüllen. Dies geschieht nach den Regeln des Massenwirkungsgesetzes mit entsprechend hohen Dosen von Ascorbinsäure.

- **Immunstimulierende Phytopharmaka als Begleitmedikation bei Erkältungskrankheiten**

Die bisher zur Prophylaxe und Therapie leichterer Infekte am häufigsten eingesetzten Präparate enthalten die oberirdischen Teile und Wurzeln von *Echinacea purpurea*. Kombinationspräparate enthalten neben Echinacea Zubereitungen aus den Blättern des Lebensbaumes *(Thuja occidentalis)*, Blättern und Wurzeln des wilden Indigos *(Baptisia tinctoria)*, die Blüten der Ringelblume *(Calendula officinalis)* und die Wurzeln der Taigawurzel *(Eleutherococcus senticosus)*. Angaben zu den genannten Arzneipflanzen und den daraus gewonnenen Drogen siehe im Kapitel „Störungen der Immunfunktion".

Klinische Studien: Klinische Studien bei Atemwegserkrankungen sind insbesondere mit Zubereitungen aus *Echinacea purpurea* sowie aus Kombinationen von

Echinacea purpurea mit anderen immunmodulierenden Drogen durchgeführt worden.
Kokoschinegg (zit. bei Bauer, 1993) wies in einer vergleichenden multizentrischen Doppelblindstudie mit *Echinacea*-Preßsaft und einer alkoholischen Tinktur aus *E.-purpurea*-Kraut und -Wurzeln (Echinaforce®) bei 154 Grippepatienten nach, daß beide Zubereitungen in einer Dosierung von 3mal 30 Tropfen täglich die Krankheitsdauer und die Symptomabklingzeit mit $p < 0,05$ signifikant verkürzten.
Zahlreiche Untersuchungen liegen mit der Kombination aus *Echinacea, Baptisia* und *Thuja* (Esberitox®) u. a. bei akuten und chronischen Atemwegsinfektionen (Blunck, 1983; Forth und Beuscher, 1981; Helbig, 1961; Vorberg, 1984) sowie bei schweren bakteriellen Infekten wie Bronchitis, Angina, Pharyngitis, Otitis, Sinusitis und Laryngitis als Begleittherapie zu einer Antibiotikatherapie vor (Blumenröder, 1981; Freitag und Stammwitz, 1983; Stolze und Forth, 1983; Zimmer, 1985).

3.4 Herz-Kreislauf-System

3.4.1 Herzinsuffizienz
3.4.1.1 Pathophysiologische Grundlagen

Die Herzinsuffizienz stellt eines der bedeutendsten Probleme der Kardiologie dar. Die Zahl der weltweit an diesem Syndrom leidenden Patienten wird auf etwa 15 Millionen geschätzt. Da bekanntlich vom 30. Lebensjahr an die Leistung des Herz-Kreislauf-Systems pro Jahr um ca. 10% abnimmt, steigt die Häufigkeit der Herzinsuffizienz mit zunehmendem Alter (Abb. 5). Sowohl bei hospitalisierten Patienten über 65 Jahren als auch bei Patienten in der Praxis des niedergelassenen Arztes ist die Herzinsuffizienz die am häufigsten gestellte Diagnose.

Unter Herzinsuffizienz versteht man einen Zustand, in dem das Herz nicht mehr in der Lage ist, den Organismus ausreichend mit Blut zu versorgen. Bei der Globalinsuffizienz sind beide Herzkammern betroffen, bei der Links- bzw. Rechtsherzinsuffizienz überwiegt die Insuffizienz der linken bzw. rechten Herzkammer. Die eingeschränkte Förderleistung des ganzen Herzens oder der betroffenen Herzkammern führt je nach Schweregrad unter Belastung oder auch schon unter Ruhebedingungen zu einer Abnahme des Herzminutenvolumens. Jedoch

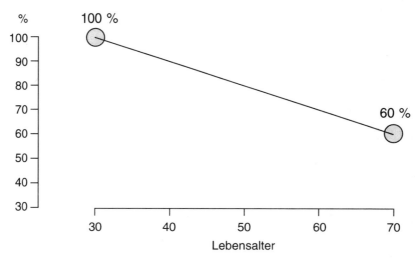

Abb. 5. Abnahme der Leistungsfähigkeit des Herz-Kreislauf-Systems mit dem Alter (vom 30. Lebensjahr an jährlich um etwa 1%).

3.4 Herz-Kreislauf-System

kann auch bei normalen oder erhöhten Absolutwerten des Herzminutenvolumens eine Herzinsuffizienz vorliegen, wenn das Herz nicht in der Lage ist, den Bedarf in den dem Herzen nachgeschalteten Kreislaufabschnitten zu decken. In gleichem Maße, wie die Durchblutung in den Organen abnimmt, nimmt die O_2-Ausschöpfung des Blutes zu (Abb. 6).
Die entscheidende Ursache der eingeschränkten Förderleistung des Herzens ist die Abnahme der Kontraktilität des Herzmuskels.
An der Entstehung der Herzinsuffizienz, besonders im Alter, ist eine große Anzahl ätiologischer Faktoren beteiligt, wie z. B. die koronare Herzkrankheit, die arterielle Hypertonie, Kardiomyopathien sowie Mitral- und Aortenvitien.
Bei beginnender Herzinsuffizienz versucht der Organismus, die Einschränkung der Förderleistung des Herzens zu kompensieren, beispielsweise durch Anpassung der Herzgröße an die Druck- und Volumenbelastung, durch Erhöhung der Serumspiegel an den Neutrotransmitter-Substanzen Dopamin, Noradrenalin und Adrenalin oder durch eine Aktivierung des Renin-Angiotensin-Aldosteron-Systems. Langfristig kommt es jedoch infolge dieser Kompensationsreaktionen zu einer Verstärkung der Herzinsuffizienz.

Nach den von der New York Heart Association definierten Kriterien wird die Herzinsuffizienz je nach Schweregrad in 4 Stadien eingeteilt.

Stadium I: Völlige Beschwerdefreiheit bei normaler körperlicher Belastung.
Stadium II: Leichte Einschränkung der körperlichen Belastbarkeit; Beschwerdefreiheit in Ruhe und bei leichter körperlicher Belastung.
Stadium III: Starke Einschränkung der Belastbarkeit; Beschwerdefreiheit in Ruhe, Beschwerden schon bei leichter körperlicher Belastung.
Stadium IV: In Ruhe und bei jeder körperlichen Tätigkeit Beschwerden.

Zum Stadium I ist kritisch anzumerken, daß es kaum gelingen dürfte, die durch die New York Heart Association definierten Beschwerden eindeutig einer nachlassenden Funktion des Herzens zuzuordnen, da Beschwerden unter starker körperlicher Belastung durch zahlreiche andere Faktoren verursacht werden können, wie Übergewicht, mangelndes körperliches Training usw.

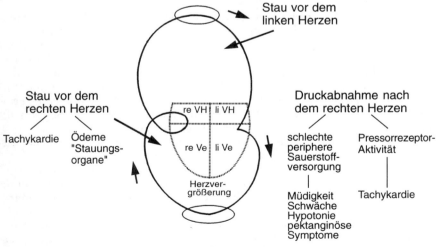

Abb. 6. Pathomechanismus der Herzinsuffizienz.

3.4.1.2 Arzneipflanzen und Drogen

Bis vor etwa 10 Jahren boten einzig und allein Diuretika und Digitalisglykoside eine Möglichkeit zur erfolgreichen Behandlung der Herzinsuffizienz. Heute wird zur Therapie insbesondere der chronischen Herzinsuffizienz die Kombination von Diuretika mit Vasodilatatoren vom Typ der Angiotensin-Converting-Enzym-Inhibitoren (ACE-Hemmer) eingesetzt. Daneben spielen auch pflanzliche Kardiaka in Form von Herzglykosid- oder Procyanidin/Flavonoid-Drogen in der Behandlung der Herzinsuffizienz eine bedeutende Rolle.

Die Art der zur Behandlung der Herzinsuffizienz eingesetzten Arzneimittel richtet sich nach dem Stadium der Erkrankung.

Während in den Stadien III und IV Digitalisglykoside als isolierte Wirkstoffe mit begleitender Therapie durch Diuretika bzw. durch Diuretika, Vasodilatatoren, positiv inotrope Substanzen und ACE-Hemmer indiziert sind, werden bei den leichteren Formen der Herzinsuffizienz Herzglykosidextrakte aus anderen Arzneipflanzen, sogenannte Digitaloide und Weißdornextrakte eingesetzt.

Entsprechend der Definition der pflanzlichen Arzneimittel als galenische Zubereitungen aus ganzen Pflanzen, Pflanzenteilen oder Extrakten aus Pflanzen bzw. Pflanzenteilen sind isolierte Reinstoffe aus Pflanzen, wie beispielsweise Digoxin, Digitoxin und andere Glykoside, nur bedingt als Phytopharmaka anzusehen. Allerdings enthalten auch die sogenannten „Reinglykoside", wie sie zur Behandlung der Herzinsuffizienz eingesetzt werden, noch etwa 5% Begleitstoffe, die sich ganz wesentlich auf die Resorption der Herzglykoside auswirken, d. h. diese verbessern (Wichtl, 1990). Der entscheidende Unterschied zwischen den einzelnen Herzglykosiden liegt in den pharmakokinetischen Daten, wie Resorptionsquote, Proteinbindung, Halbwertszeit, Abklingquote und Eliminationswege (Loew und Loew, 1994).

Zur Selbstmedikation der beginnenden Herzinsuffizienz und des sogenannten „Altersherzen" eignen sich Zubereitungen aus Digitaloiddrogen und nichtglykosidischen Herzdrogen.

- **Kombinationen aus Digitaloiddrogen** (Übersicht bei Reuter, 1991)

Monoextrakte aus Herzglykosiddrogen dienen zur Herstellung von Extraktkombinationen, beispielsweise die auf bestimmte Herzglykoside standardisierten Pflanzenauszüge aus *Digitalis purpurea, Convallaria majalis, Nerium oleander, Adonis vernalis, Urginea maritima* und *Helleborus niger* (Nieswurz, Christrose). Etwa 90% der in der Roten Liste aufgeführten Digitaloidkombinationen enthalten Maiglöckchenextrakte. Im Gegensatz zu Reinglykosiden zeichnen sich standardisierte Gesamtextrakte durch eine größere therapeutische Breite und eine geringere Nebenwirkungsrate aus, so daß sie bedingt zur (arztgestützten) Selbstmedikation der beginnenden Herzinsuffizienz eingesetzt werden können.

Einen zusätzlichen diuretischen Effekt üben die Inhaltsstoffe von *Convallaria majalis, Adonis vernalis, Helleborus niger* und *Nerium oleander* aus.

Mit Kombinationspräparaten aus Digitaloiden werden klinisch bedeutsame Therapieergebnisse erzielt, wie eine Zunahme des Auswurfvolumens, eine Abnahme des linksventrikulären, enddiastolischen Volumens und der Füllung des Niederdrucksystems, eine Rücksteuerung neurovaskulärer Kompensationsmechanismen, z. B. der Vasokonstriktion, eine Besserung der subjektiven Beschwerden, der Leistungsfähigkeit und der Belastbarkeit und schließlich eine Prognoseverbesserung.

Besonders häufig sind Kombinationen der Extrakte aus Adoniskraut, Convallariakraut und Bulbus scillae.

▲ ADONISRÖSCHEN *(Adonis vernalis)*

Botanik: Das Adonisröschen (*Adonis vernalis* Linné; Ranunculaceae) ist eine ausdauernde, 15–30 cm hohe Pflanze. Aus einem kräftigen Wurzelstock entspringen mehrere aufrechte, runde Stengel, mit zahlreichen drei- bis vierfach gefiederten Blättern. Am Ende der Stengel sitzt eine große, goldgelbe Blüte. *Adonis vernalis* steht unter Naturschutz! *Blütezeit:* April bis Mai. *Ernte:* während der Blütezeit. *Vorkommen:* in Ost- und Südeuropa, in Deutschland nur noch an wenigen Stellen auf kalkhaltigen sonnigen Böden.

Droge: Adonidis herba besteht aus den zur Blütezeit gesammelten und getrockneten oberirdischen Teilen von *Adonis vernalis* Linné sowie deren Zubereitungen.

Inhaltsstoffe: Zur Erntezeit enthält das Kraut ca. 0,25% Gesamtglykoside vom Cardenolidtyp mit Adonitoxol (3-O-L-Rhamnosid des Adonitoxigenols) und 0,07% Adonitoxin (3-O-L-Rhamnosid des Adonitoxigenins). Adonitoxin ist mit Convallatoxin isomer, Adonitoxigenin (Cymarin) mit k-Strophantidin. Nebenglykoside sind Acetyladonitoxin, Glykoside des k-Strophanthidins 16-Hydroxystrophanthidin und ca. 20 weitere Glykoside.

Pharmakologische Eigenschaften: Adonisglykoside werden ähnlich schlecht resorbiert wie Strophanthus- und Scillaglykoside. Da Sie rascher abgebaut werden als die Digitalisglykoside, kumulieren Sie nicht. Die Droge wirkt koronargefäßerweiternd, diuretisch und sedativ.

Anwendung: Zubereitungen aus Adonisröschenkraut werden zur Behandlung der Herzinsuffizienz leichten Grades (NYHA I–II) und nervöser Unruhezustände bei funktionellen Herzerkrankungen verwendet.
Hinweise zur Selbstmedikation siehe am Ende des Kapitels.

▲ MAIGLÖCKCHEN *(Convallaria majalis)*

Botanik: Das Maiglöckchen (*Convallaria majalis* Linnè; Convallariaceae) entwickelt aus einem waagerecht im Boden kriechenden Wurzelstock Blatttriebe, an denen je zwei große, dunkelgrüne, ovale Blätter mit starkem Mittelnerv und vielen parallelen Seitennerven sitzen. Sie umschließen den unbeblätterten Blütenschaft, der im oberen Teil glockenförmige, weiße Blüten mit sechszipfligem Rand trägt. Der Blütenstand ist eine einseitige Traube. Aus den Blüten entwickeln sich leuchtend rote, kugelige Beeren. *Blütezeit:* Mai–Juni. *Ernte:* zur Zeit der Vollblüte (höchster Gehalt an herzwirksamen Glykosiden). *Vorkommen:* Die Pflanze ist heimisch in weiten Teilen Europas, in den gemäßigten Klimazonen Asiens und in Nordamerika. Sie wird in China und Japan kultiviert.

Droge: Die Droge (Convallariae herba) besteht aus den während der Blüte gesammelten oberirdischen Teilen von *Convallaria majalis* Linné oder nahestehenden Arten.

Inhaltsstoffe: Convallariae herba enthält 0,2–0,3%, die Blüten ca. 0,4% herzwirksame Glykoside. Die etwa 30 Glykoside bestehen zu 40–45% aus Convallatoxin, 20–30% Convallatoxol, 4–7% Convallosid, 2–4% Convallatoxolosid und Lokundjosid. Die Anteile der Hauptglykoside sind stark abhängig von der Drogenherkunft.

Pharmakologische Eigenschaften: Convallaria-Glykoside wirken teilweise wie Digitalis- und teilweise wie Strophanthus-Glykoside. Bei oraler Applikation ist Convallatoxin etwas wirksamer als g-Strophanthin und nahezu 5mal wirksamer als Digitoxin. Die Vollwirkdosis wird innerhalb von 2 Tagen ausgeschieden, die Kumulation ist gering. Hinsichtlich Wirkungseintritt und Wirkungsdauer ist es zwischen Digitoxin und Strophanthin einzuordnen. Wegen seiner geringen Wasserlöslichkeit wird Convallatoxin nur zu etwa 10% resorbiert. Auch die Convallaria-Glykoside werden in ihrer Gesamtheit besser resorbiert als reines Convallatoxin.

Anwendung: In Form von Kombinationspräparaten findet Maiglöckchenkraut Verwendung bei leichten Formen ödematöser Herzinsuffizienz (diuretischer Effekt!) und sog. „Herzneurosen" (s. „nervöse Herzbeschwerden").

▲ MEERZWIEBEL *(Urginea maritima)*

Botanik: Die Meerzwiebel (*Urginea maritima* L.; Hyacynthaceae) ist eine Pflanze mit kurzstengeligen, breitlanzettlichen Hüllblättern und einer schuppigen, kinderkopfgroßen, bis 3 kg schweren, roten oder weißen Zwiebel, die zum Teil aus dem Boden herausragt. Sie entwickelt im Frühjahr einen etwa 1,50 m hohen Blühtrieb, der im oberen Teil gestielte Blüten in spiraliger Anordnung trägt.
Blütezeit: Frühjahr. *Ernte:* nach der Blüte.

Droge: Scilla[1]) bulbus besteht aus den in Quer- oder Längsstreifen geschnittenen, getrockneten, fleischigen Zwiebelschuppen der weißzwiebeligen Rasse von *Urginea maritima* (Linné) Baker.

Inhaltsstoffe: Die Zwiebelschuppen der weißen Varietät enthalten ca. 15 herzwirksame Bufadienolid-Glykoside (0,24–0,4%) mit den vom Aglykon Scillarenin abgeleiteten Hauptglykosiden Glucoscillaren A (0,005%), Scillaren A (0,06%) und Proscillaridin A (0,005%). Weitere Inhaltsstoffe sind Scilliglaucosid (α-Glucosid des 19-Oxoscillarenins), Scillaren-B-Komplex, Scilliphäosid und Scillicyanosid.

Pharmakologische Eigenschaften: Proscillaridin wird zu 25% resorbiert und besitzt eine Wirkungsdauer von 2–3 Tagen. Da seine Ausscheidung bevorzugt mit der Galle erfolgt, ist die Applikation unabhängig von der Nierenfunktion. Proscillaridin steigert die Diurese. Eine bestehende Bradykardie wird durch Proscillaridin nicht verstärkt. Das Glykosid hat nur einen geringen Einfluß auf die Sinusfrequenz und die atrioventrikuläre Überleitung.

Anwendung: Scilla-Zubereitungen finden Verwendung bei leichten Formen der Herzinsuffizienz (bis NYHA II), auch bei eingeschränkter Nierenfunktion.

– Hinweise zu Adoniskraut, Convallariakraut und Bulbus scillae

Nebenwirkungen: Bei Überdosierung Übelkeit, Erbrechen und Herzrhythmusstörungen.
Wechselwirkungen mit anderen Arzneimitteln: Verstärkung der Glykosidwirkung bei gleichzeitiger Einnahme von Saluretika und Laxanzienabusus.

---

[1]) Die Bezeichnung leitet sich von der früheren Gattungsbezeichnung ab.

Gegenanzeigen: Therapie mit Digitalisglykosiden und Kaliummangelzustände.

Eine Selbstmedikation mit Digitaloid-Kombinationspräparaten kann nur nach eingehender Untersuchung durch den Arzt erfolgen. Das für den Patienten geeignete Präparat sollte vom Arzt empfohlen werden.

Eine Kombination der Digitaloiddrogen mit beruhigenden Phytopharmaka und anderen Kardiaka ist sinnvoll.

- **Nichtglykosidische Herzdrogen**

▲ **HERZGESPANN** *(Leonurus cardiaca)*

Botanik: Das Herzgespann (*Leonurus cardiaca* Linné; Lamiaceae) ist eine etwa 1 m hoch werdende, ausdauernde Pflanze, die aus einem kurzen Wurzelstock mehrere aufrechte, ästige, hohle Stengel entwickelt. Die gegenständigen, gestielten Blätter sind im unteren Teil der Pflanze handförmig gespalten, im oberen Teil der Pflanze dreilappig. Die Blätter sind dicht behaart und am Rande gesägt. Die kleinen blaßroten Blüten sind in Scheinquirlen angeordnet. *Blütezeit:* Juli bis August. *Vorkommen:* Das Herzgespann ist in ganz Europa verbreitet und wächst an Hecken, Wegrändern und auf trockenen Weiden.

Droge: Leonuri cardiacae herba besteht aus den während der Blütezeit gesammelten oberirdischen Teilen von *Leonurus cardiaca* Linné.

Inhaltsstoffe: Herzgespannkraut enthält Bitterstoffglykoside (5-Desoxyharpagid), ätherisches Öl, Gerbstoffe und Flavonoide. Der Gehalt des Krautes an herzwirksamen Glykosiden konnte nach Wichtl (1990) nicht bestätigt werden. Auch der Gehalt an Alkaloiden ist umstritten. Dagegen konnten Betaine, wie z. B. Stachydrine (Prolinbetain), nachgewiesen werden.

Pharmakologische Eigenschaften: Die Inhaltsstoffe des Herzgespannkrauts besitzen leichte negativ chronotrope, blutdrucksenkende und sedative Wirkungen.

Klinische Studien: Klinische Studien liegen nicht vor, die Anwendung erfolgt auf der Basis der therapeutischen Erfahrung.

Nebenwirkungen: Nicht bekannt.
Wechselwirkungen mit anderen Arzneimitteln: Nicht bekannt.
Gegenanzeigen: Keine.

Anwendung: Zubereitungen aus Herzgespannkraut finden bei nervösen Herzbeschwerden, z. B. bei Schilddrüsenüberfunktion, in Form von Kombinationen mit anderen Kardiaka und/oder Sedativa Verwendung. *Tagesdosis:* 4,5 g Droge.

Zur Selbstmedikation ohne Einschränkungen geeignet.
Kombinationen mit Kardiaka und sedierend wirkenden Drogen sind sinnvoll.

▲ **KÖNIGIN DER NACHT** *(Selenicereus grandiflorus)*

Botanik: Die Königin der Nacht (*Selenicereus grandiflorus* [syn. *Cereus grandiflorus*] ; Cactaceae) bildet meist schlangenförmig kriechende, grüne bis bläulichgrüne Stengel aus. Diese haben einen Durchmesser von 3–5 cm und sind 5–8kantig. *Blütezeit:* Juni–Juli. Die duftenden roten Blüten öffnen sich am Abend innerhalb einer Stunde und verblühen bereits in den ersten Morgenstunden. Der Name der Pflanze leitet sich von dieser Eigenschaft ab. *Vorkommen:* Die Königin der

Nacht ist heimisch in den regenarmen Gebieten Mittelamerikas und wird weltweit kultiviert.

Droge: Als Droge dienen die frischen oder getrockeneten Stengelteile (Cacti grandiflori herba) und die Blütenknospen (Cacti grandiflori flos).

Inhaltsstoffe: Die Droge enthält kardioton wirksame Amine wie Tyramin und N-Methyltyramin (Hordenin) sowie Flavonolglykoside.

Pharmakologische Eigenschaften: Die biogenen Amine vom Tyramintyp werden vollständig resorbiert und durch die Monoaminooxidase rasch abgebaut. Daraus resultiert die geringe Bioverfügbarkeit von 13%. Die typischen sympathomimetischen Wirkungen, wie z. B. die Blutdrucksteigerung, treten bei der Anwendung von Cactus-Präparaten nicht auf, da die hierzu erforderlichen Konzentrationen im Blut nicht erreicht werden (Hänsel, 1991). Alkoholische Drogenextrakte stimulieren die Kontrakionskraft des Herzens.

Klinische Studien: Kontrollierte klinische Studien liegen nicht vor.

Nebenwirkungen: Nicht bekannt.
Wechselwirkungen mit anderen Arzneimitteln: Nicht bekannt.
Kontraindikationen: Keine.

Anwendung: Als Indikationen gelten nervöse Herzbeschwerden und die Herzinsuffizienz.

Zur Selbstmedikation ohne Einschränkungen geeignet.
Kombinationen mit Kardiaka und sedierend wirkenden Drogen sind sinnvoll.

▲ WEISSDORN *(Crataegus)*

Botanik: Der Weißdorn (*Crataegus monogyna* Jaquin emend. Lindman und *Crataegus laevigata* [Poiret] De Candolle [Syn. *C. oxyacantha* L.]; Rosaceae) kommt in etwa 200 Arten und Unterarten vor, von denen arzneilich als Stammpflanzen die beiden genannten von Bedeutung sind. *Crataegus monogyna*, der Eingriffelige Weißdorn, ist ein Strauch oder kleiner Baum von 2–5 Meter Höhe, der an den mit 1–2 cm langen Dornen besetzten Zweigen 3- bis 7lappige, tief eingeschnitten-gesägte Blätter trägt. Die Unterseite der Blätter ist oft weißlich-grün. Die rein weißen Blüten stehen in Doldenrispen an kahlen, behaarten Blütenstielen. Die roten Scheinfrüchte sind bei beiden *Crataegus*-Arten fast kugelig, in der Regel einsteinig. *Blütezeit:* Mai–Juni, meist 14 Tage später als *Crataegus oxyacantha. Vorkommen:* Der Weißdorn ist heimisch in ganz Europa bis nach Mittelskandinavien und Südfinnland. Er wird in Amerika kultiviert. Hauptexportland ist das ehemalige Jugoslawien.

Crataegus oxyacantha, der Zweigriffelige Weißdorn, unterscheidet sich von *C. monogyna* durch die weniger tief eingeschnittenen Blätter mit oft abgerundeten und ungeteilten Lappen und einer gegenüber der Oberseite helleren Färbung der Blattunterseite, durch die nicht behaarten Blütenstiele, die weißen bis rosafarbenen Blüten und die ein- bis dreisteinigen Früchte.

Der unangenehme Geruch der Weißdornblüten ist auf ihren Gehalt an Aminen zurückzuführen.

Der *Rotdorn* ist eine Kulturform des Zweigriffeligen Weißdorns.

Droge: Crataegus (Crataegi folium cum floribus) besteht aus den Blättern und Blüten von *Crataegus laevigata* DC. und anderen Weißdornarten.

3.4 Herz-Kreislauf-System 101

Inhaltsstoffe: Die wichtigsten Inhaltsstoffe von Blättern und Blüten des Weißdorns (*C. monogyna* und *C. oxyacantha*) sind die Flavonoide Quercetin (freies Flavonoid), Hyperosid (Quercetin-galactosid), Rutin, Vitexin und Vitexin-2″-rhamnosid (1–2%). Weiter in *C. oxyacantha* nachgewiesene Flavonoide sind Vitexin-4′-O-rhamnosid, Vitexin-4′-O-(O-acetyl)-rhamnosid und Quercetin-3-O-rhamnogalactosid. Für die arzneilichen Wirkungen wesentliche Inhaltsstoffe sind außerdem die oligomeren, nach langer Lagerung auch polymeren Procyanidine (2–3%) und die monomeren Polyhydroxyflavonole Epicatechin und Catechin. Die ebenfalls vorhandenen Catechingerbstoffe (dimere und oligomere Dehydrocatechine) entstehen entweder durch Säurekondensation oder enzymatisch durch Oxidase-Einwirkung aus den monomeren Catechinen. Schließlich enthält die Blatt/Blüten-Droge 0,3–1,4% eines Gemisches der Triterpensäuren Crataegolsäure, Oleanolsäure und Ursolsäure, β-Sitosterin sowie die aus Kaffeesäure und Chinasäure bestehende Chlorogensäure. Weitere Begleitstoffe sind die Amine (Ethylamin, Diisobutylamin, Tributylamin, Isoamylamin, Ethanolamin, β-Phenylethylamin, Cholin und Acetylcholin) und Purine (Adenin, Adenosin und Guanin).

Pharmakologische Eigenschaften: Hinsichtlich ihrer Pharmakodynamik unterscheiden sich die Weißdornpräparate von den Digitaloiden. Sie wirken leicht positiv inotrop, positiv chronotrop, positiv dromotrop und negativ bathmotrop, steigern die Koronardurchblutung durch Erweiterung der Koronargefäße und senken die Nachlast durch die Dilatation des peripheren Gefäßsystems. Die Nachlastsenkung geht mit einer Zunahme des Herzzeitvolumens und der Herzleistung sowie mit einer leichten Blutdrucksenkung einher. *Crataegus* erhöht die Hypoxietoleranz des Herzens. An der Herzwirkung scheinen besonders die Procyanidine beteiligt zu sein. Sie erhöhen die Permeabilität der Speicherorganellen für Calciumionen, hemmen die Phosphodiesterase und erhöhen so die intrazelluläre Konzentration an cyclischem AMP. cAMP spielt als sog. „second messenger" eine zentrale Rolle in der hormonalen Regulation und im Stoffwechsel. Zur Wirkung der Weißdornextrakte liegen zahlreiche pharmakologische Untersuchungen vor (Übersicht bei Reuter, 1991; und Ammon und Kaul, 1994).

Klinische Studien: Die bisher geprüften Crataegus-Monopräparate enthielten Extrakte bzw. Extraktkombinationen aus unterschiedlichen Pflanzenteilen (Blätter + Früchte, Blätter + Blüten, Blätter + Blüten + Früchte; Standardisierung auf 5% OPC, 19% OPC und 2,2% Flavonoide). Insgesamt lagen zum Zeitpunkt 1993 die Daten von 15 klinischen Prüfungen (3 offene Studien, 11 plazebokontrollierte Doppelblindstudien, 1 Doppelblindstudie gegen Standardtherapie) an 872 Patienten vor, die mit Tagesdosen zwischen 160 und 900 mg Crataegus-Extrakt über drei bis acht Wochen behandelt wurden. Signifikante Wirkungen wurden für die Zielparameter subjektive Beschwerden/Befindlichkeit (4 Studien), Druck-Frequenz-Produkt (7 St.), systolische Zeitintervalle (1 St.), Arbeitstoleranz (3 St.), Ejektionsfraktion (1 St.), Herz-Frequenz-Variabilität (1 St.) und anaerobe Schwelle (1 St.) erzielt. Eine Analyse der Studien, bei denen mit Hilfe fahrradergometrischer Bestimmungen Veränderungen der Zielparameter Arbeitstoleranz bzw. anaerobe Schwelle bestimmt wurden, ergab eine deutliche Dosisabhängigkeit der Wirksamkeit von Crataegus-Extrakten.
Signifikante Verbesserungen der körperlichen Leistungsfähigkeit sind erst bei Tagesdosen von 300 bis 900 mg Crataegus-Extrakt bei einer Behandlungsdauer

von mindestens 4, ausgeprägtere Effekte erst nach 8 Wochen Behandlungsdauer nachzuweisen. Die typischen subjektiven Beschwerden besserten sich allerdings auch schon bei niedrigeren Tagesdosen von 160–180 mg (Übersicht bei Reuter, 1994).

Anwendung: Laut Weißdornmonographie (BAnz Nr. 133, S. 7360 vom 19. 7. 1994) werden Weißdornblätter mit -blüten bei nachlassender Leistungsfähigkeit des Herzens entsprechend Stadium II nach NYHA eingesetzt. Empfohlene *Tagesdosis:* 160–900 mg nativer wäßrig-alkoholischer Auszug (DEV = 4–7:1) entsprechend 30 bis 168,7 mg oligomere Procyanidine, berechnet als Epicatechin oder 3,5 bis 19,8 mg Flavonoide, berechnet als Hyperosid nach DAB 10.

Nebenwirkungen: Nicht bekannt.
Wechselwirkungen mit anderen Arzneimitteln: Nicht bekannt.
Gegenanzeigen: Keine.

Aufgrund der Nebenwirkungsfreiheit bestehen keine Bedenken gegen die Selbstbehandlung mit Crataegus-Präparaten. Der Apotheker bzw. Arzt sollte den Patienten, der ein Crataegus-Präparat zur Selbstmedikation verwendet, jedoch über den Warnhinweis der Drogenmonographie informieren. Er lautet: „Bei unverändertem Fortbestehen der Krankheitssymptome über 6 Wochen oder bei Ansammlung von Wasser in den Beinen ist eine Rücksprache mit dem Arzt zu empfehlen. Bei Schmerzen in der Herzgegend, die in die Arme, den Oberbauch oder in die Halsgegend ausstrahlen können, oder bei Atemnot ist eine ärztliche Abklärung dringend erforderlich".

Kombinationen mit Digitaloid- und sedierend wirkenden Drogen sind sinnvoll.

3.4.2 Nervöse Herzbeschwerden

Nervöse Herzbeschwerden, auch als *Herzneurose* bezeichnet, sind durch einen Komplex von Symptomen wie belastungsunabhängige Schmerzen in der Herzgegend, Herzklopfen, Atemnot, die nach Aufregung oder auch ohne erkennbaren äußeren Anlaß auftritt, innere Unruhe, Nervosität, Angstgefühle, schnelle Ermüdbarkeit, Schlaflosigkeit, Konzentrationsmangel und Neigung zu starkem Schwitzen charakterisiert. Da die psychosomatischen Ursachen bei den nervösen Herzbeschwerden ganz im Vordergrund stehen, ist eine Behandlung mit beruhigenden und entspannenden Drogen sinnvoll. Zur Therapie siehe „nichtglykosidische Herzdrogen".

3.4.3 Zentrale und periphere arterielle Durchblutungsstörungen

3.4.3.1 Pathophysiologische Grundlagen

Unter **Hirnleistungsstörungen** versteht man einen bei nachlassender Hirnfunktion besonders im Alter mit zunehmender Häufigkeit auftretenden Symptomenkomplex, der in der Regel mit einer Störung der Merk- und Gedächtnisfunktion beginnt (Abb. 7). Im weiteren, chronisch verlaufenden Krankheitsprozeß können Persönlichkeitsveränderungen, nachlassende Orientiertheit in Raum, Zeit, Person und Situation sowie Störungen im Affektverhalten oder Denkstörungen hinzutreten. Hirnleistungsstörungen werden nicht selten bereits frühzeitig von uncharakteristischen Schwindelgefühlen oder Ohrgeräuschen begleitet. Die chronisch zerebrale Insuffizienz ist dritthäufigste Todesursache nach Erkrankungen von Herz-Kreislauf-System und Tumoren. Von ihr sind schätzungsweise 1,5 Millionen Einwohner der Bundesrepublik Deutschland betroffen. Ihre Mortalität wird auf ca. 100 000 Einwohner pro Jahr geschätzt.

Das klinische Syndrom der reduzierten intellektuellen Funktion mit Einschränkungen des Gedächtnisses, der Kognition, der Persönlichkeit, des Antriebs und der Wahrnehmung wird auch als **Demenz** bezeichnet.

Die häufigste Form der Demenz ist die primär degenerative *Demenz vom Alzheimer-Typ*. Charakteristisch für die Krankheit ist die Abnahme der Denkfähigkeit und der erworbenen intellektuellen Fähigkeiten. Besonders betroffen sind das Kurzzeitgedächtnis und die Merkfähigkeit. Beim Fortschreiten der Erkrankung sind Teilnahmslosigkeit, Depressionen, Ängstlichkeit, Schlaflosigkeit, Antriebsarmut, Aggressivität und Unsicherheit häufige Begleiterscheinungen. Im Spätstadium der Krankheit treten Sprachprobleme, Wortfindungsstörungen, Gedankenabbrüche und Bewegungsunfähigkeit, Urin- und Stuhlinkontinenz auf.

Die zweithäufigste Demenzform, die *Multiinfarkt-Demenz* zeichnet sich durch multiple ischämische Läsionen aus, die sich mit Hilfe der Kernspintomographie in Form multipler Lakunen und Marklagerschädigungen rund um die Seitenventrikel nachweisen lassen. Sie ist abzugrenzen von der *sekundären Demenz*, wie sie im Verlauf von Erkrankungen des Herz-Kreislauf-Systems auftritt. Hierbei handelt es sich um ein globales Geschehen mit diffus verteilten ischämischen Läsionen.

Die **chronische arterielle Verschlußkrankheit** (AVK) ist charakterisiert durch stenosierende oder okkludierende Veränderungen der Aorta und der peripheren Arterien.

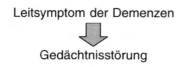

Leitsymptom der Demenzen

⇩

Gedächtnisstörung

➡ Demenz vom Alzheimer-Typ

Gedächtnis-, Sprach- und Orientierungsstörungen bei fehlenden frühzeitigen neurologischen Symptomen

➡ Demenz vom Multiinfarkt-Typ

häufiges Auftreten von neurologischen Ausfallssymptomen

Abb. 7. Symptomatik der Hirnleistungsstörungen.

Die Verschlußtypen werden differenziert nach Lokalisation und Schweregrad. Die klinische Stadieneinteilung erfolgt nach Fontaine-(Ratschow):

Stadium I: Beschwerdefreiheit oder uncharakteristische Mißempfindungen.
Stadium II: Schmerzen in Abhängigkeit von der Belastung: Dyspraxia intermittens der oberen Extremitäten, Claudicatio intermittens der unteren Extremitäten.
Stadium III: Schmerzen auch in Ruhe.
Stadium IV: Gewebsuntergang mit Nekrose oder Gangrän.

Periphere arterielle Durchblutungsstörungen treten bei Männern etwa 5mal so häufig auf wie bei Frauen. Bei 65jährigen Männern beträgt die Häufigkeit der Erkrankung bereits 34%. Die Diagnose der AVK wird bei 11% der männlichen Gesamtbevölkerung gestellt. Unabhängig vom Alter, tritt das klinische Stadium I dreimal häufiger auf als die Stadien II–IV. Durchblutungsstörungen der unteren Extremitäten betreffen in 50% der Fälle die Arteria femoralis und die Arteria poplitea, in 30% der Fälle die Arteria abdominalis, A. iliaca communis und A. iliaca externa und in 20% der Fälle die Arteria tibialis anterior und posterior, die Arteria fibularis sowie die Fuß- und Zehenarterien. Bei den sehr viel selteneren Durchblutungsstörungen der oberen Extremitäten sind in 70% der Fälle die Arteria radialis, die Arteria ulnaris und die Fingerarterien betroffen (Creutzig, 1991).

Bei 70% der Patienten mit AVK liegen gleichzeitig arteriosklerotische Läsionen der Arteria carotis vor. Die Inzidenz von Schlaganfällen mit bleibenden neurologischen Ausfällen ist bei AVK-Patienten doppelt so hoch wie bei altersgleichen Personen ohne AVK, bei 50% der Patienten mit Claudicatio intermittens werden koronare Durchblutungsstörungen diagnostiziert.

Risikofaktoren der zum Gefäßverschluß führenden Arteriosklerose sind Hypertonie, Rauchen, Hyperlipoproteinämien, Diabetes mellitus und Hyperurikämie. Das Vorliegen eines, zweier oder dreier Risikofaktoren erhöht das Risiko der Entwicklung einer AVK um das Zweieinhalb-, Vier- und Sechsfache. Die verschiedenen Risikofaktoren begünstigen arteriosklerotische Läsionen in unterschiedlichen Gefäßbereichen. So stellt die Hypercholesterolnämie den dominierenden Risikofaktor für die Entstehung der koronaren Herzkrankheit, die Hypertonie den dominierenden Risikofaktor für zerebrale Durchblutungsstörungen und Rauchen den dominierenden Risikofaktor für periphere Gefäßverschlüsse dar. Diabetes mellitus begünstigt das Entstehen von Mikro- und Makroangiopathien in verschiedenen Gefäßbezirken.

Für die Pathogenese der **atherosklerotischen Gefäßveränderungen** spielen die Lipoproteine, das plasmatische Gerinnungssystem und die Funktion der Thrombozyten eine wesentliche Rolle. Eine besondere Bedeutung kommt dabei der Cholesteroleinlagerung in die Gefäßendothelzellen zu, die durch die „Low Density Lipoproteine" (LDL) vermittelt werden. Nach neueren Erkenntnissen spielen bei diesem Schritt endogene und exogene Radikale eine wesentliche Rolle. Danach ist einer der ersten Schritte der Arterioskloseentstehung die Oxidation der LDL durch Radikale, die deren Oberflächenstruktur und damit ihre Rezeptoreigenschaften verändern (Abb. 8). Oxidierte LDL werden von gewebeständigen Makrophagen unter Umwandlung in sogenannte Schaumzellen aufgenommen und das in ihnen enthaltene Cholesterol in den Gefäßendothelzellen eingelagert. Die so veränderte Oberflächenstruktur der Gefäßintima bedingt in Analogie zur physiologischen Hämostase die Aktivierung und Adhäsion von Thrombozyten, Bildung von Aggregaten und Aktivierung des plasmatischen Gerinnungssystems mit der Umwandlung von Fibrinogen in Fibrin, das die Aggregate stabilisiert und irreversibel macht. Gleichzeitig kommt es zur Freisetzung von mitogenen Faktoren, die die Proliferation glatter Muskelzellen aus der Intima induzieren. Auf diese Weise wird das bereits durch die Thrombozytenaggregate reduzierte Ge-

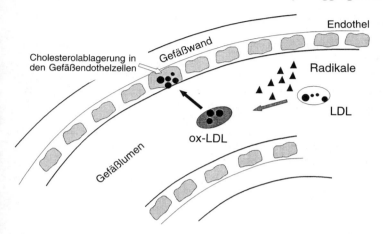

Abb. 8. Modifikation von LDL durch freie Radikale und Ablagerung von Cholesterol im Gefäßendothel.

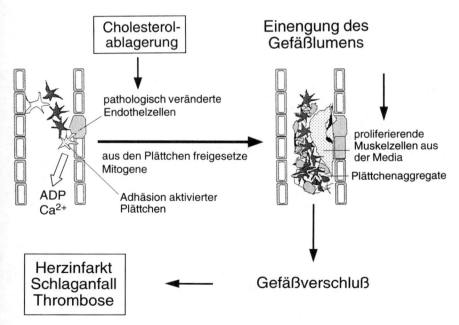

Abb. 9. Die Funktion von Thrombozyten und Cholesterol bei der Entstehung arterieller Gefäßläsionen.

fäßvolumen weiter eingeengt, und es kann unter Umständen zum Gefäßverschluß kommen. Je nach Lokalisation der Gefäßläsionen sind Herzinfarkt, Schlaganfall oder Thrombose die Folge des komplexen Geschehens (Abb. 9, s. S. 105).

3.4.3.2 Arzneipflanzen und Drogen

▲ **ARTISCHOCKE** *(Cynara scolymus)* (Angaben zu Botanik, Droge und Inhaltsstoffen siehe S. 134)

Pharmakologische Eigenschaften: Neben ihrer choleretischen Wirkung haben Artischockenextrakte auch eine cholesterol- und triglyceridsenkende Wirkung (Wegener und Schmidt, 1995). Einer der hierfür verantwortlichen Mechanismen besteht in einer Hemmung auf der Cholesterolbiosynthese (Gebhardt, 1995). In Hinblick auf eine Prävention der Arteriosklerose ist insbesondere auch die antioxidative Wirkung des Artischockenextrakts (Hemmung der Oxidation der LDL) von Bedeutung (Gebhardt, 1995).

Klinische Studien: Die lipidsenkende Wirkung von Artischockenextrakt konnte auch in klinischen Studien nachgewiesen werden (Wegener, 1994)

Nebenwirkungen: Nicht bekannt.
Wechselwirkungen mit anderen Arzneimitteln: Nicht bekannt.
Gegenanzeigen: Allergie gegen Artischocken und andere Korbblütler, Verschluß der Gallenwege.

Anwendung: Cholesterolsenkung: *Tagesdosis:* 960–1920 mg Extrakt (aquos. sicc. [4,5:1]).
Zur Prävention der allgemeinen Arteriosklerose wird eine Tagesdosis von 960 mg Extrakt empfohlen.
Zur Selbstmedikation unter Beachtung der Gegenanzeigen geeignet.

▲ **GINKGO** *(Ginkgo biloba)*

Botanik: Die Ursprünge der Gattung *Ginkgo* reichen etwa 300 Millionen Jahre zurück. Einer der ersten bekannten Vertreter war der im Perm vor 250 Millionen Jahren wachsende *Ginkgo primigenia*.
Der heutige Ginkgobaum (*Ginkgo biloba* Linné; Ginkgoaceae) ist der einzige Überlebende einer ganzen Pflanzenklasse. Als Vertreter der Präspermatophyten ist der Ginkgo das Verbindungsglied zwischen den Kryptophyten mit archaischer Fortpflanzung (z. B. den Farnen) und den eigentlichen Samenpflanzen. Er ist ein außerordentlich widerstandsfähiger und hinsichtlich der klimatischen Verhältnisse anspruchsloser Baum, der bis zu 40 m hoch werden kann und eine mächtige Baumkrone ausbildet. Der Ginkgo besitzt langgestielte fächerförmige, zweilappige Blätter mit gabelig verzweigter Nervatur und ist zweihäusig, d. h., es existieren Bäume mit männlichen und solche mit weiblichen Blüten. Die männlichen Blüten sind kätzchenförmig mit zahlreichen Staubgefäßen, die Pollen in großer Zahl produzieren. Die weiblichen Bäume besitzen zwei Samenanlagen an der Spitze kleiner Zweige. Meist verkümmert eine der Samenanlagen und es bleibt eine große Samenanlage von der Form einer kleinen gelben Pflaume übrig. Der Mechanismus der Befruchtung entspricht sowohl der Fortpflanzung der Tiere als auch der der Kryptophyten. Die weiblichen Ginkgo-Bäume bilden

nach Abschluß ihrer Reifung, die meist mehrere Jahrzehnte dauert, große Mengen an Samenanlagen, für deren Wachstum eine Bestäubung erforderlich ist. Ist kein männlicher Baum in der Nähe, so verkümmern die Samenanlagen und fallen ab. Interessant ist, daß die Entwicklung der Samenanlage sich unabhängig von der Befruchtung, d. h. unabhängig von der Fusion der Spermatozoiden mit der Eizelle, vollzieht. Diese kann auch dann noch erfolgen, wenn die Samenanlage bereits zu Boden gefallen ist. *Vorkommen:* Der Ginkgo ist heimisch in China und Japan und wird in Euopa und Amerika kultiviert. Die Vermehrung erfolgt, insbesondere bei den männlichen Ginkgos, durch Stecklinge aus Seitentrieben. Der Ginkgo wächst in kühlen bis subtropischen Zonen der Erde bei nicht zu trockenem Klima. Er bevorzugt silikathaltige oder Silikat-Tonerde-Böden, die das ganze Jahr über genügende Feuchtigkeit aufweisen, verträgt jedoch keine stehende Nässe. Der Ginkgo wächst unter günstigen Bedingungen rasch unter Bildung einer vertikalen Achse mit horizontalen Zweigen. Nach 5 oder 6 Jahren erreichen die Bäume eine Höhe von 2–3 m.

Droge: Die Droge besteht aus den getrockneten Blättern von *Ginkgo biloba* Linné.

Inhaltsstoffe: Ginkgoblätter enthalten Flavone (Luteolin, 2'-Hydroxyluteolin), Biflavone (Amentoflavon, Ginkgetin, Isoginkgetin, Sciadoptysin, 5'-Methoxybilobetin, Bilobetin), Flavonole (Kämpferol, Quercetin und Isorhamnetin, Flavonglykoside, Flavonacylglykoside), Catechine ((+)-Catechin, (–)-Epicatechin, (+)-Gallocatechin, (+)-Epigallocatechin), Dehydrocatechine (u. a. Proanthocyanidine, insbesondere Prodelphinidin), Steroide (Sitosterol, Sitosterolglucosid), Pflanzensäuren (Hydroxykynureninsäure, Kynureninsäure, Protocatechinsäure, p-Hydroxybenzoesäure, Vanillinsäure, Shikimisäure), Kohlenhydrate (Glucose, Fructose, Saccharose), Cyclite (Pinit, Sequoytol) ca. 0,02% des Sesquiterpenlactons Bilabolid und ca. 0,06% der Diterpentrilactone Ginkgolid A, B, C, J und M.

Zusammensetzung von Spezialextrakten: Durch ein mehrstufiges Wirbelextraktionsverfahren mit einem Aceton-Wasser-Gemisch entsteht aus der geschnittenen Blattdroge ein Primärextrakt, der zur Entfernung unerwünschter Inhaltsstoffe wie der Ginkgolsäuren und der Biflavone sowie zur Anreicherung der wirksamkeitsbestimmenden Verbindungen wie der Flavonglykoside und Terpenlactone einem aus 18 Schritten bestehenden Prozeß unterworfen wird.
Derzeit entsprechen 2 Spezialextrakte – Egb 761 und LI 1370 (Egb 76 = Tebonin® = Rökan® = Craton®: Standardisierung auf 24% Ginkgo-Flavonglykoside und 6% Terpenoide; LI 1370 = Kaveri 50®: Standardisierung auf 25% Ginkgo-Flavonglykoside und 6% Terpenoide) den Bedingungen der Gingko-Spezialextrakt-Monographie vom 19. 7. 1994. Diese spezifiziert den Spezialextrakt als einen aus getrockneten Blättern von *Ginkgo biloba* mit Aceton-Wasser und nachfolgenden Reinigungsschritten ohne Zumischung von Konzentraten oder isolierten Inhaltsstoffen hergestellten Trockenextrakt mit einem Droge-Extrakt-Verhältnis von 35–67:1 (im Mittel 50:1). Die analytische Charakterisierung lautet:

– 22–27% Flavonglykoside, bestimmt als Quercetin und Kämpferol einschließlich Isorhamnetin;
– 5–7% Terpenlactone, davon 2,8–3,4% Ginkgolide A, B und C sowie ca. 2,6–3,2% Bilobalid;
– unter 5 ppm Ginkgolsäuren.

Nicht befürwortet wurde die therapeutische Anwendung für folgende ginkgohaltige Arzneimittel: Ginkgoblätter und -trockenextrakte ohne besondere Angaben, Ginkgoblättertrockenextrakt mit Ethanol/Ethanol-Wasser sowie mit Methanol/Methanol-Wasser, Ginkgoblätterflüssigextrakt mit Ethanol/Ethanol-Wasser sowie mit Methanol/Methanol-Wasser.

Pharmakologische Eigenschaften (Übersicht bei Reuter, 1993): Ginkgo-Spezialextrakt steigert die Hypoxietoleranz, insbesondere die des Hirngewebes. Er hemmt die Entwicklung eines traumatisch oder toxisch bedingten Hirnödems und beschleunigt dessen Rückbildung, hemmt die altersbedingte Reduktion von muscarinergen Cholinrezeptoren und α-Adrenorezeptoren und fördert die Cholinaufnahme im Hippocampus. Er steigert die Gedächtnisleistung und das Lernvermögen. Die im Ginkgo-Spezialextrakt enthaltenen Ginkgolide A und B sowie Bilabolid entfalten eine neuroprotektive Wirkung. Ginkgo-Spezialextrakt fördert die Kompensation von Gleichgewichtsstörungen. Er vermindert Retinaödeme und beeinflußt Netzhautläsionen günstig, verbessert die Fließeigenschaften des Blutes und inaktiviert toxische Sauerstoffradikale aufgrund seines Flavonoidgehaltes. Die Ginkgolide, insbesondere Ginkgolid B, antagonisieren die Wirkungen des plättchenaktivierenden Faktors (PAF).

Klinische Studien: Die klinische Wirksamkeit von Ginkgo-biloba-Spezialextrakten wurde in zahlreichen kontrollierten klinischen Studien nachgewiesen. Danach sind Ginkgo-Spezialextrakte wirksam bei hirnorganischen Leistungsstörungen, bei peripherer arterieller Verschlußkrankheit Stadium II nach Fontaine (Claudicatio intermittens) sowie bei Schwindel und Tinnitus vaskulärer und involutiver Genese (Übersicht bei Reuter, 1993).

Nebenwirkungen: Sehr selten können leichte Magen-Darm-Beschwerden, Kopfschmerzen und allergische Reaktionen auftreten.

Wechselwirkungen mit anderen Arzneimitteln: Nicht bekannt.

Gegenanzeigen: Überempfindlichkeit gegen Ginkgo-biloba-Extrakte.

Anwendung: Zubereitungen mit Ginkgo-Spezialextrakten werden verwendet bei Hirnleistungsstörungen mit den Symptomen Ohrensausen, Schwindel, Kopfschmerzen, Konzentrations- und Gedächtnisschwäche im Rahmen eines organischen Psychosyndroms und arteriellen peripheren Durchblutungsstörungen infolge degenerativer Erkrankungen.

Die Selbstmedikation sollte in Übereinkunft mit dem Arzt durchgeführt werden. Zu beachten ist dabei der Hinweis der Spezialextraktmonographie zur Dauer der Anwendung: „Die Behandlungsdauer richtet sich nach der Schwere des Krankheitsbildes und soll bei chronischen Erkrankungen mindestens 8 Wochen betragen. Nach einer Behandlungsdauer von drei Monaten ist zu überprüfen, ob die Weiterführung der Behandlung gerechtfertigt ist."

▲ **KNOBLAUCH** *(Allium sativum)* (Übersicht bei Reuter, 1991b)

Botanik: Der Knoblauch (*Allium sativum* Linné; Liliaceae) ist eine ausdauernde, bis 80 cm hoch werdende Pflanze, die aus einer Hauptzwiebel einen aufrechten Stengel entwickelt. Die Hauptzwiebel ist von mehreren, nahezu gleichgroßen Tochterzwiebeln umgeben und mit diesen gemeinsam von einer weißlichen, häutigen Schale umhüllt. Der Stengel trägt etwa bis zur Mitte ganzrandige, bis 1 cm breite, linealische Blätter. Die Blüten stehen in wenigblütigen, von langen geschnäbelten und einblättrigen Hüllen umgebenen Scheindolden. Zwischen den weißen oder rötlichen Blüten befinden sich etwa 1 cm große Brutzwiebeln. *Blütezeit:* Mai bis Juli. *Vorkommen:* Knoblauch ist heimisch in Vorder- und Südasien, Mittel- und Südeuropa. Er wird vor allem in China, Südrußland, den Mittelmeerländern und in den USA kultiviert.

Droge: Als Droge (Allii sativi bulbus) dienen die frischen oder getrockneten, aus einer Hauptzwiebel und mehreren Nebenzwiebeln zusammengesetzten Sproßzwiebeln von *Allium sativum* Linné.

Inhaltsstoffe: Qualitätsbestimmender Inhaltsstoff der Knoblauchzwiebeln ist das Alliin ([+]S-Allyl-L-cysteinsulfoxid), das beim Zerstören der Zellen der frischen Knoblauchzwiebel durch Schneiden oder Pressen unter der Einwirkung des in den Zellen getrennt vom Substrat Alliin vorhandenen Enzyms Alliinase in Allicin (Allylthiosulfinsäureallylester) umgewandelt wird. Knoblauch enthält relativ hohe Konzentrationen an Adenosin. Weitere Inhaltsstoffe sind ätherisches Öl, γ-Glutamylpeptide, S-haltige Tripeptide (Scordinine), Aminosäuren, Neutralfette, Phospholipide, Glycolipide, Thioglycoside, Saponine, Kohlenhydrate, Mineralien und Spurenelemente wie z. B. 370 mg Kalium/100 g Frischdroge und 77,1 µg Selen/100 mg Frischdroge.

Allicin ist insbesondere in lipophilen Medien sehr unbeständig und wird in Verbindungen wie cis- und trans-Ajoen sowie die Vinyldithiine umgewandelt. Durch Wasserdampfdestillation des ätherischen Öls entstehen aus Alliin und Allicin als Abbauprodukte verschiedene Oligosulfide wie Diallylsulfid, Diallyldisulfid, Diallyltrisulfid und Diallyltetrasulfid.

Diese durch chemische Umwandlungsprozesse entstehenden Verbindungen sind für die Bewertung verschiedenartiger Knoblauchpräparate von Bedeutung. Knoblauchzubereitungen werden in Form von Pulverpräparaten, Ölmazeraten und Ölpräparaten angeboten. Während lediglich die Pulverpräparate noch die genuinen Knoblauchinhaltsstoffe enthalten, finden sich in den Ölmazeraten vorwiegend die lipophilen Abbauprodukte des Alliin/Allicins cis- und trans-Ajoen sowie 2-Vinyl-(4H)-1,3-dithiin und 3-Vinyl-(4H)-1,2-dithiin.

Pharmakologische Eigenschaften (Übersicht bei Reuter, 1994d, 1995b): Im Zusammenhang mit den antiarteriosklerotischen und durchblutungsfördernden Eigenschaften sind folgende Wirkungen zu sehen:

1. Einflüsse auf freie Radikale (Hemmung der Bildung freier Radikale, Aktivierung körpereigener Radikalabbau-Mechanismen).
2. Einflüsse auf den Lipid- und Cholesterolstoffwechsel (Erniedrigung der Triglycerid-, LDL- und Cholesterolspiegel, Erhöhung der HDL-Spiegel, Hemmung der Oxidation von LDL durch freie Radikale, Hemmung der Cholesterolbiosynthese).
3. Einflüsse auf die Wechselwirkung zwischen Cholesterol und Gefäßendothel (Hemmung der Ablagerung von Cholesterol in den Gefäßendothelzellen).
4. Einflüsse auf den Blutdruck (Senkung des systolischen und des diastolischen Blutdrucks).
5. Einflüsse auf Fibrinolyse und Rheologie (Aktivierung der Fibrinolyse, Steigerung der t-PA-Aktivität, Erniedrigung des Hämatokrits, Verminderung der Plasmaviskosität).
6. Einfluß auf die funktionelle Aktivität von Thrombozyten (Erniedrigung von Adhäsion sowie spontaner und induzierter Aggregation).

Klinische Studien (Übersicht bei Reuter, 1994d, 1995b): Zahlreiche klinische Studien, von denen die Mehrzahl (ca. 70%) mit Knoblauchpulverpräparaten

(600–1200 mg/die über 21–168 Tage) durchgeführt wurde, bestätigen die Ergebnisse der pharmakologischen Untersuchungen. So konnte in 26 Studien (28 Behandlungsgruppen) bei 25 von 28 Kollektiven eine Senkung der Cholesterolspiegel um im Mittel 11,6% (Bereich 1–25%) nachgewiesen werden. Der Einfluß von Knoblauchpräparationen auf die LDL-Spiegel wurde in 9 Kollektiven untersucht. Dabei fand sich in 7 der 9 Kollektive eine mittlere Abnahme der LDL-Spiegel um 16%. In 26 Studien (27 Kollektive) fand sich bei 19 der 27 Kollektive eine Abnahme der Triglyceridspiegel um im Mittel 14,3%. Eine Blutdrucksenkung von 7–9% konnte in 14 Studien nach 1- bis 6monatiger Behandlung nachgewiesen werden. Schließlich trat in 10 von 12 Behandlungsgruppen eine Aktivierung der Fibrinolyse um im Mittel 58% ein (Behandlung mit Knoblauchöl in 6, mit Ölmazerat in 1, Knoblauchpulver in 3 und mit Frischknoblauch in 2 Kollektiven).

Nebenwirkungen: Selten sind gastrointestinale Störungen und allergische Reaktionen zu beobachten. Nach der Einnahme können die für Knoblauch typischen Veränderungen von Haut und Atemluft auftreten.

Wechselwirkungen mit anderen Arzneimitteln: Zumindest denkbar ist eine Wechselwirkung der Knoblauchinhaltsstoffe mit den sogenannten Thrombozytenaggregationshemmern. Die bereits unter der Einnahme therapeutischer Dosen von Knoblauchzubereitungen beobachtete geringfügige Verlängerung der Blutungszeit kann bei gleichzeitiger Einnahme von beispielsweise Aspirin verstärkt werden. Während diese Tatsache für kleinere Verletzungen keinerlei Relevanz hat, sollten vor notwendig werdenden größeren chirurgischen Eingriffen und Zahnextraktionen die Knoblauchpräparate abgesetzt werden.

Gegenanzeigen: Bei starker Blutungsneigung (z. B. bei Hämophilie A) sollte vor Einnahme von Knoblauchpräparaten, insbesondere in hoher Dosierung, der Arzt zu Rate gezogen werden.

Anwendung: Knoblauchzubereitungen werden verwendet zur Unterstützung diätetischer Maßnahmen bei einer Erhöhung der Blutfette und vorbeugend bei altersbedingten Gefäßveränderungen. *Tagesdosis:* Die Monographie der Kommission E nennt als Tagesdosis 4 g frische Knoblauchzwiebel.

Zum Zeitpunkt dieser Monographie (1988) wurde die Droge Allii sativi bulbus bzw. deren Zubereitungen noch nicht standardisiert. In Hinblick auf die Tatsache, daß die antiarteriosklerotischen Wirkungen des Knoblauchs sich vom Alliin bzw. Allicin ableiten, ist es sinnvoll, eine Standardisierung von Knoblauchpulverpräparaten auf der Basis ihres Alliin/Allicin-Gehaltes vorzunehmen. Da Alliin in Anwesenheit von Alliinase (0,45 mg Allicin ist äquivalent 1 mg Alliin) in Allicin umgewandelt wird, ist Allicin als Präkursor der verschiedenen Umwandlungsprodukte einschließlich der Ajoene, Vinyldithiine, Oligo- und Polysulfide anzusehen. Welches Produkt schließlich aus Allicin entsteht, hängt von den Bedingungen der Verarbeitung ab. Danach ist es angezeigt, beispielsweise Ölmazerate auf ihren Gehalt an Ajoenen und Vinyldithiinen zu standardisieren. Für Trockenpulverpräparate haben die zahlreichen seit 1988 durchgeführten pharmakologischen Untersuchungen und klinischen Studien gezeigt, daß ein lipidsenkender Effekt mit einer Tagesdosis von etwa 900 mg eines auf einen Gehalt an 0,6% Allicin pro 100 mg standardisierten Knoblauchpulvers entsprechend 5,4 mg Allicin erzielt werden kann.

Zur Selbstmedikation unter Beachtung der möglichen Wechselwirkungen, insbesondere als prophylaktische Maßnahme geeignet.

▲ **SOJABOHNE** *(Glycine max)*

Botanik: Die Sojabohne (*Glycine max* [Linné] Merill; Leguminoae) ist eine einjährige krautige Pflanze mit langgestielten, 3zähligen und behaarten Blättern. Die kleinen weißen, violetten oder roten Blüten mit behaartem, glockigem Kelch stehen in lockeren, traubigen Blütenständen. Die Frucht ist eine bis zu 4 Samen enthaltende Hülse. *Blütezeit:* Juli bis August. *Vorkommen:* Die Sojabohne ist in Südostasien heimisch und wird in Asien, Südosteuropa und den USA kultiviert.

Droge: Als Droge (Lecithinum ex soja) findet das aus dem Samen von *Glycine max* (Linné) Merill gewonnene Phospholipidgemisch Verwendung.

Inhaltsstoffe: Die Samen enthalten ca. 20% Öl, 50% Proteine und ca. 3% Kohlenhydrate. Das Glyceridgemisch besteht zu etwa 50% aus Linolsäure, zu 30% aus Ölsäure, zu 7% aus Linolensäure und zu etwa 15% aus Palmitin- und Stearinsäure. Bei der Raffinierung des Sojaöles fällt der sogenannte „Sojaschlamm" an, der das „Sojalecithin" liefert. Sojalecithin besteht zu 40–50% aus Phosphatidylcholin, zu ca. 10% aus Colaminkephalin, zu ca. 5% aus Inositkephalin und zu ca. 1–2% aus Serinkephalin, Sterolen, Fetten u. a. Die im Gemisch gebundenen Fettsäuren sind Linolsäure (55%), Palmitinsäure (12%) und Ölsäure (etwa 10%).
Aus dem Roh-Sojalecithin wird durch Lösungsmittelfraktionierung und Säulenchromatographie ein als EPL-Substanz (Essentielle Phospholipide) bezeichnetes gelbliches, hygroskopisches Phosphatidylkonzentrat gewonnen, das zu etwa 90–95% aus reinem Phosphatidylcholin (70% Linolsäure) besteht und unter der Bezeichnung Essentiale® im Handel ist.

Pharmakologische Eigenschaften: Oral appliziertes, radioaktiv markiertes Sojalecithin erscheint nach Resorption unverändert in der Leber und in anderen Organen. Tierexperimentell konnte gezeigt werden, daß Sojalecithin lipidsenkende Eigenschaften besitzt.

Klinische Studien: Applikation von 20–40 g Phospholipiden über mehrere Monate führte zu einer Senkung des Serumcholesterols (Rebmann 1974; Reynolds, 1982).

Nebenwirkungen: Nicht bekannt.
Wechselwirkungen mit anderen Arzneimitteln: Nicht bekannt.
Gegenanzeigen: Keine.

Anwendung: Sojalecithin wird zur Unterstützung diätetischer Maßnahmen bei leichteren Formen von Fettstoffwechselstörungen, insbesondere von Hypercholesterolämien eingesetzt. *Tagesdosis:* Ges.-PL entspr. 3,5 g Phosphatidylcholin.
Zur Selbstmedikation ohne Einschränkungen geeignet.

3.4.4 Erkrankungen der Venen
3.4.4.1 Pathophysiologische Grundlagen

Ab dem 3. Lebensjahrzehnt kommt es in den Venenwänden zu Umbauprozessen, als deren Folge unter funktioneller Mehrbelastung, beispielsweise infolge eines erhöhten Veneninnendrucks, zunächst funktionelle Störungen auftreten –

Veneninsuffizienz. Diese funktionellen Störungen führen, wenn sie nicht behandelt werden, rasch zu organischen Veränderungen mit Krankheitswert (Hammersen et al., 1985). Folge der veränderten Venenstruktur ist eine übersteigerte Dehnbarkeit mit Zusammenbruch der Klappenfunktion und Insuffizienz der Muskelpumpe. Es kommt zur Varizenbildung und zur Verlangsamung des Blutflusses. Durch den gestörten Rückfluß steigt der Druck im Kapillargebiet an, und es kommt zum Austritt von Wasser und Elektrolyten ins Gewebe. Das Ödem mit den Symptomen Müdigkeit, Schmerzen und Schweregefühl in den Beinen ist das erste Zeichen der Entsorgungsstörung. Sekundär kann das nichtbehandelte Ödem zu entzündlichen und fibrosklerotischen Gewebsveränderungen führen. Die chronische Veneninsuffizienz (Abb. 10) ist charakterisiert durch das Ödem, Ektasien größerer Venen (genuine Varikosis oder kompensatorische Venektasien – venöser Kollateralkreislauf), Ektasien intrakutaner Venen (Besenreiser, Stauungserytheme, Pinselvenektasien), Hypodermitis (Entzündung des über der Lederhaut gelegenen Unterhautzell- und Unterhautfettgewebes), Dermatosklerose, De- oder Hyperpigmentierung, Atrophie blanche (Vaskulitis kleiner Hautgefäße) und Unterschenkelgeschwüre (Ulcus cruris).

Eine weitere Ursache von Entsorgungsstörungen ist die Venenthrombose (s. Abb. 9). Sie führt zur irreversiblen Schädigung und zum Verlust von Elastizität und Kontraktilität des Gefäßrohres. Die sich als Folge der Thrombose entwickelnde Veneninsuffizienz wird als **postthrombotisches Syndrom** bezeichnet.

Bei **Hämorrhoiden** handelt es sich um variköse, knotenförmige Erweiterungen des in der Zona haemorrhoidalis des Afterkanals gelegenen Mastdarmschwellkörpers, vor allem der Venen. Als Hauptursache gilt eine allgemeine konstitutionelle Bindegewebsschwäche. Begünstigende und auslösende Faktoren sind u. a. Obstipation, Pfortaderhochdruck, Erkrankungen des Afterschlußorgans, Schwangerschaft sowie langzeitiges Sitzen und Stehen. Symptome sind Stuhldrang, Blutungen, Ekzeme und Juckreiz.

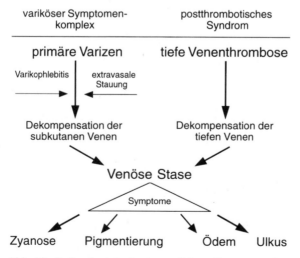

Abb. 10. Pathophysiologie des varikösen Symptomenkomplexes und des postthrombotischen Syndroms.

3.4.4.2 Arzneipflanzen und Drogen

Da erfahrungsgemäß die Ursachen der venösen Rückflußstörung nicht beseitigt werden, ist lediglich eine symptomatische Therapie möglich. Therapeutische Maßnahmen bestehen in der Ausschwemmung des Ödems durch Saluretika bzw. Aquaretika sowie im Einsatz kapillarstabilisierend wirkender Phytopharmaka. Die Therapie mit Phytopharmaka sollte insbesondere bei chronischen Venenerkrankungen ergänzend zu physikalischen Maßnahmen wie Bewegung, Kompression und Kaltwassseranwendungen eingesetzt werden.

▲ BUCHWEIZEN *(Fagopyrum esculentum)*

Botanik: Der Buchweizen (Fagopyrum esculentum Moench; Polygonaceae) ist ein einjähriges, aufrechtes Kraut mit zunächst grünem, dann rotem Stengel. Die kurzgestielten Blätter sind herzpfeilförmig. Die roten und zuweilen auch weißen Einzelblüten stehen in knäuelförmigen Blütenständen, die den Blattachseln entspringen. Die Früchte sind scharfkantig und in reifem Zustand schwarz. *Blütezeit:* Juni bis September. *Vorkommen:* Der Buchweizen ist heimisch in Mittel- und Ostasien und wird in Asien und Mitteleuropa kultiviert.

Droge: Als Droge (Fagopyri herba) dient das zur Blütezeit geerntete und getrocknete Kraut. Es wird im wesentlichen zur Isolierung von Rutin verwendet.

Inhaltsstoffe: Buchweizenkraut enthält ca. 6% Rutin.

Pharmakologische Eigenschaften: Flavonoide von der Struktur des Quercetin-3-O-rutinosids (Rutin) besitzen ödemprotektive und venentonisierende Wirkungen. Rutoside wirken der durch Prostaglandin E_2 hervorgerufenen Hemmung der Adenylatcyclase und der daraus resultierenden Erniedrigung der cAMP-Spiegel mit erhöhter Membranpermeabilität entgegen. Rutoside hemmen über den gleichen Mechanismus die Thrombozytenaggregation und die Geldrollenbildung der Erythrozyten.
Unter der Behandlung mit Rutin kommt es zu einer Verminderung der subjektiven Beinbeschwerden der Patienten.

Klinische Studien: Kontrollierte klinische Studien liegen nicht vor.

Nebenwirkungen: Nicht bekannt.
Wechselwirkungen mit anderen Arzneimitteln: Nicht bekannt.
Gegenanzeigen: Keine.

Anwendung: Buchweizenkraut wird in Form von Tee zur unterstützenden Behandlung venöser Erkrankungen verwendet.

Zur Selbstmedikation ohne Einschränkungen geeignet.

▲ HAMAMELIS *(Hamamelis virginiana)*

Allgemeine Angaben zu Hamamelis s. S. 24.

Anwendung: Aufgrund der entzündungshemmenden, adstringierenden und lokal hämostyptischen Wirkungen werden Hamamelis-Zubereitungen auch zur Behandlung von Krampfaderbeschwerden und bei Hämorrhoiden eingesetzt. In einer Anwendungsbeobachtung konnten mit einer Hamametum-Salbenzubereitung durch eine vierwöchige Behandlung bei rund 60% der Patienten mit Hämorrhoiden Beschwerden wie Pruritus ani, Schmerzen und Brennen im Afterbereich, Schmerzen bei der Defäkation und helles Blut im Stuhl beseitigt werden (Steinhart, 1982). Zur Behandlung der Hämorrhoiden werden morgens und abends Zäpfchen mit 0,5 g Hamamelisextrakt eingesetzt.

Zur Selbstmedikation ohne Einschränkungen geeignet.

▲ MÄUSEDORN *(Ruscus aculeatus)*

Botanik: Der Mäusedorn (*Ruscus aculeatus* Linné; Liliaceae) ist eine buschig wachsende, immergrüne Pflanze, deren Zweige als ledrige, blattartige Flachtriebe ausgebildet sind. Die Flachtriebe (Phyllokladien) sitzen in den Achseln stark reduzierter Blätter und laufen in eine scharfe Spitze aus. Die kleinen weißen, 5zähligen Blüten sitzen auf der Ober-, seltener auf der Unterseite der Flachtriebe. Die im Winter reifenden Beerenfrüchte sind rot. *Vorkommen:* Der Mäusedorn ist heimisch im Mittelmeergebiet, in Frankreich und Belgien.

Droge: Als Droge (Rusci aculeati rhizoma) wird der getrocknete Wurzelstock mit Wurzeln von *Ruscus aculeatus* Linné verwendet.

Inhaltsstoffe: Die Droge enthält das Spirostanol-Saponin Ruscin und das Furostanol-Saponin Ruscosid sowie die Aglykone Ruscogenin bzw. Neo-Ruscogenin.

Pharmakologische Eigenschaften: Extrakte aus Mäusedornwurzeln haben einen venentonisierenden Effekt sowie antiexsudative, antiphlogistische und leicht diuretische Wirkungen, wie tierexperimentell nachgewiesen wurde (Lauressergues und Vilain, 1984; Rauwald und Janssen, 1988).

Klinische Studien: Kontrollierte klinische Studien liegen nicht vor, die Anwendung erfolgt auf der Basis der pharmakologischen Untersuchungen und der therapeutischen Erfahrung (Cappelli, 1988).

Nebenwirkungen: In seltenen Fällen können gastrointestinale Beschwerden und Übelkeit auftreten.
Wechselwirkungen mit anderen Arzneimitteln: Nicht bekannt.
Gegenanzeigen: Keine.

Anwendung: Mäusedornzubereitungen werden zur Behandlung von Beschwerden bei chronisch-venöser Insuffizienz (Schmerzen und Schweregefühl in den Beinen, nächtliche Wadenkrämpfe, Juckreiz und Schwellungen) eingesetzt. Zur Behandlung von Hämorrhoiden dienen Präparate, die das zuckerfreie, lipidlösliche Neoruscogenin enthalten. *Tagesdosis:* 7–11 mg Gesamtruscogenine.

Zur Selbstmedikation ohne Einschränkungen geeignet.
Kombinationen mit Roßkastaniensamen und Steinkleekraut sind sinnvoll.

▲ ROSSKASTANIE *(Aesculus hippocastanum)*

Botanik: Die Roßkastanie (*Aesculus hippocastanum* Linné; Hippocastanaceae) ist ein bis 20 m hoch wachsender Baum mit langgestielten, zusammengesetzten, 5- bis 7zählig gefiederten Blättern. Die grob gesägten Teilblättchen mit schwach glänzender, dunkelgrüner Ober- und hellgrüner Unterseite sind verkehrt-eiförmig. Die großen harzigen Knospen entwickeln aufrechte, rispige, pyramidenförmige Blütenstände mit weißen, gelb- oder rotgefleckten Blüten. Die Frucht ist eine ein- bis dreifächerige, grobstachelige Kapsel. Die Samen sind glänzend braun und besitzen einen weißlichen Nabelfleck. *Blütezeit:* Mai bis Juni. *Vorkommen:* Die Roßkastanie ist heimisch in Persien, im Himalaya, Kaukasus und in den Vorgebirgen Griechenlands. Sie wird in Deutschland und in weiten Teilen Europas angepflanzt.

Droge: Als Droge (Hippocastani semen) dienen die getrockneten Samen von *Aesculus hippocastanum* Linné.

Inhaltsstoffe: Die Samenkerne der Roßkastanie enthalten 0,2–0,3% Flavonolglykoside in Form von wasserlöslichen Biosiden und Triosiden des Quercetins und des Kämpferols sowie 3–6% Triterpensaponine (Diester von Penta- und Hexahydroxy-β-Amyrinen). Die Triterpensaponine bilden ein komplexes, als Aescin bezeichnetes Gemisch aus β-Aescin (C_{21}- und C_{22}-Diester), Kryptoaescin C_{21}- und C_{28}-Diester) und α-Aescin (Gemisch 4:6 aus β-Aescin und Kryptoaescin) sowie Aescinolen (Hydrolyseprodukte von Aescinen). Trotz seiner Zusammensetzung aus ca. 30 Einzelverbindungen ist β-Aescin kristallisierbar. Während das β-Aescin hämolytisch wirksam ist (Hämolyseindex 100000) besitzt das Kryptoaescin, das sich vom β-Aescin lediglich durch die Stellung einer Acetylgruppe am Aglykon unterscheidet, keine hämolytischen Eigenschaften.

Pharmakologische Eigenschaften: α- und β-Aescin unterscheiden sich in ihrer Wasserlöslichkeit und ihrer Resorptionsquote nach oraler Applikation. Bei der Ratte wird β-Aescin zu etwa 11%, β-Aescin zu etwa 5% resorbiert. Maximale Blutspiegel werden nach etwa einer Stunde erreicht. Die Ausscheidung erfolgt ebenfalls rasch zu einem Drittel über die Galle, zu zwei Dritteln über die Niere (Henschler et al., 1971).

Aescin entfaltet bei der Ausscheidung durch die Nieren einen dosisunabhängigen diuretischen Effekt, der zur Steigerung der Wasserdiurese führt. Die Ausscheidung von Wasser ist mit der verstärkten Elimination von Natrium verbunden, während Kalium nur in unerheblichem Maße ausgeschieden wird. Die diuretische Wirkung erreicht 2–3 Stunden nach der intravenösen Applikation ihr Maximum und dauert 24 Stunden an.

Aescin erhöht weiterhin dosisabhängig den Tonus isolierter tierischer und menschlicher Venen. Diese Venentonisierung ist für die Verbesserung des Blutflusses von wesentlicher Bedeutung. Da die Viskosität des Blutes bei langsamer Strömung anders als bei den sog. Newtonschen Flüssigkeiten zunimmt, kann es bei Strömungsverlangsamung des Blutes in den überdehnten Venen zur Stase kommen, so daß die Abflußstörung verstärkt wird. Ziel der Therapie muß es also sein, den Venenquerschnitt zu normalisieren. Da bei einer plötzlichen Einengung des Venenquerschnitts, z. B. durch gefäßkontrahierende Mittel, venöses Blut aus dem extrathorakalen Raum verlagert wird, steigt der zentrale Venendruck stark an. Bei langsamer Normalisierung des Venenquerschnitts bleibt dagegen der zentrale Venendruck unbeeinflußt, da über die Volumenrezeptoren eine Anpassung von Proteingehalt und Blutzellzahl an das verminderte Volumen erfolgen kann.

Im Tierversuch konnte in einigen Modellen die entzündungshemmende Wirkung von Aescin nachgewiesen werden. Dabei werden vor allem die ersten Phasen des Entzündungsprozesses wie die erhöhte Gefäß- und Membranpermeabilität beeinflußt. Die ödemprotektive bzw. antiödematöse Wirkung von Aescin beruht auf einer Verminderung der Kapillarpermeabilität für Flüssigkeiten durch Verringerung der Durchmesser der Kapillarwandporen, durch die der Austausch von Wasser erfolgt (Vogel et al., 1970).

Klinische Studien: Die Behandlung erfolgt vorwiegend auf der Basis pharmakologischer Untersuchungen und der ärztlichen Erfahrung. Es existieren außerdem einige kontrollierte klinische und klinisch-experimentelle Studien, die eine symptomatische Besserung bei Patienten mit Varikosis und chronisch-venöser Insuffizienz belegen (Friederich et al., 1978; Fischer, 1981; Pauschinger, 1987, Belcaro et al., 1989; Hitzenberger, 1989).

Nebenwirkungen: Bei äußerer Anwendung nicht bekannt. Bei innerer Anwendung können in seltenen Fällen Schleimhautreizungen des Magen-Darm-Traktes auftreten.

Wechselwirkungen mit anderen Arzneimitteln: Nicht bekannt.

Gegenanzeigen: Keine.

Anwendung: Zubereitungen aus Roßkastaniensamen finden Verwendung zur Behandlung von Symptomen der chronisch-venösen Insuffizienz (Schmerzen und Schweregefühl der Beine, Ödeme, Wadenkrämpfe, Juckreiz und Brennen), beim postthrombotischen Syndrom und bei trophischen Hautveränderungen (Ulcus cruris). Die Anwendung von Roßkastanienpräparaten sollte unbedingt begleitend zur Kompressionstherapie durchgeführt werden. *Tagesdosis:* Zubereitungen entsprechend 100 mg Aescin.

Zur Arzt-gestützten Selbstmedikation geeignet.
Für die äußere Anwendung haben sich Kombinationen mit Heparin und Salicylsäurederivaten bewährt.

▲ STEINKLEE *(Melilotus officinalis)*

Botanik: Der Steinklee (*Melilotus officinalis* [Linné] Pallas; Leguminosae) ist ein zweijähriges, bis 100 cm hoch werdendes Kraut mit aufrechten oder aufsteigenden, kahlen oder im oberen Teil behaarten Stengeln. Die entfernt stehenden, 3zähligen Blätter besitzen kahle, dünne, verkehrt-eiförmige Teilblättchen mit gesägtem Blattrand. Die lanzettlichen Nebenblätter sind meist ganzrandig. 30 bis 70 gelbe, später verblassende Blüten stehen in bis zu 10 cm langen Trauben. Die Frucht ist eine bis 4 mm lange hellbraune Hülse. *Blütezeit:* Juni bis September.

Vorkommen: Der Steinklee ist in Europa und Teilen Asiens heimisch und wächst auf trockenen Schuttplätzen, an Brachflächen und Hängen.

Droge: Als Droge (Meliloti herba) dienen die getrockneten oder frischen Blätter und blühenden Zweige von *Melilotus officinalis* (Linné) Pallas und/oder *Melilotus altissimus* Thuillier.

Inhaltsstoffe: Steinkleekraut enthält Cumarin (Benzo-α-pyron), 3,4-Dihydroxycumarin (Melitonin), Hydroxycumarine (u. a. Scopoletin und Umbelliferon), o-Cumarinsäure, Melilotosid (Cumarsäureglucosid), Melilotsäure und Flavonoide (u. a. Kämpferol und Quercetin und deren Glykoside). Nach Steinegger und Hänsel (1992) ist Cumarin nicht genuin im Steinklee enthalten, sondern wird beim Trocknen aus Melitosid gebildet.

Pharmakologische Eigenschaften: Auf 0,1% Cumarin standardisierte Steinklee-Extrakte besitzen entzündungshemmende und spasmolytische Eigenschaften und steigern die Lymphzirkulation. Cumarin stimuliert die Proteolyse durch Enzyme der Makrophagen und vermindert so die Viskosität der Ödemflüssigkeit. Cumarin kontrahiert die präkapillären Sphinkter, erweitert die arteriovenösen Anastomosen und verstärkt so den Blutstrom. (Steinegger und Hänsel, 1992). Im Tiermodell beschleunigen Steinklee-Extrakte die Wundheilung.

Klinische Studien: Kontrollierte klinische Studien liegen nicht vor, die therapeutische Anwendung erfolgt auf der Bais der pharmakologischen Eigenschaften und der therapeutischen Erfahrung.

Nebenwirkungen: In seltenen Fällen können Kopfschmerzen auftreten.
Wechselwirkungen mit anderen Arzneimitteln: Nicht bekannt.
Gegenanzeigen: Keine

Anwendung: Zubereitungen aus Steinkleekraut werden verwendet zur Behandlung der Symptome der chronisch-venösen Insuffizienz (Schweregefühl in den Beinen, nächtliche Wadenkrämpfe, Juckreiz und Schwellungen) und zur unterstützenden Behandlung von Thrombophlebitiden, der Symptome des postthrombotischen Syndroms, von Hämorrhoiden und Lymphstauungen. *Tagesdosis:* Zubereitungen zum Einnehmen entsprechend 3–30 mg Cumarin.

Zur Selbstmedikation ohne Einschränkungen geeignet.

3.5 Gastrointestinaltrakt

3.5.1 Funktionelle gastrointestinale Störungen

3.5.1.1 Pathophysiologische Grundlagen

Unter **dyspeptischen Beschwerden** versteht man Oberbauchbeschwerden mit Druck, gelegentlich Schmerzen, Sodbrennen, Völlegefühl und Aufstoßen, insbesondere, wenn diese bereits einige Zeit andauern. 5% der Bevölkerung sind wegen solcher Symptome in Behandlung, die Inzidenz wird auf 15% geschätzt. Die dyspeptischen Beschwerden können organisch (Ulcus ventriculi/duodeni, Gastritis, Magenkarzinom) oder funktionell (essentielle Dyspepsie, Non-Ulcus-Dypepsie, Reizmagen mit den Symptomen Sättigungsgefühl, schmerzhaftes Druck- und Völlegefühl im Oberbauch – besonders postprandial –, Aufstoßen, Sodbrennen, Übelkeit, selten Erbrechen) bedingt sein. Ursachen sind gastroösophagealer Reflux, Magenmotilitätsstörung (Verzögerung der Magenentleerung), Dünndarmmotilitätsstörung, Galleabflußstörung/Gallenwegsdyskinesien, verminderte Gallebildung oder Arzneimittel. Eine qualitativ veränderte Galle mit verminderter Konzentration an Gallensäuren ist ursächlich an der Entstehung von Gallensteinen beteiligt. Gallenwegsdyskinesien zeichnen sich aus durch typische Gallenkoliken ohne ersichtliche Ursache, Ansprechen auf pharmakologische Relaxation der glatten Muskulatur, Auslösen solcher Koliken durch rasche Erhöhung des Gallengangsdrucks über T-Drain ohne Abflußbehinderung und Provokation von Gallebeschwerden bei Disponierten durch Pharmaka, die den Tonus des Sphincter Oddi oder den Gallefluß erhöhen.

Sicher stellt die Dyspepsie einen Sammelbegriff dar, hinter dem sich eine Vielzahl unterschiedlicher Krankheitsbilder verbirgt. Nach Winterhoff (1994) kann heute eine „funktionelle Dyskinesie" des Galletransportes klinisch objektiviert werden und hat damit den Bereich der somatischen Manifestation psychischer Erkrankungen verlassen.

Dyspeptische Beschwerden werden häufig von *Meteorismus* begleitet. Man versteht unter Meteorismus die übermäßige Gasansammlung im Magen-Darm-Trakt, die häufig mit Auftreibung des Leibes und Zwerchfellhochstand einhergeht. Ursachen sind u. a. Luftschlucken (Aerophagie), überschießende Darmgasbildung, Obstipation, Dyspepsie und Herzinsuffizienz.

3.5.1.2 Arzneipflanzen und Drogen

Zur Therapie derartiger funktioneller Störungen, für die auch die orthodoxe Medizin kaum effektive Arzneimittel aufzuweisen hat, werden in großem Umfang Phytopharmaka eingesetzt. Die sogenannten dyspeptischen Beschwerden

werden vom Patienten als äußerst unangenehm und störend empfunden, bleiben jedoch, da eine organische Störung nicht nachzuweisen ist, meist unbehandelt. Andererseits steht für die Behandlung der u. a. durch verminderte Gallebildung oder Gallenwegsdyskinesien sowie eine exokrine Pankreasinsuffizienz verursachten Störungen eine Vielzahl von Phytopharmaka zur Verfügung. Wenn auch kontrollierte klinische Studien in vielen Fällen fehlen, spricht die ärztliche Erfahrung und vor allem die vom Patienten empfundene Befindlichkeitsbesserung eine deutliche Sprache und rechtfertigt den Einsatz pflanzlicher Arzneimittel bei diesem Beschwerdenkomplex.

Da die therapeutische Breite bei den zur Therapie dyspeptischer Beschwerden verwendeten Phytopharmaka außerordentlich groß ist, eignen sich diese Mittel in besonderem Maße zur Selbstmedikation. Über zwei Drittel der in der Roten Liste 1995 aufgeführten cholagog/choleretisch wirkenden Mittel sind Phytopharmaka, die in aller Regel nicht nur selektiv die Galle, sondern gleichzeitig die Sekretion in Magen und Darm beeinflussen. Sie eignen sich daher besonders gut zur Behandlung dyspeptischer Beschwerden. Ihre Wirkung entfalten sie sowohl lokal als auch auf humoralem und nervalem Weg.

Als Wirkungsmechanismen der cholagog/choleretisch wirkenden Phytopharmaka werden osmotische Effekte und die durch Vagusreizung reflektorisch ausgelöste Gallesekretion diskutiert. So ist die Steigerung des Galleflusses der molaren Konzentration des biliär ausgeschiedenen Choleretikums direkt proportional. Pro µmol/l ausgeschiedener Substanz werden zusätzlich 21 µl Galle produziert und ausgeschieden. Der Koeffizient ist unabhängig von der Zugehörigkeit des Choleretikums zu einer bestimmten chemischen Verbindungsklasse. Ein weiteres Wirkprinzip besteht darin, daß eine Förderung der Cholerese die Verfügbarkeit der Gallensäuren im Duodenum erhöht. Gallensäuren stellen aber physiologische Laxanzien dar und können den Patienten von seinen Oberbauchbeschwerden befreien (Siegers, 1994).

Die ebenfalls diskutierte Beeinflussung des Leberstoffwechsels und der Leberdurchblutung kommen als Ursachen einer Sofortwirkung auf die Gallenfunktion nicht in Betracht, sondern können allenfalls nach Langzeitbehandlung erwartet werden.

Neben der sekretionsfördernden Wirkung haben pflanzliche Gallemittel vielfach spasmolytische, karminative und tonisierende sowie die Darmmotilität fördernde Wirkung. Insbesondere besteht eine Wirkungsverstärkung durch Kombination verschiedener Phytopharmaka insbesondere hinsichtlich der Gallebildung (Choleretika) und der Gallesekretion (Cholagoga = Cholekinetika).

Eine Übersicht über gallewirksame Drogen und die Art ihrer Wirkung gibt Tabelle 7. Die wichtigsten Vertreter der gallewirksamen Drogen gehört zu den Alkaloid-, Ätherisch-Öl-, Scharfstoff- und Bitterstoffdrogen.

- **Alkaloiddrogen**

▲ **BOLDO** *(Pneumus boldus)*

Botanik: Der Boldo-Baum *(Pneumus boldus* Molina; Moniaceae) ist ein immergrüner, bis zu 6 m hoher Baum oder Strauch mit gestielten, eiförmigen oder elliptischen, graugrünen, derben Blättern. Die Unterseite der Blätter ist glatt mit stark hervortretenden Nerven, die Oberseite mit zahlreichen kleinen, hellen Höckern besetzt. Die Blätter besitzen im frischen Zustand einen pfefferminz- oder kampferähnlichen Geruch. *Vorkommen:* Pneumus boldus ist in Chile und Peru beheimatet.

3. Pflanzliche Drogen zur Behandlung von Krankheiten

Tabelle 7. Gallewirksame Alkaloid-, Ätherisch-Öl- und Bitterstoffdrogen

Droge	Haupt-wirkstoffe	Stammpflanze	Wirkung
Anisfrüchte	Ä	Pimpinella anisum L.	sekretomotorisch, spasmolytisch
Artischockenblätter	B	Cynara scolymus	cholagog, choleretisch
Belladonnablätter/ Belladonnawurzel	A	Atropa belladonna	spasmolytisch
Benediktenkraut	B	Cnicus benedictus	speichel- und magensaftsekretionsfördernd
Bitterklee (Fieberklee)	B	Menyanthes trifoliata	speichel- und magensaftsekretionsfördernd
Boldoblätter	A	Pneumus boldus	choleretisch, spasmolytisch
Condurangorinde	B	Condurango marsdenia	magensaftsekretionssteigernd
Dillfrüchte	Ä	Anethum graveolens	spasmolytisch
Engelwurzwurzelstock	Ä	Angelica archangelica	cholagog, magensaftsekretionssteigernd
Erdrauchkraut	A	Fumaria officinalis L.	spasmolytisch, choleretisch, cholekinetisch
Enzianwurzel	B	Gentiana lutea L.	magensaftsekretionssteigernd
Fenchelfrüchte	Ä	Foeniculum vulgare	spasmolytisch, karminativ
Gelbwurz, javanische	S	Curcuma xanthorrhiza	cholagog, cholezystokinetisch antiphlogistisch
Gelbwurzel	S	Curcuma longa	cholagog, cholezystokinetisch antiphlogistisch
Kardamomen	Ä	Elettaria cardamomum	cholagog
Korianderfrüchte	Ä	Coriandrum sativum L.	magensaftsekretionssteigernd, spasmolytisch, karminativ
Kümmelfrüchte/ Kümmelöl	Ä	Carum carvi	spasmolytisch
Löwenzahnwurzel/ Löwenzahnkraut	B	Taraxacum officinale	cholagog, diuretisch
Mariendistelfrüchte	F	Silybum marianum L.	cholagog
Pfefferminzblätter	Ä	Mentha piperita L.	spasmolytisch, cholagog, karminativ
Rettichsaft	S	Raphanus sativus va. niger	choleretisch, motilitätssteigernd
Rosmarin	Ä	Rosmarinus officinalis L.	spasmolytisch
Schafgarbenkraut	Ä (B)	Achillea millefolium	cholagog, spasmolytisch
Ruhrkrautblüten (Sandstrohblüten)	B	Helichrysum arenarium	choleretisch
Schöllkraut	A	Chelidonium majus	cholagog, spasmolytisch
Tausendgüldenkraut	B	Centaurium erythrea	magensaftsekretionssteigernd
Wermutkraut	B	Arthemisia absinthium L.	Anregung der Lipase-, Bilirubin- und Cholesterin-Sekretion

A = Alkaloide, Ä = ätherisches Öl, B = Bitterstoffe, F = Flavonoide, S = Scharfstoffe

Droge: Als Droge (Boldo folium) werden die getrockneten Laubblätter von *Pneumus boldus* Molina verwendet.

Inhaltsstoffe: Die Boldo-Blätter enthalten etwa 20 Aporphinalkaloide. Hauptalkaloid ist mit 1–3% Boldin. Ein weiterer Inhaltsstoff ist das ätherische Öl (ca. 2%) mit unter anderem Ascaridol, Cineol und p-Cymol.

Pharmakologische Eigenschaften: Die Aporphinalkaloide stimulieren die Gallen- und Magensaftsekretion und üben einen choleretischen und spasmolytischen Effekt aus. Ascaridol wirkt hyperämisierend auf die gastrointestinale Schleimhaut. In höheren Konzentrationen wirkt es entzündungserregend und schädigt ZNS und Leber. Aus diesem Grunde dürfen das ätherische Öl und Destillate aus Boldoblättern nicht verwendet werden.

Klinische Studien: Kontrollierte klinische Studien liegen nicht vor. Die Anwendung erfolgt aufgrund therapeutischer Erfahrung.

Nebenwirkungen: Nicht bekannt.
Wechselwirkungen mit anderen Arzneimitteln: Nicht bekannt.
Gegenanzeigen: Verschluß der Gallenwege, schwere Lebererkrankungen.

Anwendung: Zubereitungen aus Boldoblättern eignen sich aufgrund ihrer spasmolytischen Wirkung zur Behandlung dyspeptischer, mit Spasmen einhergehender Beschwerden. Aufgrund der relativ schwachen Wirkung dienen Boldoblätter ausschließlich als Komponente von Kombinationspräparaten und werden als Tee verwendet. *Mittlere Tagesdosis:* 3,0 g Droge.

Unter Beachtung der Gegenanzeigen für die Selbstmedikation geeignet.
Eine Kombination mit anderen Magen-Darm-Mitteln ist sinnvoll.

▲ ERDRAUCH *(Fumaria officinalis)*

Botanik: Der Erdrauch *(Fumaria officinalis;* Papaveraceae) ist eine aufrecht wachsende, einjährige, bis zu 40 cm hohe Pflanze. Die hohlen, bläulich bereiften Stengel sind stark verästelt und tragen im oberen Teil der Pflanze wechselständig angeordnete, graugrüne, doppelt bis dreifach gefiederte Blätter. Die gespornten, rosa bis roten Blüten sind in lockeren Trauben angeordnet und besitzen an der Spitze einen schwarz-roten Fleck. *Blütezeit:* Juni bis Juli. *Vorkommen:* Der Erdrauch ist heimisch in Mitteleuropa bis Rußland sowie den Balkanländern. Er wächst auf Schutthalden, Brachland und in Gärten.

Droge: Als Droge (Fumariae herba) finden die getrockneten, während der Blütezeit gesammelten, oberirdischen Teile von *Fumaria officinalis* Linné sowie deren Zubereitungen Verwendung.

Inhaltsstoffe: Hauptinhaltsstoffe des Erdrauchs sind 0,5–1,5% Isochinolinalkaloide (u. a. Fumarin = Protopin und Cryptopin). Weitere Inhaltsstoffe sind Flavonglykoside (hauptsächlich Rutin), Pflanzensäuren (Chlorogensäure, Kaffeesäure, Fumarsäure u. a.), Schleim und Harze.

Pharmakologische Eigenschaften: Das Fumarin besitzt ausgeprägte spasmolytische, cholekinetische und choleretische Wirkungen. Interessanterweise entfalten wäßrige Extrakte aus *Fumaria officinalis* je nach Konzentration sowohl gallesekretionsfördernde als auch gallesekretionshemmende Wirkungen (Boucard und

Delonca, 1966). Aufgrund dieser Eigenschaften führten französische Autoren den Begriff der „amphocholeretischen" Wirkung des Fumariaextraktes ein.

Klinische Studien: Die im Tierversuch mehrfach belegte amphocholeretische und spasmolytische Wirkung der Fumariaextrakte konnte auch in klinischen Studien nachgewiesen werden, wie z. B. bei 85 Patienten mit Hepato-, Cholezysto- und Cholangiopathien (guter Behandlungserfolg bei 82% der Fälle; Hunold 1975), bei 64 Patienten mit hyper- und hypotonen Dyskinesien der Gallenwege und posthepatischem Syndrom (guter Therapieerfolg bei 75% der Fälle; Zadowsky, 1974), bei 27 Patienten mit Gallenwegsdyskinesien (guter Therapieerfolg bei 81,5% der Fälle; Zacharewicz et al., 1974) und bei 29 Patienten mit Gallenwegsdyskinesien und Polyzystektomiesyndrom (deutliche Besserung der Beschwerden in 80% der Fälle; Widman, 1980).

Nebenwirkungen: Nicht bekannt.
Wechselwirkungen mit anderen Arzneimitteln: Nicht bekannt.
Gegenanzeigen: Keine.

Anwendung: Zubereitungen aus Erdrauchkraut finden Verwendung bei krampfartigen Beschwerden im Bereich der Gallenblase und der Gallenwege sowie des Magen-Darm-Traktes. *Tagesdosis:* Nach der im Bundesanzeiger veröffentlichten Monographie beträgt die mittlere Tagesdosis 6 g Droge.

Zur Selbstmedikation ohne Einschränkungen geeignet.
Die Kombination mit anderen Magen-Darm-Mitteln ist sinnvoll.

▲ SCHÖLLKRAUT *(Chelidonium majus)*

Botanik: Das Schöllkraut (*Chelidonium majus* Linné; Papaveraceae) ist eine ausdauernde Pflanze, die bis zu 1 m hoch werden kann. Die leicht behaarten Stengel sind verzweigt und tragen wechselständig angeordnete, unten gefiederte, oben nur noch fiederspaltige, bläulich-grüne, behaarte Blätter. Die doldenartigen Blütenstände tragen leuchtend goldgelbe Blüten mit 4 Kronblättern und zahlreichen Staubgefäßen. Aus den Blüten entwickelt sich eine lange Frucht mit Samen. Alle Pflanzenteile einschließlich der Wurzel enthalten einen scharf schmeckenden, ätzenden, gelben Milchsaft. *Blütezeit:* März bis November (Hauptblütezeit Mai bis Juni). *Vorkommen:* Das Schöllkraut ist heimisch in Europa sowie in Mittel- und Nordasien. Es wächst an Mauern, Wegrändern, Zäunen und auf Schuttplätzen.

Droge: Als Droge (Chelidonii herba) finden die zur Blütezeit gesammelten, getrockneten, oberirdischen Teile von *Chelidonium majus* Linné Verwendung.

Inhaltsstoffe: Schöllkraut enthält ca. 20 Alkaloide (0,6%), die im Milchsaft der Stengel als Salze der Mekon- und Chelidonsäure vorkommen. Hauptalkaloide sind Chelidonin, Berberin, Chelerythrin und Sanguinarin, Nebenalkaloide Styptolin, Coptisin und Protopin.

Pharmakologische Eigenschaften: Chelidonin besitzt eine etwas schwächere spasmolytische Wirkung als Papaverin, Berberin eine schwach spasmolytische und cholekinetische Wirkung. Die Gesamtdroge wirkt am oberen Verdauungstrakt spasmolytisch. Pharmakologische Studien belegen die cholagoge (Baumann, 1971, 1975; Eichenholz, 1949), die choleretische (Tschaikowski, 1959, Winterhoff et al., in: Reuter, 1995) und die spasmolytische Wirkung (Baumann, 1971; Neumann-Mangoldt, 1977; Vergin, 1977).

Klinische Studien: Klinische Studien liegen insbesondere für schöllkrauthaltige Kombinationspräparate vor. In einer neueren plazebokontrollierten Studie wurde ein Schöllkraut-Monopräparat bei 60 Patienten mit funktionellen Oberbauchbeschwerden und krampfartigen Beschwerden im Bereich der Gallenwege und des Magen-Darm-Traktes auf seine Wirksamkeit untersucht. Signifikant gebessert wurden unter einer Tagesdosis entsprechend 12 mg Chelidonin Galle- und Magenbeschwerden, Blähungen, Übelkeit und Völlegefühl. Eine Wirkung konnte bereits nach 14 Tagen nachgewiesen werden (Letzel, zit. in: Reuter, 1995).

Nebenwirkungen: Nicht bekannt.
Wechselwirkungen mit anderen Arzneimitteln: Nicht bekannt.
Gegenanzeigen: Keine.

Anwendung: Schöllkrautpräparate finden Verwendung bei krampfartigen Beschwerden im Gastrointestinaltrakt. *Tagesdosis:* 2–5 g Droge, in Form von Extrakten entsprechend 12–30 mg Gesamtalkaloide.

Die Kombination mit anderen spasmolytisch wirkenden Gallenwegstherapeutika ist sinnvoll.
Kombinationen mit Anthrachinondrogen können für die Selbstmedikation nicht empfohlen werden.

- **Ätherisch-Öl-Drogen**

Pharmakologische Eigenschaften: Die ätherischen Öle aus Wermut, Kümmel, Fenchel, Pfefferminze, Anis, Rettich und Lavendel regen über eine Vagusreizung die Sekretion der Verdauungssäfte an. Hinsichtlich ihrer Wirkungsstärke ist bei gleicher molarer Konzentration beispielsweise ein Gemisch isolierter Terpene der sekretionsfördernden Wirkung der Dehydrocholsäure überlegen. Die Mehrzahl der Ätherisch-Öl-Drogen zeichnet sich durch eine spasmolytische Wirkung aus. Nach Untersuchungen von Reiter und Brand (1985) hemmen die ätherischen Öle aus *Inula helenium, Carum carvi, Thymus vulgaris, Melissa officinalis* und *Angelica archangelica* die Längsmuskulatur des Ileums am stärksten. Die meisten der die glatte Muskulatur von Trachea und Ileum erschlaffenden Öle wirken stärker auf das Ileum als auf die Trachea.
Positivmonographien liegen für folgende Ätherisch-Öl-Drogen vor: Angelikafrüchte, Anisfrüchte, Kamillenblüten, Kardamomen, Korianderfrüchte, Kümmelfrüchte, Pfefferminzblätter, Rosmarinblätter und Schafgarbenkraut.

▲ **ANIS** *(Pimpinella anisum)*

Angaben zu Botanik, Droge und Inhaltsstoffen s. S. 70

Pharmakologische Eigenschaften (Übersicht bei Zünglein und Schultze 1989): In verschiedenen Tiermodellen wurden die karminativen und spasmolytischen Wirkungen von Anisöl und Anethol nachgewiesen. Weiter wurden für Anisöl cholagoge und die Magensäuresekretion stimulierende Wirkungen nachgewiesen. Sternanisöl entspricht in seinen Wirkungen dem Anisöl.

Klinische Studien: Kontrollierte klinische Studien liegen nicht vor.

Nebenwirkungen: Allergische Reaktionen des Gastrointestinaltraktes.
Wechselwirkungen mit anderen Arzneimitteln: Nicht bekannt.
Gegenanzeigen: Allergie gegen Anethol.

Anwendung: Anisfrüchte und Anisöl finden Verwendung bei dyspeptischen Beschwerden, meist in Form von Kombinationspräparaten. *Tagesdosis:* 3 g Droge entsprechend 0,06 g ätherisches Öl, isoliertes ätherisches Öl 0,3 g.

Zur Selbstmedikation unter Beachtung der Gegenanzeigen geeignet.
Kombinationen mit anderen gallewirksamen und spasmolytisch wirkenden Drogen sind sinnvoll.

▲ ENGELWURZ *(Angelica archangelica)*

Botanik: Engelwurz (*Angelica archangelica* Linné; Apiaceae) ist ein bis zu 2 m hohes Doldengewächs mit hohlem, gerilltem Stengel, der im oberen Bereich gelegentlich purpurrot angelaufen ist. Die mit großen, bauchigen Scheiden versehenen, unterseits blaugrünen Blätter sind ein- bis dreifach gefiedert. Die 20–40strahligen, halbkugeligen Doppeldolden bestehen aus kleinen, grünlichweißen Blüten. *Blütezeit:* Juli bis August. *Vorkommen:* Engelwurz ist heimisch in Mittel- und Osteuropa und wird in Polen und Holland kultiviert.

Droge: Als Droge (Angelicae radix) dienen die getrockneten Wurzeln und Wurzelstöcke von *Angelica archangelica* Linné.

Inhaltsstoffe: Angelica archangelica L. enthält in den Wurzeln Furanocumarine bzw. die Cumarine Xanthotoxin, Imperatorin, Umbelliferon, Angelicin, Archangelin, Archangelicin, Osthol, Umbelliprenin und andere sowie 0,4–0,8% ätherisches Öl mit 70–80% Phellandren.

Pharmakologische Eigenschaften: Angelikawurzel-Extrakte besitzen spasmolytische Wirkungen an der glatten Muskulatur des Gastrointestinaltraktes, fördern die Magensaftsekretion und wirken cholagog. Der karminative Effekt von Angelikawurzelextrakt konnte röntgenologisch nachgewiesen werden (Legowski, 1968).

Klinische Studien: Kontrollierte klinische Studien liegen nicht vor, sondern lediglich Erfahrungsberichte (Wahlström und Blennow, 1978).

Nebenwirkungen: Bei UV-Exposition können durch die photosensibilisierende Wirkung der Furanocumarine Entzündungen der Haut entstehen. Bei Einnahme von Angelikawurzelpräparaten sollte daher auf ausgedehntere Sonnenbäder verzichtet werden.

Wechselwirkungen mit anderen Arzneimitteln: Nicht bekannt.
Gegenanzeigen: Keine.

Anwendung: Zubereitungen aus Angelikawurzel werden zur Behandlung dyspeptischer Beschwerden mit leichten Spasmen des Gastrointestinaltrakts, Völlegefühl und Blähungen eingesetzt. *Tagesdosis:* 4,5 g Droge; bei Verwendung von Fluidextrakten (1:1), Tinktur (1:5) oder ätherischem Öl 1,5–3 g, 1,5 g bzw. 10–20 Tropfen.

Zur Selbstmedikation unter Beachtung der photosensibilisierenden Wirkung geeignet.
Kombinationen mit anderen spasmolytischen und cholagog wirkenden Drogen sind sinnvoll.

▲ KARDAMOM (Elettaria cardamomum)

Botanik: Kardamom, Malabarkardamom (*Elettaria cardamomum* (L.) Maton; Zingiberaceae) ist eine bis zu 4 m hohe Staude. Aus den kräftigen, fleischigen Wurzelstöcken entsprießen mit bis zu 70 cm langen und 8 cm breiten, lineal-lanzettlichen Blättern versehene Scheinstengel. Die langen Blütenstände mit 3–6 gelben Blüten stehen in den Achseln schmaler, 3 bis 4 cm langer Deckblätter. Der unterständige, dreifächerige Fruchtknoten enthält grünlich-graue, stumpf dreikantige, dreifächerige, 1 bis 2 cm lange Kapseln mit den rötlich-braunen, eckigen Samen. *Blütezeit:* Januar bis Mai. *Vorkommen:* Die Pflanze ist heimisch in Südwestindien und wird dort an der Malabarküste und in Mysore sowie auf Sri Lanka und in Guatemala angebaut.

Droge: Als Droge (Cardamomi fructus) werden die getrockneten, fast reifen, grünlich bis gelb-grauen Früchte von *Elettaria cardamomum* (L.) Maton bzw. die von der Kapselhülle befreiten Samen verwendet.

Inhaltsstoffe: Das ausschließlich in der Samenschale lokalisierte ätherische Öl (4%) enthält über 50% 1,8-Cineol, α-Terpineol und Terpenylacetat (ca. 2%).

Pharmakologische Eigenschaften: Im Tierexperiment zeigt das ätherische Öl aus Kardomomfrüchten cholagoge Wirkungen.

Klinische Studien: Klinische Studien liegen nicht vor.

Nebenwirkungen: Nicht bekannt.
Wechselwirkungen mit anderen Arzneimitteln: Nicht bekannt.
Gegenanzeigen: Keine.

Anwendung: Zubereitungen von Kardamomfrüchten finden zur Behandlung dyspeptischer Beschwerden mit Völlegefühl und Meteorismus, meist in Form von Kombinationspräparaten (bevorzugt mit Kümmel und Fenchel) Verwendung.
Tagesdosis: 1,5 g Droge, Tinktur (1:10) mehrmals täglich 40 Tropfen.

Zur Selbstmedikation bei Beachtung der Anwendungsbeschränkungen geeignet. Kombinationen mit anderen karminativen Drogen sind sinnvoll.

▲ KORIANDER (Coriandrum sativum)

Botanik: Der Koriander (*Coriandrum sativum* Linné: Apiaceae) ist eine einjährige, 50 cm hoch werdende Pflanze, die aus einer dünnen Pfahlwurzel aufrechte, im oberen Teil verzweigte Stengel treibt. Die grundständigen Blätter mit breiten Endabschnitten sterben bald ab. Die oberen, 2- bis 3fach gefiederten Blätter laufen in schmallinealische Zipfel aus. Die langgestielten, 3- bis 5strahligen Blütendolden stehen endständig oder in den Achseln der Blätter. Die Blüten sind weiß bis zartrosa. Die kugelig bis oval geformte, etwa 8 mm große Frucht ist eine Spaltfrucht, die nur selten in die beiden Teilfrüchte zerfällt. *Blütezeit:* Juni bis Juli. *Vorkommen:* Der Koriander ist im östlichen Mittelmeerraum heimisch und kommt in Ostasien, Nord- und Südamerika verwildert vor.

Droge: Als Droge finden die getrockneten, reifen Früchte von *Coriandrum sativum* Linné var. *vulgare* (syn.: var. macrocarpum) Alefeld und/oder *microcarpum* de Candolle oder von beiden Varietäten Verwendung.

Inhaltsstoffe: Die Früchte enthalten ca. 0,6% ätherisches Öl, davon 40% in der Fruchtschale, 60% in den Samen. Das ätherische Öl enthält 60–70% (+)-Linalool, ca. 20% Terpenkohlenwasserstoffe, weiter Geraniol, Borneol, Citronellol u. a. sowie verschiedene Ester, Ketone und Aldehyde. Für den wanzenartigen Geruch der Droge ist das trans-Tridecen-(2)-al-(1) verantwortlich.

Pharmakologische Eigenschaften: Das ätherische Öl besitzt eine die Magensaftsekretion stimulierende, karminative und leicht spasmolytische Wirkung.

Klinische Studien: Klinische Studien liegen nicht vor.

Nebenwirkungen: Nicht bekannt.
Wechselwirkungen mit anderen Arzneimitteln: Nicht bekannt.
Gegenanzeigen: Keine.

Anwendung: Korianderfrüchte finden zur Behandlung von Appetitlosigkeit und dyspeptischen Beschwerden Verwendung. *Tagesdosis:* 3 g.

Zur Selbstmedikation ohne Einschränkungen geeignet.
Kombinationen mit anderen Magen-Darm-Mitteln sind sinnvoll.

▲ KÜMMEL *(Carum carvi)*

Botanik: Der Kümmel (*Carum carvi* Linné; Apiaceae) ist ein zweijähriges Doldengewächs mit aufrechtem, gefurchtem, verästeltem Stengel. Die grasgrünen Blätter sind doppelfiederteilig, die Teilblättchen lineal zugespitzt. Die in Doppeldolden angeordneten Blütenstände bestehen aus kleinen, meist weißen Blüten. Die reifen Früchte zerfallen in zwei sichelförmige Teilfrüchte. *Blütezeit:* Mai bis Juni/Juli. *Vorkommen:* Der Kümmel ist heimisch in den östlichen Mittelmeerländern und wird vor allem in Holland, Skandinavien, Deutschland, Dänemark und Ägypten kultviert.

Droge: Als Droge (Carvi fructus, Carvi aetheroleum) werden die reifen getrockneten Früchte von *Carum carvi* Linné verwendet. Kümmelöl wird aus den reifen Früchten von *Carum carvi* Linné durch Wasserdampfdestillation gewonnen.

Inhaltsstoffe: Das ätherische Öl (ca. 4%) enthält als Hauptinhaltsstoff und Geruchsträger 50 bis 63% (+)-Carvon. Weitere Inhaltsstoffe sind ca. 30% D(+)-Limonen und geringere Mengen Dihydrocarvon, Carveol, (+)-Dihydrocarveol, Geraniol, Diacetylfurfural und Perillalkohol sowie 15% fette Öle.

Pharmakologische Eigenschaften: Kümmelöl besitzt spasmolytische Wirkungen an der glatten Muskulatur des Magen-Darm-Traktes (Ammon 1989) und antimikrobielle Eigenschaften.

Klinische Studien: Kontrollierte klinische Studien liegen nicht vor, die Anwendung erfolgt auf der Basis der pharmakologischen Eigenschaften des ätherischen Öls.

Nebenwirkungen: Nicht bekannt.
Wechselwirkungen mit anderen Arzneimitteln: Nicht bekannt.
Gegenanzeigen: Keine.

Anwendung: Kümmel und Kümmelöl werden bei dyspeptischen, mit krampfartigen Schmerzen im Magen-Darm-Bereich, Blähungen und Völlegefühl einhergehenden dyspeptischen Beschwerden verwendet. *Tagesdosis:* 1,5–6 g Droge,

3–6 Tropfen Öl. Zur Linderung der krampfhaften Schmerzen kann Kümmelöl in 10%iger Emulsion in Olivenöl auch auf die Bauchhaut aufgetragen und eingerieben werden[1]).

Zur Selbstmedikation uneingeschränkt geeignet. Bei Kombinationspräparaten muß auf die durch die Kombinationspartner bedingten Nebenwirkungen und Gegenanzeigen geachtet werden! Kombinationen mit anderen gallewirksamen Drogen sind sinnvoll.

▲ **PFEFFERMINZE** *(Mentha piperita)*

Botanik: Die offizinelle Pfefferminze (*Mentha piperita* Linné; Lamiaceae) ist ein Bastard, d. h. ein zufälliges Kreuzungsprodukt aus *Mentha aquatica* und *Mentha spicata* bzw. *Mentha longifolia* und *Mentha suavolens*. Die Pfefferminze wird bis zu 80 cm hoch. Die einfach verzweigten, viereckigen Stengel tragen gegenständig angeordnete länglich-elliptische Blätter, die am Rand grob gezähnt sind. Die rosaroten Blüten stehen in unterteilten, ährenartigen Blütenständen. *Blütezeit:* Juli bis August. *Vorkommen:* Die Pfefferminze ist heimisch in Europa, Asien, den USA und Südamerika. Sie wird in den Balkanländern, England, Italien, Frankreich, Nordamerika und in den GUS-Ländern sowie in Deutschland (Pfalz, Franken, Oberbayern, Thüringen) kultiviert. Die Vermehrung erfolgt durch Ausläufer. Um eine Rückkreuzung zu verhindern, müssen die Pflanzen alle zwei Jahre umgepflanzt werden.

Droge: Als Droge (Menthae piperitae folium) dienen die getrockneten Blätter von *Mentha piperita* Linné. Pfefferminzöl (Menthae piperitae aetheroleum) besteht aus dem durch Wasserdampfdestillation aus den frisch geernteten, blühenden Zweigspitzen gewonnenen ätherischen Öl.

Inhaltsstoffe: Pfefferminzblätter enthalten ca. 1,2% ätherisches Öl mit folgenden Terpenanteilen: 4,5–10% Ester berechnet als Menthylacetat, 44% freie Alkohole berechnet als Menthol und 15–32% Ketone berechnet als Menthon (DAB 10). Die Zusammensetzung der Terpene ist abhängig von der Blattentwicklung und vom Tag-Nacht-Rhythmus der Anbaugebiete.

Pharmakologische Eigenschaften: Pfefferminzöl besitzt spasmolytische Wirkungen an der glatten Muskulatur des Magen-Darm-Traktes (Forster et al., 1981; Ammon 1989). Es hat darüber hinaus cholagoge und karminative Wirkungen und wirkt antibakteriell.

Klinische Studien: Die choleretische und karminative Wirkung sowie die spasmolytische Wirkung von Pfefferminzöl beim Reizkolon wurde in mehreren Studien

---

[1]) Die äußere Anwendung von Kümmelöl beruht auf der Tatsache, daß entwicklungsgeschichtlich aus den Rückenmarksegmenten bestimmte, ebenfalls segmental gegliederte Abschnitte der Haut, der Muskulatur, des Knochensystems und der inneren Organe hervorgegangen sind. Diese Zusammengehörigkeit äußert sich in den sog. *Headschen Zonen:* Über *viszero-kutane Reflexe* wirken sich Reizzustände innerer Organe auf den zugehörigen Haut- und Muskelzonen als Schmerzempfindungen bzw. als Muskelspasmen aus. Umgekehrt ist es möglich, über Hautreize Einfluß auf die Funktionen innerer Organe zu nehmen. So läßt sich über die Fernwirkung im Zusammenhang mit den Headschen Zonen erklären, daß das Einreiben der Nabelgegend mit Kümmelöl zur Spasmolyse und damit zur Entblähung führt.

nachgewiesen (Dew et al., 1984; Leicester und Hunt, 1982; Pasechnik, 1966; Rees et al., 1979).

Nebenwirkungen: Nicht bekannt (Menthae folium, Menthae aetheroleum).

Wechselwirkungen mit anderen Arzneimitteln: Nicht bekannt (Menthae folium, Menthae aetheroleum).

Gegenanzeigen: Verschluß der Gallenwege bei Gallensteinleiden, Gallenblasenentzündungen und schwere Leberschäden (nur für Menthae aetheroleum).

Anwendung: Pfefferminzblätter werden in Form von Tee und Tinktur bei krampfartigen Beschwerden im Magen-Darm-Trakt und den Gallenwegen verwendet. *Mittlere Tagesdosis:* 1,5–3 g Droge, Pfefferminzöl wird ebenfalls bei krampfartigen Beschwerden im Magen-Darm-Trakt verwendet. *Tagesdosis:* 6–12 Tropfen.

Zur Selbstmedikation unter Beachtung der Gegenanzeigen bei Pfefferminzöl geeignet. Kombinationen mit anderen krampflösenden und verdauungsfördernden Drogen sind sinnvoll.

▲ ROSMARIN *(Rosmarinus officinalis)*

Botanik: Rosmarin (*Rosmarinus officinalis* Linné; Lamiaceae) ist ein immergrüner, bis 1,50 m hoher Strauch. Die aufsteigenden Zweige sind mit schmalen, bis 3 cm langen, ungestielten, ledrigen und am Rand nach unten eingerollten Blättern besetzt. Die Blüten stehen endständig in Scheintrauben. Die blaßblauen bis weißen Blüten besitzen 2 lang herausragende Staubblätter. *Blütezeit:* Mai bis Juni.

Vorkommen: Die Pflanze ist heimisch im gesamten Mittelmeerraum und wird in Südosteuropa, Frankreich, Spanien, Portugal und Nordafrika angebaut.

Droge: Als Droge (Rosmarini folium) werden die während und nach der Blüte gesammelten frischen oder getrockneten Laubblätter von *Rosmarinus officinalis* Linné verwendet.

Inhaltsstoffe: Bezogen auf die getrocknete Droge, enthalten Rosmarinblätter 1,2–2,5% ätherisches Öl mit 15–30% 1,8-Cineol, 5–10% Campher und (–)-Camphen, 10–20% (+)-Borneol sowie Bornylacetat und α- und β-Pinen. Weitere Inhaltsstoffe sind Rosmarinsäure, die Diterpensäure Carnosolsäure, Triterpensäuren (u. a. Ursolsäure und Oleanolsäure) und Flavone (Apigenin, Luteolin, Genkwanin, Diosmetin u. a.).

Pharmakologische Eigenschaften: Tierexperimentell konnte für Rosmarinöl eine spasmolytische Wirkung an den Gallenwegen nachgewiesen werden. Hof und Ammon (zit. in Ammon, 1989) wiesen am Meerschweinchendarm eine Hemmung der durch Acetylcholin induzierten Kontraktion durch Rosmarinöl nach. Von den Einzelkomponenten des Öles waren Cineol und Bornylacetat an der Hemmwirkung beteiligt, während α- und β-Pinen in Abwesenheit von Acetylcholin eine Kontraktionssteigerung hervorriefen. Blutspiegelbestimmungen von Rosmarinöl nach oraler Applikation (Kovar et al., 1986) haben gezeigt, daß therapeutische Dosen nur $1/_{20}$ der Konzentrationen erzeugen, die in vitro zur Spasmolyse erforderlich sind. Auf der Basis dieser Befunde wird diskutiert, daß ätherische Öle lokal im oberen Gastrointestinaltrakt, also möglicherweise noch vor Übertritt der Ölkomponenten in das Blut, wirksam werden (Ammon, 1989).

Klinische Studien: Kontrollierte klinische Studien mit Rosmarinzubereitungen und ätherischem Rosmarinöl liegen nicht vor.

3.5 Gastrointestinaltrakt 129

Nebenwirkungen: Nicht bekannt.
Wechselwirkungen mit anderen Arzneimitteln: Nicht bekannt.
Gegenanzeigen: Keine.

Anwendung: Als schwach wirksames Mittel werden Zubereitungen aus Rosmarinblättern bei dyspeptischen Beschwerden vorwiegend als Komponente von Kombinationspräparaten verwendet. Tagesdosis: 4–6 g Droge, 15 Tropfen Tinktur (1:5).
Zur Selbstmedikation ohne Einschränkungen geeignet.
Kombinationen mit anderen gallewirksamen und spasmolytisch wirksamen Drogen sind sinnvoll.

▲ SCHAFGARBE *(Achillea millefolium)*

Botanik: Die Schafgarbe (*Achillea millefolium* Linné s. l.; Asteraceae) ist eine ausdauernde, bis 60 cm hohe Pflanze, die im Frühjahr aus dem kriechenden Wurzelstock eine grundständige Blattrosette und danach einen blütentragenden Sproß entwickelt. Der markige, außen behaarte oder kahle Stengel trägt zwei- bis dreifach fiederschnittige Blätter. Die im oberen Teil angeordneten Blütenstände bilden rispige Scheindolden aus. Die etwa 5 mm langen und 3 mm breiten Blütenköpfchen besitzen dachziegelartig angeordnete Hüllkelchblätter. Die Scheinblüten der Köpfchen sind weiß bis gelblich, die Zungenblüten weiß, rosa oder rot gefärbt. *Blütezeit:* Juni bis Oktober. *Vorkommen:* Die Schafgarbe ist in Deutschland, Italien, den Balkanländern und in Rußland heimisch. Sie ist sehr widerstandsfähig gegen Hitze und Kälte und wächst auf Wiesen und Weiden sowie an Weg- und Feldrändern.

Droge: Als Droge (Millefolii herba) dienen die aus den frischen oder getrockneten, zur Blütezeit geernteten oberirdischen Teile von *Achillea millefolium* Linné s. l. sowie deren Zubereitungen. Schafgarbenblüten bestehen aus den getrockneten Blütenständen (Doldenrispen) von *Achillea millefolium* Linné s. l.

Inhaltsstoffe: Die zahlreichen Biotypen der Pflanze unterscheiden sich in ihrer Fähigkeit zur Bildung von Azulenen. So sind die hexa- und octaploiden Rassen azulenfrei, während die tri- und tetraploiden Rassen Azulene enthalten. Die Herbadroge enthält u. a. die azulenogenen Guajanolide Achillicin, 8-Angeloxyartabsin und 2,3-Dihydroxyacetoxymatrizin, die zur Klasse der Sesquiterpenlactone gehörenden nichtazulenogenen Guajanolide Achillin, 8-Hydroxy- und 8-Acetoxyachillin und die bitter schmeckenden Analogen Leucodin und Matricarin. Während die azulenogenen Verbindungen bei der Destillation im ätherischen Öl bis zu 40 % Chamazulen liefern, entsteht aus den nicht-azulenogenen Verbindungen das sog. Grünazulen, das eine ähnliche Wirkung besitzt wie das Chamazulen. Weitere Inhaltsstoffe sind 3-Oxa-Guajanolide, Eudesmanolide, Longipinene und Germacren(-olid)e. Schließlich enthält das Schafgarbenkraut Flavonoide wie Apigenein, Luteolin, 7-O-Glykoside, Flavonmethylether und Isorhamnetin sowie Betain, Stachydrin (Prolin-Betain) und trans-4-Hydroxy-Stachydrin (= Achillein = Betonicin).

Pharmakologische Eigenschaften: Eine entzündungshemmende Wirkung von Schafgarbenextrakt wiesen Goldberg et al. (1969) nach. Die antiphlogistische Wirkung der Schafgarbe ist u. a. auf die Proazulene zurückzuführen. Sie übertrifft die von Matricin z. B. im „Croton-Oil-Eartest" (Kastner et al., 1993). Eine spasmolytische Wirkung besitzen die wasserlöslichen Apigenin- und Luteolin-O-glykoside. Den Betainen wird eine cholagoge Wirkung nachgesagt. Für Schafgarbenextrakte sind choleretische und cholekinetische Wirkungen durch pharmakologische Untersuchungen belegt (Schlemmer, 1968). Eine Sekretion der Verdauungssäfte (Magen, Pankreas, Galle) bewirken schließlich die mehrheitlich zu den Sesquiterpenlactonen gehörenden Bitterstoffe.

Klinische Studien: Kontrollierte klinische Studien mit Schafgarbenpräparaten liegen nicht vor. Die therapeutische Anwendung erfolgt aufgrund der therapeutischen Erfahrung und auf der Basis pharmakologischer Untersuchungen.

Nebenwirkungen: Nicht bekannt.
Wechselwirkungen mit anderen Arzneimitteln: Nicht bekannt.
Gegenanzeigen: Allergie gegen Schafgarbe und andere Korbblütler.

Anwendung: Schafgarbe findet Verwendung zur Behandlung von Appetitlosigkeit und dyspeptischen Beschwerden. *Tagesdosis:* 4,5 g Schafgarbenkraut, 3 g Schafgarbenblüten, 3 Teelöffel Frischpflanzenpreßsaft.

Zur Selbstmedikation unter Beachtung der Gegenanzeigen geeignet.
Kombinationen mit anderen Magen-Darm-Mitteln sind sinnvoll.

- **Scharfstoffdrogen**

Scharfstoffdrogen steigern die Speichelsekretion und beeinflussen auf reflektorischem Wege die Magensaftsekretion und die Peristaltik des Darmes. Nach strukturellen Kriterien lassen sie sich vier Hauptgruppen zuordnen: O-Methoxy(Methyl)-phenol-Verbindungen (z. B. in *Curcuma xanthorrhiza* und *Curcuma longa*), Säureamidverbindungen, Senföle (z. B. in *Raphanus sativus*) und Sulfidverbindungen. Wesentlich für die Scharfwirkung scheint die Existenz zweier Zentren mit beweglichen π-Elektronen zu sein. Während das eine Zentrum aus einer Amid-, Keton-, Aldehyd-, Allyl- oder Rhodanidgruppe besteht, zeichnet sich das zweite Zentrum durch ein aromatisches oder ein vinylisches System aus. Für die Stärke der Scharfwirkung scheint der Abstand beider Zentren eine Rolle zu spielen.

Zwei zu den Zingiberaceae mit O-Methoxy(Methyl)-phenol-Gruppierung gehörende Vertreter sind *Curcuma xanthorrhiza* L. und *Curcuma longa* L.

▲ **GELBWURZ, JAVANISCHE** *(Curcuma Xanthorrhiza)* (Übersicht: Maiwald und Schwantes, 1991)

Botanik: Die Javanische Gelbwurz (*Curcuma xanthorrhiza* Roxburgh; Zingiberaceae) ist eine ausdauernde, krautige Pflanze mit knollig verdicktem Rhizom und walzenförmigen Seitentrieben. Aus der Hauptknolle entspringt ein Blattbündel mit Niederblättern und im oberen Teil lanzettlichen, bis 1 m langen Laubblättern. Die Blätter zeichnen sich durch ausgeprägte fiedernervige Blattadern und einen langen, scheidenförmigen Blattstiel aus. Die gelben, in den Achseln großer Deckblätter stehenden Blüten bilden einen bis 20 cm langen Blütenstand. Sie sind im unteren Teil trichterförmig verwachsen und haben eine 3zipflige Krone.
Vorkommen: Die *Curcuma xanthorrhiza* ist heimisch in Java und Südchina.

Droge: Als Droge (Curcumae xanthorrhizae rhizoma) dienen die in Scheiben geschnittenen, getrockneten, knolligen Wurzelstöcke von *Curcuma xanthorrhiza* Roxburgh (Syn.: *Curcuma xanthorrhiza* D. Dietrich).

Inhaltsstoffe: Die Droge enthält ca. 5% ätherisches Öl mit ca. 85% 1-Cycloisoprenmyrcen, dem phenolischen Sesquiterpen Xanthorrhizol und 4-Toluylmethylcarbinol sowie 1,2–2% der nicht wasserdampfflüchtigen Verbindungen Curcumin und Monodesmethoxycurcumin.

Pharmakologische Eigenschaften: Curcumin und Desmethoxycurcumin wirken direkt auf die Bildung von Galleflüssigkeit und cholezystokinetisch (Galleausschüttung durch Curcuma-induzierte Kontraktion der Gallenblase), das ätherische Öl choleretisch. Da letzteres einen aromatisch-scharfen und bitteren Geschmack hat, könnte für diesen Inhaltsstoff ein ähnlicher Wirkungsmechanismus angenommen werden wie für die Bitterstoffe (Maiwald und Schwantes, 1991).

Klinische Studien: Zur Wirksamkeit von *Curcuma xanthorrhiza* liegen zahlreiche Untersuchungen und Erfahrungsberichte vor (Maiwald und Schwantes, 1991). Berichte zur therapeutischen Wirksamkeit finden sich vor allem in älteren Arbeiten und einer Studie von Dorn (1991).

Nebenwirkungen: Bei längerem Gebrauch bzw. Überdosierung können Magenschleimhautreizungen auftreten.
Wechselwirkungen mit anderen Arzneimitteln: Nicht bekannt.
Gegenanzeigen: Verschluß der Gallenwege und Gallensteine.
Anwendung: Bei dyspeptischen Beschwerden mit Völlegefühl und Meteorismus.
Tagesdosis: 2 g Droge.

Zur Selbstmedikation unter Beachtung der Nebenwirkungen und Gegenanzeigen geeignet. Kombinationen mit anderen gallewirksamen Drogen sind sinnvoll.

▲ GELBWURZEL *(Curcuma longa)*

Botanik: Die Gelbwurzel (*Curcuma longa* Linné; Zingiberaceae) ist eine ausdauernde *Curcuma*-Art, die sich von *C. xanthorrhiza* im Habitus nur geringfügig unterscheidet. *Vorkommen:* Die Pflanze ist heimisch im tropischen Asien und Afrika. Sie findet sich nicht mehr in Wildvorkommen, sondern nur noch in Kulturen.

Droge: Die Droge (Curcumae longae rhizoma) besteht aus den fingerförmigen, zuweilen knollenförmigen, nach dem Ernten gebrühten und getrockneten Wurzelstöcken von *Curcuma longa* Linné (Syn.: Curcuma domestica Valeton).

Inhaltsstoffe: Der Curcuma-longa-Wurzelstock enthält ca. 3–4% ätherisches Öl mit 1-Cycloisomyrcen als Hauptbestandteil. Das im Rhizom von *C. xanthorrhiza* vorkommende Xanthorrhizol ist in *C. longa* nicht enthalten. Der Gehalt an Curcuminen ist mit 3–4% höher als der in *C. xanthorrhiza*. Zusätzlich zu Curcumin und Monodesmethylcurcumin enthält *C. longa* Bisdesmethoxycurcumin, das keine choleretische und cholekinetische Wirkung besitzt.

Pharmakologische Eigenschaften: s. *Curcuma xanthorrhiza*.

Klinische Studien: Klinische Studien mit *Curcuma longa* liegen nicht vor, die therapeutische Anwendung erfolgt auf der Basis der pharmakologischen Eigenschaften der Inhaltsstoffe.

Nebenwirkungen: s. *C. xanthorrhiza.*
Wechselwirkungen mit anderen Arzneimitteln: Nicht bekannt.
Gegenanzeigen: s. *C. xanthorrhiza.*

Anwendung: Zubereitungen aus Gelbwurzel finden Verwendung bei dyspeptischen Beschwerden mit Völlegefühl und Meteorismus. *Tagesdosis:* 1,5–3 g Droge.

Zur Selbstmedikation unter Beachtung der Nebenwirkungen und Gegenanzeigen geeignet. Kombinationen mit anderen galletreibenden Mitteln sind sinnvoll.

▲ RETTICH, SCHWARZER *(Raphanus sativus)*

Botanik: Der Rettich (*Raphanus sativus* Linné var. *niger* (Miller) S. Kerner; Brassicaceae) ist eine meist einjährige, krautige, bis 1 m hoch wachsende Pflanze mit rübenförmig verdickter Wurzel und einem aufrechten Stengel. Die Grundblätter sind fiederteilig mit großen Endabschnitten. Die weißen oder violetten Blüten sind vierteilig und stehen in lockeren Trauben. Der Rettich bildet eine bis 9 cm lange Schotenfrucht aus. *Blütezeit:* Mai bis Juli. *Vorkommen:* Der schwarze Rettich ist im Mittelmeergebiet heimisch und wird in Mitteleuropa kultiviert.

Droge: Die Droge (Raphani sativi radix) besteht aus der frischen Wurzel von *Raphanus sativus* Linné var. *niger* (Miller) S. Kerner und/oder von *Raphanus sativus* Linné ssp. *niger* (Miller) De Candolle var. *albus* De Candolle.

Inhaltsstoffe: Die Rettichwurzel enthält genuin Glucosinolate wie Glucobrassicin und Sinapin, die bei der Wasserdampfdestillation Allyl- und Butylsenföl liefern, außerdem ätherisches Öl.

Pharmakologische Eigenschaften: Extrakte aus Rettichwurzel fördern die Gallesekretion und die Motilität im Magen-Darm-Trakt. Die Senfölglykoside bzw. die daraus entstehenden Senföle haben antimikrobielle Eigenschaften.

Klinische Studien: Kontrollierte klinische Studien liegen nicht vor. Die Anwendung erfolgt auf der Basis der pharmakologischen Eigenschaften der Inhaltsstoffe.

Nebenwirkungen: Gelegentlich können Magenbeschwerden auftreten.
Wechselwirkungen mit anderen Arzneimitteln: Nicht bekannt.
Gegenanzeigen: Gallensteine.

Anwendung: Zubereitungen aus Rettichwurzel werden bei dyspeptischen Beschwerden, vor allem bei Dyskinesien der Gallenwege, eingesetzt. *Tagesdosis:* 50–100 ml Preßsaft.

Zur Selbstmedikation unter Beachtung der Gegenanzeigen geeignet.

• Bitterstoffdrogen

Für die Behandlung dyspeptischer Beschwerden haben insbesondere die **Amara pura** (z. B. Gentianae radix) und die **Amara aromatica** (z. B. Absinthii herba und Aurantii pericarpium) Bedeutung. Bitterstoffe besitzen häufig eine terpenoide Struktur (Monoterpene: Iridoide vom Typ des Aucubins, Verbenalins und Asperulosids [bes. in *Gentiana-* und *Olea*-Arten]; Sesquiterpene: Verbindungen der

3.5 Gastrointestinaltrakt

Germacranolid-, Eudesmanolid-, Eremophilanolid-, Guajanolid- und Ambrosanolid-Reihe [bes. in Asteraceae]; Diterpene: Abietan-, Kauran-, Pimaran- oder Labdan-Struktur [z. B. Carnosol aus *Salvia officinalis* und Marrubiin aus *Marrubium vulgaris*]; Triterpene und Seco-Triterpene: Verbindungen mit meist tetracyclischer Struktur [z. B. Cucurbitane aus *Bryonia*-Arten und Limonoide aus *Citrus*-Arten und *Quassia amara*). Das Condurangin aus *Marsdenia condurango* besitzt ein Pregnangerüst, andere Bitterstoffe gehören zu den Flavanglykosiden (Naringin und Neohesperidin aus *Citrus*-Arten), Phloroglucinderivaten (z. B. Humulon und Lupulon aus Hopfen), Trisacchariden (Gentianose aus Enzian) sowie Alkaloiden (z. B. Chinin aus Chinarinde).

Bitterstoffe regen wie die ätherischen Öle über den Nervus vagus reflektorisch die Speichel- und Magensaftsekretion an (enzephalische Phase). Im Magen unterstützen die Bitterstoffe die durch den Speisebrei in Gang gesetzte gastrische Phase der Sekretion mit der Freisetzung von Gastrin. Gastrin wiederum wirkt auf humoralem Wege sekretionssteigernd, verstärkt die Motorik von Magen und Darm und regt die Bildung von Pankreassaft an. Amann und Maiwald (1988) konnten durch Messung der gastralen Proteolyse zeigen, daß Bitterstoffe auch auf lokalem und humoralem Weg die Freisetzung von Gastrin und eine Pepsinogenaktivierung induzieren. Eine bei den Bitterstoffdrogen mögliche Nebenwirkung ist das Auftreten hyperazider Magenbeschwerden.

Als Maß für die Stärke des bitteren Geschmacks dient der **Bitterwert**. Er ist definiert als reziproker Wert der Konzentration einer Droge, in der diese eben noch bitter schmeckt (Beispiele in Tabelle 8). Die sekretionssteigernde Wirkung von Bitterstoffdrogen ist im wesentlichen vom Bitterwert der Droge abhängig. Zu beachten ist, daß durch sehr hohe Dosen von Bitterstoffen auch eine Hemmung der Sekretion und des Appetits erzielt werden kann. Der bittere Geschmack entsteht nach Bindung der Bitterstoffe an Rezeptoren im Geschmacksgrübchen des hinteren Zungenabschnittes (Abb. 11). Jeder Bitter-Rezeptor besitzt zwei aktive Zentren, von denen der eine einen Protonendonator und der andere einen Protonenacceptor verkörpert. Beim Bitterstoff liegen die gleichen Verhältnisse vor und die Bindung des Bitterstoffs an den Rezeptor erfolgt über Wasserstoffbrücken. Bei einer bestimmten Mindestkonzentration des Bitterstoffs (10^{-3}–10^{-6} Mol/l) wird die Empfindung „bitter" im Wahrnehmungszentrum der Großhirnrinde ausgelöst.

Tabelle 8. Bitterwerte von Bitterstoffdrogen

Droge	Bitterwerte
Quassiae lignum	40 000–50 000
Gentianae radix	10 000–30 000
Absinthii herba	10 000–25 000
Condurango cortex	15 000
Centaurii herba	2 000–10 000
Menyanthidis folium	4 000–10 000
Marrubii herba	3 000
Aurantii imm. pericarpium	6 000–2 500
Cardui benedicti herba	800–1 500
Chinae cortex	1 000

Geschmacksknospe
B = Basalzelle
G = Geschmacksgrübchen
P = Geschmacksporus
R = Rezeptorzelle
N = Nerv

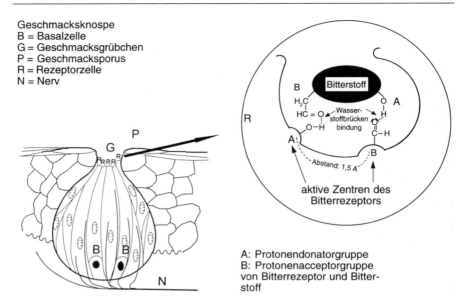

Abb. 11. Bindung von Bitterstoffen an Bitterrezeptoren im Geschmacksgrübchen der Geschmacksknospe.

▲ **ARTISCHOCKE** *(Cynara scolymus)* (Übersicht: Brand, 1990; Ernst, 1995)

Botanik: Die Artischocke (*Cynara scolymus* Linné; Asteraceae) ist ein bis zu 2 m hohes distelartiges Kraut mit ein- bis zweifach fiederschnittigen, ca. 80 cm langen und 40 cm breiten Laubblättern. Die Blätter sind an der Oberseite hellgrün und glatt, an der Unterseite graufilzig behaart. Die Blütenköpfe erreichen einen Durchmesser von 5 cm. Der Blütenboden ist stark fleischig und vom eiförmigen Hüllkelch mit dachziegelartig angeordneten, am Grunde ebenfalls fleischigen Hüllkelchblättern umgeben. Alle röhrenförmigen Einzelblüten mit blau, lila oder weißlichen Kronblättern sind zwittrig. *Vorkommen:* Die Artischocke ist heimisch in den Mittelmeerländern und wird in Italien, Spanien, Frankreich und Kalifornien kultiviert.

Droge: Die Droge (Cynarae folium) besteht aus den frischen oder getrockneten Laubblättern von *Cynara scolymus* Linné.

Inhaltsstoffe: Die Laubblätter enthalten die Sesquiterpenlactone Cynaropikrin, Grosheimin und Cynaratriol, Caffeoylchinasäuren, sowie die Flavonoide Luteolin, Cynarosid, Scolymosid und Cynarotriosid. 1,5-Di-O-Caffeoylchinasäure = Cynarin ist genuin in der Droge nur in Spuren enthalten und wird erst im Verlauf der Herstellung galenischer Präparationen durch Umesterung aus 1,3-Dicaffeoylchiansäure gebildet.

Pharmakologische Eigenschaften: In verschiedenen Tiermodellen konnten mit Artischockenextrakten choleretische und cholekinetische Effekte nachgewiesen werden (Übersicht bei Kirchhoff et al., 1994). Böhm (1959) erzielte bei Ratten mit Artischockenextrakt eine Steigerung der Galleproduktion um 20–40%. In einer plazebokontrollierten, gekreuzten Doppelblindstudie konnte mittels Intraduodenalsonde bei gesunden Probanden durch einen standardisierten Artischockenextrakt nachgewiesen werden, daß innerhalb von 30 Minuten nach Applikation einer Einzeldosis die Gallesekretion um 127,3% anstieg. 60 Minuten nach Applikation betrug die Steigerung 151,5% (Kirchhoff et al., 1993, 1994).

Klinische Studien: Auch in klinischen Studien konnten unter der Therapie mit Artischockenextrakt eine Steigerung der Cholerese, ein cholekinetischer Effekt, eine Zunahme der duodenalen Gallensekretion, eine Besserung der nicht durch Ulzera bedingten Dyspepsie und eine Zunahme der fäkalen Gallensäureausscheidung nachgewiesen werden (Übersicht: Kirchhoff et al., 1994).

Nebenwirkungen: Nicht bekannt.

Wechselwirkungen mit anderen Arzneimitteln: Nicht bekannt.

Gegenanzeigen: Allergie gegen Artischocken und andere Korbblütler, Verschluß der Gallenwege.

Anwendung: Dyspeptische Beschwerden. *Tagesdosis:* 6 g Droge.

Zur Selbstmedikation unter Beachtung der Gegenanzeigen geeignet.
Kombinationen mit anderen cholagogen Drogen sind sinnvoll.

▲ BENEDIKTENKRAUT *(Cnicus benedictus L.)*

Botanik: Das Benediktenkraut (*Cnicus benedictus* Linné; Asteraceae) ist eine einjährige, bis 50 cm hoch wachsende Distelpflanze mit im unteren Teil borstigen, im oberen Teil drüsig behaarten, verzweigten Stengel. Die gestielten, grundständigen Blätter sind bis 30 cm lang, schrotsägezähnig oder fiederspaltig und stachelig spitz. Sie besitzen eine grob netzartige Nervatur und sind zottig behaart. Die mittleren und oberen Blätter sind sitzend bis stengelumfassend. Die gelben, von großen Außenhüllblättern umgebenen Röhrenblüten stehen einzeln am Ende der Stengel. Der Blütenboden ist seidig behaart. *Blütezeit:* Juni bis Juli. *Vorkommen:* Das Benediktenkraut ist heimisch im Mittelmeergebiet, in Kleinasien und im südlichen Nordamerika. Es wird in Europa und Amerika kultiviert.

Droge: Als Droge (Cnici benedicti herba) dient das aus den getrockneten Blättern und oberen Stengelteilen einschließlich Blütenständen von *Cnicus benedictus* Linné bestehende Kraut.

Inhaltsstoffe: Benediktenkraut enthält ca. 0,3% ätherisches Öl und ca. 0,25–0,4% Bitterstoffe. Hauptbitterstoff ist das Cnicin, ein ungesättigtes Sesquiterpendihydroxylacton vom Germacrantyp mit einem Bitterwert von 300000. Als weiteren Bitterstoff enthält die Droge das Sesquiterpenclacton Artemisiifolin.

Pharmakologische Eigenschaften: Die Bitterstoffe der Droge fördern die Speichel- und Magensaftsekretion. Cnicin besitzt aufgrund seiner α-Methylen-γ-lacton-Gruppierung eine entzündungshemmende Wirkung.

Klinische Studien: Kontrollierte klinische Studien liegen nicht vor. Die Anwendung erfolgt auf der Basis der für Bitterstoffdrogen nachgewiesenen Eigenschaften.

Nebenwirkungen: Nicht bekannt.

Wechselwirkungen mit anderen Arzneimitteln: Nicht bekannt.

Gegenanzeigen: Keine.

Anwendung: In Form von Kombinationspräparaten bei Appetitlosigkeit und dyspeptischen Beschwerden. *Tagesdosis:* 4 bis 6 g Droge.

Zur Selbstmedikation ohne Einschränkungen geeignet.
Kombinationen mit anderen Bitterstoffdrogen oder Magen-Galle-Mitteln sind sinnvoll.

▲ BITTERKLEE *(Menyanthes trifoliata L.)*

Botanik: Der Bitter- oder Fieberklee (*Menyanthes trifoliata* Linné; Menyanthaceae) ist eine ausdauernde, bis 30 cm hoch wachsende, krautige Pflanze. Die langgestielten, bis 10 cm langen Laubblätter sind 3zählig. Die trichterförmigen, weißen oder blaßrötlichen Blüten mit 5zähliger Krone bilden am Ende eines unbeblätterten Schaftes einen traubigen Blütenstand. Die zurückgerollten Zipfel der Blütenblätter sind an der Innenseite behaart. *Blütezeit:* Mai bis Juni. *Vorkommen:* Der Bitterklee ist heimisch in ganz Europa, Asien und in den nördlichen USA längs der Rocky Mountains bis nach Kalifornien.

Droge: Die Droge (Menyanthis folium) besteht aus den Laubblättern von *Menyanthes trifoliata* Linné.

Inhaltsstoffe: Die Droge enthält die Secoiridoid-Bitterstoffglykoside Foliamenthin, Menthiafolin, 7′,8′-Dihydrofoliamenthin und Swerosid sowie das Loganin vom Bervenalintyp. Weitere Inhaltsstoffe sind die bitter schmeckenden Monoterpenalkaloide wie u. a. Gentianin und Gentianidin.

Pharmakologische Eigenschaften: Zubereitungen des Bitterklees wirken aufgrund der Bitterstoffe (Bitterwert der Droge ca. 4000) fördernd auf die Speichelsekretion und reflektorisch auf die Magensaftproduktion.

Klinische Studien: Kontrollierte klinische Studien liegen nicht vor. Die therapeutische Anwendung erfolgt auf der Basis der pharmakologischen Eigenschaften der Bitterstoffe.

Nebenwirkungen: Nicht bekannt.
Wechselwirkungen mit anderen Arzneimitteln: Nicht bekannt.
Gegenanzeigen: Keine.

Anwendung: Zubereitungen von *Menyanthes trifoliata* finden Verwendung bei Appetitlosigkeit und dyspeptischen Beschwerden. *Tagesdosis:* 1,5–3 g Droge.

Zur Selbstmedikation uneingeschränkt geeignet.
Fintelmann et al. (1993) empfehlen die Verwendung von Fieberklee als freie Rezeptur.
Kombinationen mit anderen Bitterstoffdrogen sind sinnvoll.

▲ CONDURANGO *(Marsdenia cundurango)* (Übersicht: Koch-Heitzmann, 1987)

Botanik: Condurango (*Marsdenia cundurango* Reichenb. fil.; Asclepiadaceae) ist ein lianenartiger Baum mit einem Stammdurchmesser von bis zu 10 cm. Die stark behaarten Blätter sind derb eiförmig, ca. 10 cm lang und 7 cm breit und stehen kreuzgegenständig. Die kleinen, glockenförmigen Blüten mit fünfteiliger Krone sind zu doldenförmigen Blütenständen vereinigt. *Vorkommen:* Der Kletterstrauch ist heimisch in den Kordilleren, in Ecuador, Peru und Kolumbien. Er wird in Ostafrika kultiviert.

Droge: Als Droge (Condurango cortex) dient die getrocknete Rinde der Zweige und Stämme von *Marsdenia cundurango* Reichenb. fil.

Inhaltsstoffe: Condurangorinde enthält 1–2% des aus mindestens 8 von einem Pregnanderivat der Digitanolgruppe abgeleiteten Esterglykosidgemischs, das als Condurangin bezeichnet wird. Das Bitterstoffgemisch zeichnet sich durch paradoxe Löslichkeitseigenschaften aus. Die durch Extraktion mit kaltem Wasser erhaltene klare Lösung trübt sich beim Erwärmen und erstarrt bei 40 °C zu einer Gallerte. Dieser Vorgang ist bei Abkühlung reversibel.

Pharmakologische Eigenschaften: Zubereitungen aus Condurangorinde regen als Bitterstoffpräparate reflektorisch die Magensaftsekretion an.

Klinische Studien: Kontrollierte klinische Studien liegen nicht vor. Die Anwendung erfolgt auf der Basis der Eigenschaften von Bitterstoffen und der therapeutischen Erfahrung.

Nebenwirkungen: Nicht bekannt.
Wechselwirkungen mit anderen Arzneimitteln: Nicht bekannt.
Gegenanzeigen: Keine.

Anwendung: Zubereitungen aus Condurangorinde finden Verwendung bei Appetitlosigkeit und in Kombination mit anderen Bittermitteln und Stomachika bei dyspeptischen Beschwerden. *Mittlere Tagesdosis:* 3 g Droge.
Zur Selbstmedikation ohne Einschränkungen geeignet.
Kombinationen mit anderen Bitterstoffdrogen sind sinnvoll.

▲ ENZIAN *(Gentiana lutea L.)*

Botanik: Der (Gelbe) Enzian (*Gentiana lutea* Linné; Gentianaceae) ist eine ausdauernde Pflanze mit bis armdicken, gering verzweigten, geringelten Pfahlwurzeln, aus denen sich eine Rosette grundständiger, elliptischer Blätter entwickelt. Nach 4–8 Jahren treibt ein bis 1,40 m hoher, hohler, fingerdicker, im oberen Teil geriefter Stengel aus. Er trägt gekreuzt gegenständige, große, elliptische, bläulich-grüne, mit starken Bogennerven durchzogene Blätter, deren Stiele nach oben hin immer kürzer werden. Die in reichblütigen Scheinquirlen angeordneten gelben Blüten stehen in den Achseln der oberen Laubblätter. Die Blütenkrone ist fast bis zum Grund 5- bis 6teilig. *Blütezeit:* Juni bis August. *Vorkommen:* Der Gelbe Enzian ist heimisch in den Deutschen Alpen, den Gebirgen Frankreichs, Spaniens und Kleinasiens, im Appennin und in den Karpaten.

Droge: Als Droge (Gentianae radix) werden die getrockneten, nicht fermentierten Wurzeln und Wurzelstöcke von *Gentiana lutea* Linné verwendet.

Inhaltsstoffe: Enzianwurzeln enthalten Bitterstoffglykoside mit Secoiridoidgrundstruktur wie Gentiopikrin (2–3,5%; BW = 12000) und Amarogentin (0,15–0,20%; BW = 58000000). Weitere Inhaltsstoffe sind das schwach bitter schmeckende Trisaccharid Gentianose (Fru 2 →1α Gl6 →1βGl; BW = 120) und die gelb gefärbten Xanthone Gentisin und Isogentisin sowie deren Glykoside.

Pharmakologische Eigenschaften: Pharmakologische Studien sind im Zusammenhang mit anderen Bitterstoffen durchgeführt worden (Moorhead, 1955)

Klinische Studien: Kontrollierte klinische Studien liegen nicht vor.

Nebenwirkungen: In seltenen Fällen Kopfschmerzen bei empfindlichen Personen.
Wechselwirkungen mit anderen Arzneimitteln: Nicht bekannt.
Gegenanzeigen: Magen- und Zwölffingerdarmgeschwüre.

Anwendung: Zubereitungen aus Enzianwurzel werden zur Behandlung dyspeptischer Beschwerden mit Völlegefühl und Blähungen sowie bei Appetitlosigkeit verwendet. *Tagesdosis:* 2–4 g Droge; *Einzeldosis:* 1 g Droge.
Zur Selbstmedikation unter Beachtung der Gegenanzeigen geeignet.
Kombinationen mit anderen Bitterstoffdrogen sind sinnvoll.

▲ **LÖWENZAHN** *(Taraxacum officinale)* (Übersicht bei Czygan, 1990)

Botanik: Der Löwenzahn (*Taraxacum officinale* G. H. Weber ex Wigger s. l.; Asteraceae) ist eine ausdauernde, sehr formenreiche Pflanze. Sie ist mit ihrer kräftigen, in zahlreiche Nebenwurzeln verzweigten, bis zu 50 cm langen Pfahlwurzel im Boden verankert. Sie entwickelt eine grundständige Rosette mit 10–20 bis zu 25 cm langen, lanzettlichen, stark gelappten und grob gezähnten Blättern. An einzelnen oder zu mehreren zusammenstehenden, aufrechten, hohlen Blütenschäften sitzen die leuchtend gelben Blütenkörbchen, aus denen sich später die kleinen, braun-gelblichen oder hellbraunen Früchte mit einer weißen, strahlenförmig ausgebreiteten, fallschirmartigen Haarkrone entwickeln. Die ganze Pflanze enthält einen weißen Milchsaft. *Blütezeit:* April bis Juni. *Vorkommen:* Der Löwenzahn ist auf der nördlichen Erdhalbkugel verbreitet und wurde nach Südamerika eingeschleppt. Er wächst auf Wiesen und Weiden, an Wegrändern und in lichten Wäldern.

Droge: Als Droge (Taraxaci radix cum herba) dient die zur Blütezeit gesammelte Pflanze von *Taraxacum officinale* G. H. Weber ex Wigger s.l.

Inhaltsstoffe: Der Löwenzahn enthält Inulin, Sterole (Taxasterol), Flavonglykoside und die bitter schmeckenden Sesquiterpene vom Eudesmanolid- und Germacranolid-Typ Tetrahydroridentin B, Taraxacolid, Taraxinsäure- und 11,13-Dihydrotaraxinsäureglucoside.

Pharmakologische Eigenschaften: In einigen tierexperimentellen Untersuchungen wurde eine cholagoge Wirkung der Droge nachgewiesen. Die magensaftsekretionsfördernde Wirkung der Droge beruht auf ihrem Gehalt an Bitterstoffen.

Klinische Studien: Kontrollierte klinische Studien liegen nicht vor.

Nebenwirkungen: Aufgrund des Gehaltes an Bitterstoffen können durch eine Steigerung der Magensaftsekretion Magenbeschwerden hervorgerufen werden.
Wechselwirkungen mit anderen Arzneimitteln: Nicht bekannt.
Gegenanzeigen: Verschluß der Gallenwege, Gallenblasenempyem.

Anwendung: Zubereitungen aus Löwenzahnwurzel mit -kraut finden Verwendung zur Behandlung von dyspeptischen Beschwerden und Appetitlosigkeit. *Tagesdosis:* 3–4 g Droge auf 1 Tasse Wasser als Abkochung.
Zur Selbstmedikation unter Beachtung der Gegenanzeigen geeignet.
Kombinationen mit anderen verdauungsfördernden Drogen sind sinnvoll.

▲ **TAUSENDGÜLDENKRAUT** *(Centaurium erythrea Rafn)*

Botanik: Das Tausendgüldenkraut (*Centaurium erythrea* Rafn; Gentianaceae) ist ein bis zu 50 cm hoch werdendes ein- oder zweijähriges Kraut. Es besitzt einen aufrechten, im oberen Teil verzweigten, 4kantigen Stengel. Die unteren Blätter bilden eine grundständige Rosette. Die länglich eiförmigen oder lanzettlichen, mit Längsadern versehenen Stengelblätter sind kreuzgegenständig angeordnet. Im oberen Teil der Pflanze sitzen die gabelförmig angeordneten, doldenrispigen Blüten. Die von einem 5zipfligen Kelch umgebenen 5zipfligen Blüten öffnen sich bei Sonneneinstrahlung sternförmig. *Blütezeit:* Juli bis September. *Vorkommen:* Das Tausendgüldenkraut ist heimisch in ganz Europa, in Persien, Nordafrika, den Balkanländern und in Nordamerika.

Droge: Als Droge (Centaurii herba) dienen die getrockneten, oberirdischen Teile blühender Pflanzen von *Centaurium erythrea* Rafn. und *Centaurium minus* Moench (Syn: *Centaurium umbellatum* Gilibert, *Erythrea Centaurium* [Linné] Persoon).

Inhaltsstoffe: Das Kraut der blühenden Pflanzen enthält in relativ geringen Konzentrationen Gentiopikrin, Swertiamarin, Centapikrin, Desacetylcentapikrin und Swerosid. Den höchsten Bitterwert haben die Blüten mit einem Bitterwert von ca. 12 000. Es folgen die Blätter und Stengel mit Bitterwerten von ca. 4 000 und ca. 1 300. Der Bitterwert der Droge ist fast ausschließlich durch die im Fruchtknoten lokalisierten Bitterstoffe Centapikrin und Desacetylcentapikrin bedingt (Bitterwerte von je ca. 4 000 000). Tausendgüldenkraut enthält außerdem geringe Mengen an Pyridin- und Actinidin-Alkaloiden.

Pharmakologische Eigenschaften: Die Bitterstoffe bewirken reflektorisch eine gesteigerte Magensaftsekretion.

Klinische Studien: Kontrollierte klinische Studien liegen nicht vor.

Nebenwirkungen: Nicht bekannt.

Wechselwirkungen mit anderen Arzneimitteln: Nicht bekannt.

Gegenanzeigen: Keine.

Anwendung: Tausendgüldenkraut-Zubereitungen werden zur Behandlung dyspeptischer Beschwerden und bei Appetitlosigkeit eingesetzt. *Tagesdosis:* 6 g Droge, 1–2 g Drogenextrakt.

Zur Selbstmedikation ohne Einschränkung geeignet.
Kombinationen mit anderen Bitterdrogen sind sinnvoll.

▲ WERMUT (*Artemisia absinthium* L.)

Botanik: Der Wermut (Artemisia absinthium Linné; Asteraceae) ist ein ausdauernder, bis 1,20 m hoher Halbstrauch mit aufrechten, später verholzenden und stark verästelten, markhaltigen Stengeln. Die Pflanze ist dicht behaart und erscheint dadurch silbergrau. Die langgestielten bodenständigen Blätter sind 3fach fiederteilig, die kürzer gestielten unteren Stengelblätter 2fach fiederteilig. Der Blütenstengel trägt die in Rispen stehenden, zahlreichen, halbkugeligen, nickenden, hellgelben Blütenköpfchen. *Blütezeit:* Juli bis September. *Vorkommen:* Der Wermut ist heimisch in Nordafrika und Südeuropa bis Kaschmir und Sibirien. Er wird in Deutschland, Italien, Frankreich, Spanien, in den Balkanländern, den GUS-Staaten und den USA angebaut.

Droge: Als Droge (Absinthi herba) dienen die getrockneten, zur Blütezeit gesammelten oberen Sproßteile und Laubblätter oder die getrockneten basalen Laubblätter oder eine Mischung der aufgeführten Pflanzenteile von *Artemisia absinthium* Linné.

Inhaltsstoffe: Die Blätter des Wermut enthalten ca. 0,3%, die Blüten ca. 0,15% Bitterstoffe. Hauptverbindungen sind die isomeren Sesquiterpenlactone Absinthin und Anabsinthin. Sie besitzen eine dimere Guajanolid-Struktur. Das Absinthin, das in der frischen Pflanze in einer Konzentration von ca. 0,2% vorkommt, besitzt einen Bitterwert von 12 700 000. Ein maximaler Bitterstoffgehalt wird in der Pflanze zur Zeit der Blüte erreicht. Durch Wasserdampfdestillation werden 0,25–1,3% eines dunkelgrün bis blau gefärbten ätherischen Öles erhalten, dessen Farbe durch Chamazulen bedingt ist. Chamazulen entsteht bei der Wasserdampfdestillation aus dem genuin im Wermut enthaltenen Artabsin. Hauptbestandteile des ätherischen Öls sind 3–10% (+)-Thujon, 25–75% Thujylalkohol, ferner cis-Epoxycimen, trans-Sabinylacetat und Chrysantenylacetat. Wermutkraut enthält weiter Flavonoide (Kämpferol- und Quercetinglykoside) und Phenolcarbonsäuren.

Pharmakologische Eigenschaften: Extrakte aus Absinthi herba regen nach Baumann (1975) vor allem die Lipase-, Bilirubin- und Cholesterol-Sekretion an.

Klinische Studien: Kontrollierte klinische Studien liegen nicht vor. Die Anwendung beruht im wesentlichen auf den pharmakologisch-experimentellen Untersuchungen sowie auf der therapeutischen Erfahrung.

Nebenwirkungen: Nicht bekannt.
Wechselwirkungen mit anderen Arzneimitteln: Nicht bekannt.
Gegenanzeigen: Keine.

Anwendung: Zubereitungen aus Wermutkraut finden Verwendung zur Behandlung von Appetitlosigkeit und dyspeptischen Beschwerden. *Tagesdosis:* 2–3 g Droge als wäßriger Auszug.

Zur Selbstmedikation ohne Einschränkungen geeignet.
Kombinationen mit anderen Bitterstoffdrogen sind sinnvoll.

- **Flavonoid-Drogen**

▲ **MARIENDISTEL** *(Silybum marianum)*

Die Mariendistel (*Silybum marianum* Linné; Asteraceae) ist eine ein- oder zweijährige, bis ca. 1,50 m hoch werdende Pflanze mit ungestielten, glänzend dunkelgrünen, an den Adern weißgefleckten Blättern. Der Blattrand ist wellig gebuchtet und stachelig spitz. Die 5 bis 8 cm langen Blütenköpfchen tragen rotviolette Röhrenblüten, die von abstehenden, nach oben eingerollten Hüllblättern mit gelblichen, scharfen Dornen umgeben sind. Die Mariendistel blüht von Juli bis August. Sie ist in Südosteuropa, Kleinasien und Nordafrika heimisch und wird als Arzneipflanze kultiviert.

Droge: Als Droge dienen die reifen, vom Pappus (Haarkranz) befreiten Früchte von *Silybum marianum* [L.] Gaertner (Syn. Carduus marianus Linné).

Inhaltsstoffe: Die Früchte der Mariendistel enthalten die Flavanolignane Silybin (Silybinin), Isosilybinin, Silydianin und Silychristin. Das Isomerengemisch wird auch als Silymarin bezeichnet. Die Isomeren unterscheiden sich nur durch eine unterschiedliche Anknüpfung des Coniferylalkohols an das Flavonolgerüst des Taxifolins.

Pharmakologische Eigenschaften: Pharmakologische Untersuchungen sind mit Silymarin und mit dessen Hauptkomponente Silybinin durchgeführt worden (Übersicht bei Reuter, 1992). Die hauptsächlichen Wirkungen der Isomeren des Silymarinkomplexes betreffen die Permeabilität von Zellmembranen (Membranstabilisierung und Blockierung spezifischer Membranrezeptoren), die Antagonisierung der Wirkung freier Radikale (Interaktion mit Radikalen, Hemmung der Lipidperoxidation) und die Regeneration von Lebergewebe (Stimulierung der Proteinbiosynthese). Aufgrund dieser Eigenschaften entfalten Zubereitungen aus Mariendistelsamen im Tierexperiment eine protektive Wirkung gegenüber Umweltgiften (polyzyklische Kohlenwasserstofffe, Benzpyren, organische Phosphorsäurederivate, Ethanol und Tetrachlorkohlenstoff), gegenüber Arzneimitteln (Paracetamol, Azathioprin, Indomethacin, Isoniazid, Lorazepam, Tolbutamid, Clofibrat, Östradiol und Halothan). Das isolierte Silybinin wird als Antidot bei Vergiftungen mit Knollenblätterpilzen eingesetzt. Mariendistelzubereitungen besitzen eine cholagoge Wirkung.

Klinische Studien: *Silybum marianum* besitzt nur eine relativ schwache cholagoge Wirkung (Baumann et al., 1971). Durch Kombination mit anderen gallewirksamen Drogen, wie z. B. *Chelidonium majus* und *Curcuma xanthorrhiza,* kommt es jedoch zu einer signifikanten Steigerung von Gallevolumen und Bilirubinausscheidung (Baumann et al., 1971). Zu entsprechenden Ergebnissen führten die Untersuchungen von Sturm (1977).

Nebenwirkungen: In seltenen Fällen wird eine laxierende Wirkung von Mariendistelzubereitungen beobachtet.
Wechselwirkungen mit anderen Arzneimitteln: Nicht bekannt.
Gegenanzeigen: Keine.

Anwendung: Mariendistelzubereitungen werden, meist in Form von Kombinationen, zur Behandlung dyspeptischer Beschwerden eingesetzt. *Mittlere Tagesdosis:* 12–15 g Droge.
Zur Selbstmedikation ohne Einschränkung geeignet.
Kombinationen mit anderen gallewirksamen Drogen sind sinnvoll.

- **Cholagog/choleretische Wirkung von Drogenkombinationen**

Die Mehrzahl der gallewirksamen Drogen übt nur eine relativ schwache Wirkung auf die Gallesekretion aus. Die Wirkung kann jedoch durch Kombination mehrerer cholagog/choleretischer Drogen überproportional verstärkt werden. Untersuchungen zur Wirkungsverstärkung durch Kombination sind von Baumann et al. (1971) an einer Suspension von *Silybum marianum, Chelidonium majus* und *Curcuma xanthorrhiza* durchgeführt worden. Von den Komponenten der Suspension hatten lediglich *Curcuma* und *Chelidonium* eine gute cholagog/choleretische Wirkung (Steigerung des Gallevolumens um ca. 50%). Die Kombination der drei Drogen der Suspension ergab dagegen eine Steigerung des Gallevolumens um 369% und der Bilirubinausscheidung um 285% gegenüber den Einzeldrogen. Auch Untersuchungen von Sturm (1977) ergaben eine deutliche Steigerung der cholagog/choleretischen Wirkung pflanzlicher Drogen bei Kombination. Am Beispiel eines Kombinationspräparates konnte neben der sekretionsfördernden Wirkung (Knof und Maiwald, 1984) auch ein direkter Effekt auf die Gallenblasenkinetik nachgewiesen werden (Matzkies 1988).

3.5.2 Akute Gastritis

3.5.2.1 Pathophysiologische Grundlagen

Die akute Magenschleimhautentzündung mit den Symptomen Völlegefühl, Sodbrennen, Aufstoßen, Appetitlosigkeit, Schmerzen im Oberbauch, Krämpfen, Durchfall oder Verstopfung, Erbrechen und Blähungen, kann als Folge schwerer Traumen, Verbrennungen und Erkrankungen, nach Operationen und nach Einnahme schleimhautschädigender Medikamente auftreten oder durch Gifte (Bakterientoxine, verdorbene Speisen) und Alkohol sowie durch Überempfindlichkeit gegenüber Milch und andere tierische Eiweiße bedingt sein.

Für die Entstehung der meisten akuten Schleimhautentzündungen spielt die Anwesenheit von Säure im Magenlumen eine Rolle. Schutz gegen den Angriff von Säure bietet die vom Magen produzierte Schleimhautbarriere aus Schleim und Hydrogencarbonat, die intakte Durchblutung der Schleimhaut, der intakte Energiestoffwechsel und die Bildung von Prostaglandinen. Die schwere akute Gastritis ist eine Folge des Zusammenbruchs der Schleimhautbarriere und einer Störung der Mikrozirkulation der Schleimhaut mit Ischämie und nachfolgenden Läsionen im Bereich der säureproduzierenden Schleimhaut. Durch nichtsteroidale entzündungshemmende Pharmaka, wie z. B. Aspirin, wird die Prostglandinsynthese gehemmt.

3.5.2.2 Arzneipflanzen und Drogen

Zur Abklärung der Ursachen einer akuten Gastritis ist eine ärztliche Untersuchung dringend erforderlich, um den Übergang der akuten in die chronische Form zu verhindern. Eine Selbstbehandlung mit Phytopharmaka sollte erst nach eingehender Untersuchung auf Empfehlung des Arztes durchgeführt werden. Als Sofortmaßnahme zur Linderung seiner Beschwerden kann der Patient die aus Kamille *(Matricaria chamomilla)*, Pfefferminze *(Mentha piperita)* und Zitronenmelisse *(Melissa officinalis)* hergestellten Zubereitungen anwenden.

▲ **KAMILLE** *(Chamomilla recutita)*

Allgemeine Angaben zur Kamille s. S. 89.

Pharmakologische Eigenschaften: Das Azulen besitzt eine stark entzündungshemmende, das (-)α-Bisabolol eine antiseptische und kurativ antiulzerogene Wirkung. Kamillentee und akoholische Kamillenextrakte enthalten spasmolytisch wirkende Flavonglykoside (Schilcher, 1987).

Klinische Studien: Kontrollierte klinische Studien liegen nicht vor, die Anwendung erfolgt auf der Basis der pharmakologischen Untersuchungen der Inhaltsstoffe und der therapeutischen Erfahrung.

Nebenwirkungen: Nicht bekannt.
Wechselwirkungen mit anderen Arzneimitteln: Nicht bekannt.
Gegenanzeigen: Keine.

Anwendung: Kamillen-Zubereitungen finden Verwendung bei entzündlichen Erkrankungen des Magen-Darm-Traktes mit spastischen Beschwerden, insbesondere in Form des Tees. *Tagesdosis:* 10–15 g Droge.

Zur Selbstmedikation bei akuter Gastritis als Sofortmaßnahme geeignet. Es sollte jedoch umgehend eine ärztliche Untersuchung angestrebt werden.
Eine Kombination mit Pfefferminz- und Melissenblättern ist sinnvoll.

▲ **PFEFFERMINZE** *(Mentha piperita)*

Allgemeine Angaben zur Pfefferminze s. S. 127.

Pharmakologische Eigenschaften: Die Pfefferminze besitzt aufgrund ihres Gehaltes an ätherischem Öl mit den Terpenen Menthol, Menthon, Menthofuran und Jasmon neben der bereits erwähnten spasmolytischen, cholagogen und choleretischen Wirkungen antiseptische Eigenschaften.

Anwendung: Aufgrund der anästhesierenden Wirkung von Menthol findet Pfefferminze in Form von Tee (1 Eßlöffel + 1 Tasse kochendes Wasser, 10 Minuten zugedeckt ziehen lassen, mehrmals eine Tasse trinken) als Mittel gegen Übelkeit und Erbrechen, bei pathologischen Zersetzungsprozessen im Magen und bei abnormen Gärungszuständen Verwendung. *Tagesdosis:* 3–6 g Droge.

Zur Selbstmedikation bei akuter Gastritis als Sofortmaßnahme geeignet. Es sollte jedoch umgehend eine ärztliche Untersuchung angestrebt werden.
Eine Kombination mit anderen Magen-Darm-Mitteln ist sinnvoll.

▲ **ZITRONENMELISSE** *(Melissa officinalis)*

Allgemeine Angaben zur Melisse s. S. 181.

Pharmakologische Eigenschaften: Ektrakte aus Melissenblättern besitzen karminative Wirkungen, die auf die spasmolytischen und antibakteriellen Eigenschaften der Bestandteile des ätherischen Öls zurückgeführt werden.

Klinische Studien: Klinische Studien liegen nicht vor, die Anwendung erfolgt auf der Basis der pharmakologischen Eigenschaften.

Anwendung: Melissenblätter finden vorwiegend in Teemischungen (z. B. zusammen mit Pfefferminzblättern und Kamillenblüten) bei funktionellen Magen-Darm-Beschwerden mit Meteorismus Verwendung. *Tagesdosis:* 8–10 g Droge.

Zur Selbstmedikation bei akuter Gastritis als Sofortmaßnahme geeignet. Es sollte jedoch umgehend eine ärztliche Untersuchung angestrebt werden.

3.5.3 Irritables Kolon (Reizkolon)

3.5.3.1 Pathophysiologische Grundlagen

Bei dieser Erkrankung handelt es sich um Störungen der motorischen und/oder sekretorischen Funktion des Kolons. Sie entstehen im Gefolge von seelischen Spannungen, larvierten Depressionen, Angstzuständen sowie, in selteneren Fällen, aufgrund von Nahrungsmittelunverträglichkeiten. Als begünstigender Faktor wird die ballaststoffarme Ernährung der westlichen Industrieländer angenommen. Die Symptome des irritablen Kolons sind Schmerzen, die entlang des gesamten Kolons auftreten können. Prädilektionsstellen für den Schmerz sind die Flexuren und das Sigma. Der Schmerz tritt häufig nach der Nahrungsaufnahme auf und wird von Blähungen begleitet. Häufig sind Obstipation oder Durchfall bzw. ein kurzfristiger Wechsel zwischen Obstipation und Durchfall.

3.5.3.2 Arzneipflanzen und Drogen

Eine kausale Therapie des Reizkolons ist nicht möglich. Symptomatische Maßnahmen bestehen neben einer entsprechenden Diät (ballaststoffreiche Nahrung), in der Gabe abführender Mittel wie Leinsamen, Flohsamen und indischen Flohsamenschalen (siehe Obstipation) sowie von karminativ wirkenden Zubereitungen aus Kümmel und Fenchel (s. S. 126) und schließlich in der Anwendung von Kamillentee.

3.5.4 Obstipation

3.5.4.1 Pathophysiologische Grundlagen

Unter den bei uns üblichen Ernährungsbedingungen beträgt die normale Stuhlfrequenz 1- bis 2mal täglich bis einmal alle 3 Tage. Eine nicht auf organische Ursachen (entzündliche Stenose, Divertikulitis, Afteraffektionen, Rektumprolaps, Neoplasma) zurückzuführende Obstipation ist häufig psychisch bedingt. So tritt eine Obstipation häufig bei einem Ortswechsel (Urlaub), nach dem Genuß ungewohnter Nahrung, nach Aufregung oder im Verlauf von Krankheiten auf. Die akute Obstipation ist meist von kurzer Dauer. Die Ursachen einer länger andauernden Störung der Darmentleerung sollten unbedingt durch eine ärztliche Untersuchung abgeklärt werden.

3.5.4.2 Arzneipflanzen und Drogen

Zur Therapie der Obstipation stehen zum einen die Quellmittel Flohsamen, indische Flohsamenschalen und Leinsamen und zum anderen die antiadsorptiv und hydragog wirkenden darmstimulierenden Anthrachinondrogen Aloe, Kap-Aloe, Faulbaumrinde, Rhabarber und Sennesblätter/-früchte zur Verfügung. Die Quellmittel führen über eine Volumenzunahme des Darminhalts zur Auslösung eines Dehnungsreflexes und regen auf diese Weise die Darmperistaltik an. Sie können auch bei Durchfällen eingesetzt werden, da sie durch Flüssigkeitsbindung die Transitzeit normalisieren können.

Zur Selbstmedikation sollten grundsätzlich nur Quellmittel bei einer Anwendungsbeschränkung auf wenige Tage eingesetzt werden. Bei länger andauernder Störung der Stuhlentleerung sollten die Ursachen unbedingt durch eine ärztliche Untersuchung abgeklärt werden.

▲ **FLOHSAMENKRAUT** *(Plantago psyllium)*

Botanik: Das Flohsamenkraut (*Plantago indica* Linné; Plantaginaceae) ist eine bis 30 cm hoch werdende, einjährige Pflanze mit schmalen, linealischen, gegenständigen Blättern. Der Blattrand und die Stengel sind mit dornartigen Haaren

3.5 Gastrointestinaltrakt

besetzt. Die am oberen Stengel nach außen stehenden Blütenstengel tragen am Ende kugelförmige Blüten, aus denen sich die braun bis schwarzbraun gefärbten, glänzenden, länglich-elliptischen bis länglich-eiförmigen, 2 bis 3 mm langen und 0,7 bis 1,5 mm breiten Samen entwickeln. Diese weisen an der Bauchseite eine Längsfurche mit kreisförmigem, hellem, häutigem Fleck auf. *Blütezeit:* Juli bis September. *Vorkommen:* Das Flohsamenkraut ist in ganz Europa, Nord- und Mittelasien verbreitet.

Droge: Als Droge (Psylli semen) finden die getrockneten reifen Samen von *Plantago psyllium* Linné (Syn.: *Plantago afra* Linné) und von *Plantago indica* Linné (Syn.: *Plantago arenaria* Waldstein et Kitaibel) mit einer Quellungszahl von mindestens 10 Verwendung.

Inhaltsstoffe: Die Samenepidermis enthält 10–12%, aus Xylose, Arabinose, Rhamnose, Galaktose und Galakturonsäure bestehenden Schleim, der in kaltem Wasser löslich ist.

Pharmakologische Eigenschaften: Aufgrund ihres Schleimgehaltes wirken die Flohsamenschalen als Gleit- und Füllmittel. Durch die Quellung der Samen nimmt das Volumen des Darminhaltes zu und löst so einen Dehnungsreflex aus, der die Darmperistaltik anregt und die Transitzeit verkürzt.

Klinische Studien: Kontrollierte klinische Studien liegen nicht vor.

Nebenwirkungen: In seltenen Fällen können allergische Reaktionen auftreten.
Wechselwirkungen mit anderen Arzneimitteln: Die Resorption gleichzeitig eingenommener Arzneimittel kann verzögert werden.
Gegenanzeigen: Darmverschluß sowie Strikturen der Speiseröhre.

Anwendung: Flohsamen finden als mildes Abführmittel bei Obstipation Verwendung. Die Wirkung tritt meist erst nach längerer Einnahme ein. *Tagesdosis:* 10–30 g Droge (1 Glas Wasser auf 5 g Droge).

Zur Selbstmedikation unter Beachtung der Wechselwirkungen und Gegenanzeigen geeignet.

▲ FLOHSAMENKRAUT, INDISCHES *(Plantago ovata)*

Botanik: Das Indische Flohsamenkraut (*Plantago ovata* Forsskal; Plantaginaceae) unterscheidet sich vom Flohsamenkraut im wesentlichen durch die etwas größeren Samen, die hellbraun bis rosa gefärbt sind. *Vorkommen:* Das Indische Flohsamenkraut ist in Indien heimisch.

Droge: Als Droge dient die Epidermis mit angrenzenden kollabierten Schichten von Plantago ovata Forsskal (Syn.: *Plantago isphagola* Roxburgh).

Inhaltsstoffe und Pharmakologische Eigenschaften siehe *Plantago psyllium.*

Klinische Studien: Kontrollierte klinische Studien liegen nicht vor, wohl aber ärztliche Erfahrungsberichte (Fintelmann, 1987, 1989, 1990b).

Nebenwirkungen/Wechselwirkungen mit anderen Arzneimitteln/Gegenanzeigen und Anwendung siehe *Plantago psyllium.*

Tagesdosis: 4–20 g Droge (1 Glas Wasser auf 5 g Droge)

Zur Selbstmedikation unter Beachtung der Wechselwirkungen und Gegenanzeigen geeignet.

3.5.5 Sommer- und Reisediarrhoen, Lebensmittelvergiftungen

3.5.5.1 Pathophysiologische Grundlagen

Diarrhoen sind in der Mehrzahl der Fälle bakteriell oder viral bedingt. Sie entstehen meist plötzlich und sind in der Regel unabhängig von der Art der aufgenommenen Nahrung. Diarrhoen, d. h. häufige und gesteigerte Entleerungen breiigen oder wäßrigen Stuhls, können u. a. bedingt sein durch schleimhautreizende Nahrungsmittel, Arzneimittel, Allergene, Krankheitskeime, Toxine, Enzymmangel oder als Folge einer akuten Vergiftung bzw. einer hormonal oder medikamentös (z. B. durch Antibiotika) bedingten Beschleunigung der Magen-, Dünn- und/oder Dickdarmpassage auftreten. Folgen andauernder Diarrhoen sind Wasser- und Elektrolytverluste und unter Umständen Störungen im Säure-Basen-Haushalt.

Als relativ harmlos ist die sog. **Sommerdiarrhoe** auf der Basis eines Virusinfektes oder einer Infektion mit enterotoxischen Formen der Coli-Bakterien einzustufen. Insbesondere bei Kindern kann es in der heißen Jahreszeit zu derartigen akuten Magen-Darm-Erkrankungen kommen, die nur kurze Zeit andauern (Eintagsdurchfall). Bei der sogenannten **Reisediarrhoe** ist häufig neben den viralen und bakteriellen Infektionen auch eine Nahrungsumstellung, z. B. mit einem Überangebot kohlenhydratreicher Kost mit Gärungsprozessen im Dünn- und vor allem auch im Dickdarm (Gärungsdypepsie), und eine streßbedingte Übererregbarkeit des Gastrointestinaltraktes Ursache des ungeformten Stuhls.

Lebensmittelvergiftungen werden am häufigsten durch Salmonellen, *Staphylococcus aureus, Bacillus cereus, Clostridium botulinum, Clostridium perfringens Typ A* und Listerien hervorgerufen. Einen Überblick über Inkubationszeiten, Dauer der Erkrankung, Symptome und häufigste Vergiftungsquellen gibt Tabelle 9. Die durch Salmonellen der Enteritis-Gruppe hervorgerufenen Salmonellosen zeichnen sich durch eine kurze Krankheitsdauer aus. Komplikationen wie Sepsis, Meningitis und Osteomyelitis sind äußerst selten. Die Erkrankung ist in der Regel von kurzer Dauer. Eine symptomatische Behandlung ist ausreichend.

Bacillus cereus ist ein ubiquitärer Bodenkeim und wird besonders in Reisprodukten häufig nachgewiesen. Er bildet zwei Enterotoxine. Die Therapie erfolgt symptomatisch, die Anwendung von Antibiotika ist kontraindiziert.

Clostridium botulinum erzeugt Toxine, die in 7 Typen eingeteilt werden können. Sie stellen die stärksten bakteriellen Toxine dar, die derzeit bekannt sind. Das Toxin ist hitzelabil und wird durch längeres Kochen zerstört. Unter anaeroben Bedingungen wird es von *C. botulinum* vor allem in verdorbenen Lebensmitteln produziert. Durch Hemmung der Acetylcholinfreisetzung an den Nervenendplatten des peripheren Nervensystems wirkt es neurotoxisch. Als Folge dieser Reaktion kommt es zur Lähmung der Muskulatur, der Tod tritt schließlich durch Lähmung der Atemmuskulatur ein. Bei den ersten Anzeichen eines Botulismus (Akkommodationsstörungen, Mydriasis und abgeschwächte oder aufgehobene Pupillenreflexe, Doppelbilder und Ptosis) ist eine sofortige Klinikeinweisung erforderlich. Die Therapie besteht aus Giftelimination mittels Magenspülung, Gabe von Aktivkohle und Abführmitteln und der möglichst frühzeitigen Gabe von trivalentem Antitoxin gegen Typ A, B und E vom Pferd.

Tabelle 9. Charakteristika von Lebensmittelvergiftungen (nach Bundeszentrale für gesundheitliche Aufklärung und Bundesgesundheitsamt)

Erreger	Inkubationszeit	Krankheitsdauer	Symptome	Verantwortliche Lebensmittel
Salmonellen der Enteritisgruppe	5–72 Stunden	einige Tage	Durchfall, Bauchschmerzen, Schüttelfrost, Fieber, Erbrechen	Geflügel, rohe Eier und damit hergestellte Speisen
Staphylococcus aureus	1–7 Stunden	1–2 Tage	plötzliche Übelkeit, Erbrechen, Durchfall, Bauchkrämpfe, Schweißausbruch, allgemeine Schwäche	Fleisch und Fleischprodukte, Geflügel, Milch, Käse, Soßen, Puddings, Dressings
Bacillus cereus	8–16 Stunden	1 Tag	Übelkeit, wäßriger Durchfall, Bauchkrämpfe, bisweilen Erbrechen	stundenlang warmgehaltener Reis, Eierspeisen, Puddings, Soßen, zerkleinerte, erhitzte Fleischerzeugnisse
Clostridium botulinum	2 Stunden bis 6 Tage	bis 8 Monate	Kopfschmerzen, Scluck-, Seh- und Atemstörungen, ohne Gegenmittel tödlich verlaufend	unzureichend erhitztes Fleisch, eingemachte Gemüse, große Knochenschinken
Clostridium perfringens	8–24 Stunden	1–2 Tage	Durchfall, bisweilen Erbrechen	bei Zimmertemperatur oder langsam ausgekühlte Fleisch- und Geflügelgerichte
Listeria monocytogenes	7–70 Tage	u. U. einige Wochen	Fieber, Übelkeit, Durchfall, Hirnhautentzündungen, Fehlgeburten	Rohmilchprodukte, rohes Fleisch, rohes Gemüse, Salat

Die verschiedenen Typen von *Clostridium perfringens* werden unter anderem auch bei Lebensmittelvergiftungen gefunden. Sie zeichnen sich durch charakteristische Toxine aus, deren jedes aus verschiedenen Partialgiften besteht, die teils hämo- oder zytotoxische, teils allgemeingiftige Eigenschaften besitzen. Während der im Zusammenhang mit Lebensmittelvergiftungen auftretende Keim nur zu kurzfristigen Krankheitssymptomen führt, wird durch *C. perfringens* Typ A auch der Gasbrand hervorgerufen. Zur Behandlung einer Lebensmittelvergiftung mit *C. perfringens* reicht eine symptomatische Behandlung aus.

Die durch *Listeria monocytogenes* (grampositive Stäbchen) hervorgerufene Listeriose betrifft besonders Schwangere, Neugeborene und ältere Menschen. Listerien sind ubiquitär in der Natur vorhanden und können durch direkten Kontakt mit Tieren und über Tierprodukte wie Milch und Milchprodukte (besonders durch Camembert) auf den Menschen übertragen werden. Listerien können sich bei niedrigen Temperaturen bis +4 °C, also auch bei Aufbewahrung der infizierten Lebensmittel im Kühlschrank, vermehren. Die wichtigsten klinischen Manifestationen der Listeriose sind Sepsis, Meningitis und Enzephalitis, in seltenen

Fällen auch Endokarditis, Konjunktivitis, Endometritis und die sog. Monozyten-Angina. Therapie der Wahl ist der Einsatz von Aminopenicillinen, evtl. in Kombination mit Aminoglykosiden.

3.5.5.2 Arzneipflanzen und Drogen

Lediglich die harmlosen Formen der Sommer- und Reisediarrhoe können mit Phytopharmaka in Selbstmedikation behandelt werden. *Wird eine Normalisierung nicht innerhalb von etwa drei Tagen erzielt, muß die Ursache unbedingt durch den Arzt abgeklärt werden.*
Bei den durch Salmonellen, *Bacillus cereus* und *Clostridium perfringens* hervorgerufenen Lebensmittelvergiftungen kann eine symptomatische Akutbehandlung mit Kamillen- und Pfefferminztee sowie Schwarzem Tee oder Tomatensaft durchgeführt werden. Auf den Einsatz von Antidiarrhoeika sollte verzichtet werden, da diese die Elimination der Erreger mit dem Stuhl behindern.
Generell sollte bei Durchfällen, gleich welcher Genese, auf eine ausreichende Flüssigkeitszufuhr mit entsprechender Substitution der Mineralsalze geachtet werden.

- **Gerbstoffdrogen**

Allgemeine Angaben zu Gerbstoffdrogen s. S. 80. Die antidiarrhoeische Wirkung der Gerbstoffe beruht auf der durch die Bildung einer Koagulationsmembran in den obersten Schichten der Schleimhaut und des Bindegewebes hervorgerufenen Sekretionshemmung.

▲ **BLUTWURZ, TORMENTILL** *(Potentilla erecta)*

Allgemeine Angaben s. S. 87.

Anwendung: Tormentillwurzelstock wird in Form von Fertigarzneimitteln und von Tee zur Behandlung unspezifischer akuter Durchfälle verwendet. *Tagesdosis:* 4,5 g Droge.

Zur Selbstmedikation für den kurzfristigen Einsatz ohne Einschränkungen geeignet. Kombinationen mit anderen Gerbstoffdrogen sind sinnvoll.

▲ **BROMBEERE** *(Rubus fruticosus)*

Allgemeine Angaben zu Brombeere s. S. 80.

Anwendung: Zubereitungen aus Brombeerblättern (Tee) finden Verwendung zur Behandlung unspezifischer Durchfallerkrankungen. *Tagesdosis:* 4–5 g Droge.

Fertigpräparate sind nicht verfügbar.
Zur Selbstmedikation ohne Einschränkungen geeignet.
Kombinationen mit anderen Gerbstoffdrogen sind sinnvoll.

▲ **EICHE** *(Quercus robur)*

Allgemeine Angaben zur Eiche siehe S. 81.

Wechselwirkungen: Durch die in Eichenrinde enthaltenen Gerbstoffe kann die Resorption von alkalischen Arzneistoffen verzögert werden.

3.5 Gastrointestinaltrakt

Anwendung: Eichenrindenzubereitungen finden Verwendung bei unspezifischen Durchfallerkrankungen. *Tagesdosis:* 2–3 g Droge.
Zur Selbstmedikation für den kurzfristigen Einsatz ohne Einschränkungen geeignet.
Kombinationen mit anderen Gerbstoffdrogen sind sinnvoll.

▲ GÄNSEFINGERKRAUT *(Potentilla anserina)*

Allgemeine Angaben zu Gänsefingerkraut s. S. 82.

Anwendung: Gänsefingerkrautzubereitungen werden zur Behandlung leichter unspezifischer Diarrhoen verwendet. *Tagesdosis:* 4–6 g Droge.
Zur Selbstmedikation für den kurzfristigen Einsatz ohne Einschränkungen geeignet.
Fertigarzneimittel von Gänsefingerkraut als Mono- oder Kombinationspräparat sind nicht vorhanden. Es muß daher frei rezeptiert werden.
Kombinationen mit anderen adstringierenden Drogen sind sinnvoll.

▲ HEIDELBEERE *(Vaccinium myrtillus)*

Allgemeine Angaben zu Heidelbeere s. S. 83.

Anwendung: Heidelbeeren werden in Form der getrockneten Früchte zur Behandlung unspezifischer Diarrhoen verwendet. *Mittlere Tagesdosis:* 30 g Droge.
Zur Selbstmedikation ohne Einschränkungen geeignet.
Fertigarzneimittel sind nicht bekannt.
Kombinationen mit anderen Gerbstoffdrogen sind sinnvoll.

▲ TEESTRAUCH *(Camellia Sinensis)*

Botanik: Der Teestrauch (*Camellia sinensis* [L.] Kuntze; Theaceae) ist eine bis 4 m hoch werdende, immergrüne Pflanze, die auch in Form 10–15 m hoher Bäume vorkommt. Die elliptischen, etwas ledrigen, dunkelgrünen Blätter haben einen gesägten Blattrand. Die radiären Blüten mit weißer oder rosa Blütenkrone stehen einzeln oder in kleinen Gruppen in den Blattachseln. Der Teestrauch bildet eine 3fächrige holzige Kapselfrucht. *Vorkommen:* Der Teestrauch ist in Südchina, Assam, Kambodscha und Burma heimisch und wird in Indien, China, Ceylon, Pakistan, Indonesien, Argentinien, Brasilien, Peru, Ostafrika den GUS-Staaten, der Türkei und im Iran angebaut.

Droge: Als Droge (Theae folium) finden die Blätter des Teestrauchs *Camellia sinensis* (L.) Kuntze Verwendung.

Inhaltsstoffe: Die Blätter enthalten neben 2,5–4,5% Coffein Theophyllin, Theobromin, Saponine, Gerbstoffe und wenig ätherisches Öl.

Pharmakologische Eigenschaften: Aufgrund seines Gerbstoffgehaltes wirkt Schwarzer Tee (fermentierter, getrockneter Tee) schwach stopfend.

Klinische Studien: Klinische Studien liegen nicht vor. Die (volksmedizinische) Verwendung erfolgt auf der Basis der therapeutischen Erfahrung und ist aufgrund des Gerbstoffgehaltes plausibel.

Nebenwirkungen: Bei Überdosierung können Erregung, Herzklopfen, unregelmäßiger Puls und selten Krämpfe auftreten.

Wechselwirkungen mit anderen Arzneimitteln: Nicht bekannt.
Gegenanzeigen: Keine.

Anwendung: Teeaufgüsse finden als adjuvante Maßnahme bei akuten Diarrhöen Verwendung. Um die in den Teeblättern enthaltenen Gerbstoffe zu extrahieren, muß der Tee länger als 5 Minuten ziehen (6–10 min).

Zur Selbstmedikation geeignet.
Kombinationen mit anderen antidiarrhoischen Drogen sind sinnvoll.

- **Andere Phytopharmaka zur Behandlung unspezifischer Diarrhoen**

▲ **KAFFEESTRAUCH** *(Coffea arabica)*

Botanik: Kaffee (*Coffea arabica* Linné; Rubiaceae) ist ein immergrüner Strauch oder bis zu 10 m hoch wachsender Baum. Als Strauch mit einer Höhe bis 3 m wird er kultiviert. Die Blätter sind ganzrandig, elliptisch und ledrig. Die in achselständigen Büscheln stehenden 5zähligen Blüten duften stark. Die kirschgroße Steinfrucht ist zunächst grün, dann rot und im reifen Zustand violett. Sie enthält zwei Samen (Kaffeebohnen).

Droge: Als Droge (Coffeae carbo) finden die gemahlenen, bis zur Schwarzbräunung und Verkohlung der äußeren Samenpartien gerösteten, grünen, getrockneten Früchte von *Coffea arabica* Linné s.l., *Coffea liberica* Bull ex Hiern, *Coffea canephora* Pierre ex Froehner und anderen Kaffeearten Verwendung.

Inhaltsstoffe: Kaffeekohle enthält Coffein und Chlorogensäure.

Pharmakologische Eigenschaften: Kaffeekohle wirkt adstringierend und adsorptiv.

Klinische Studien: Klinische Studien liegen nicht vor.

Nebenwirkungen: Nicht bekannt.
Wechselwirkungen mit anderen Arzneimitteln: Die adsorptiven Eigenschaften der Kaffeekohle können zur Beeinträchtigung der Resorption anderer, gleichzeitig verabreichter Arzneimittel führen.
Gegenanzeigen: Keine.

Anwendung: Kaffeekohle wird zur Therapie unspezifischer akuter Durchfallerkrankungen verwendet. *Tagesdosis:* 9 g gemahlene Kaffeekohle. Mehrmals täglich eine Messerspitze in Wasser verrührt einnehmen.

Zur Selbstmedikation ohne Einschränkungen geeignet.

3.6 Urogenitaltrakt (Mann)

3.6.1 Benigne Prostatahyperplasie

3.6.1.1 Pathophysiologische Grundlagen

Die Prostata ist als sekretorisches Organ an der Ejakulation beteiligt, dient dem Weitertransport von Ejakulat und Harn, verschließt die Samenwege und Drüsengänge gegen die Harnröhre und, bei der Ejakulation, die Harnröhre gegen die Harnblase.

Im Verlauf der benignen Prostatahyperplasie kommt es zu einer Zunahme der Zahl der Drüsen- und Stromazellen im Bereich des paraurethralen Bindegewebslagers mit einem Verhältnis von Stroma- zu Epithelzellen von etwa 5:1. Bei der normalen Prostata beträgt dieses Verhältnis 2:1. Das neugebildete Gewebe verdrängt nach und nach das normale Gewebe. Diese Veränderungen der Prostata sind der hormonellen Steuerung unterworfen. Als ein für die Pathogenese wesentliches Zwischenprodukt wird das Dihydrotestosteron (DHT) angesehen, das aus seinem „Prohormon" Testosteron in der Prostata gebildet wird. DHT wird 3–10mal stärker an den Androgenrezeptor gebunden als Testosteron. Der durch Bindung von DHT an das Androgenrezeptorprotein gebildete Komplex dringt in die Zelle ein, induziert im Zellkern die Synthese von m-RNA und verstärkt durch die Proteinneosynthese im Zytoplasma die Proliferation des Prostatagewebes. Die Bildung von DHT aus Testosteron wird durch das Enzym 5α-Reductase katalysiert (Gleason et al., 1993).

Außer über die 5α-Reductase wird Testosteron auch durch die Aromatase in Östrogene umgewandelt, die ihrerseits bevorzugt die Proliferation des Prostatastromas stimuliert.

Für die Beschwerden bei der benignen Prostatahyperplasie sind nach Vahlensieck (1995) möglicherweise noch andere Faktoren von Bedeutung wie die Zunahme der glatten Muskelzellen und der α_1-Sympathikusrezeptoren durch die stromale Proliferation und den daraus resultierenden Muskeltonus (Caine et al., 1975, 1976), die in der Mehrzahl der Fälle zu beobachtende Begleitkongestion aufgrund eines intralveolären und/oder interstitiellen Ödems (Vahlensieck und Dworak, 1988; Bierhoff et al., 1992), eine begleitende abakterielle Prostatitis in 80% der Fälle (Block et al., 1992) sowie Infarkte der Prostata nach Gefäßverschlüssen bei 10–13% der BPH-Patienten (Oyen et al., 1992).

Schließlich muß darauf hingewiesen werden, daß der Prostaglandinstoffwechsel in der vergrößerten Prostata deutlich gesteigert ist.

Wie Autopsien belegen, kommt die benigne Prostatahyperplasie bei weniger als 10% der 30–40jährigen, aber bei 50% der 50–60jährigen, bei 75% der

60–70jährigen und bei über 80% der 80–90jährigen Männer vor (Vahlensieck, 1995). Etwa 67% müssen sich im Lauf ihres Lebens behandeln lassen. Von diesen Patienten unterziehen sich 50–65% einer medikamentösen Therapie, 13–30% werden operiert, die restlichen Patienten bleiben unbehandelt.

3.6.1.2 Arzneipflanzen und Drogen

Abgesehen vom Stadium IV der benignen Prostatahyperplasie, das eine chirurgische Intervention erforderlich macht, können in den übrigen Stadien, insbesondere in den Stadien II und III, pflanzliche Arzneimittel eingesetzt werden. So finden zur konservativen Behandlung der BPH u. a. Phytopharmaka aus Brennesselwurzeln (Urticae radix), Kürbissamen (Cucurbitae peponis semen), Roggenpollen (Secale cereale L.) und Sägepalmenfrüchten (Sabalis serrulati fructus) Verwendung.

Ist durch ärztliche Untersuchung das Vorliegen eines Prostatakarzinoms oder einer BPH Stadium III–IV ausgeschlossen, kann eine Selbstbehandlung mit Phytopharmaka durch den Patienten empfohlen werden.

▲ **BRENNESSEL** *(Urtica dioica, Urtica urens)*

Botanik: Die Große Brennessel (*Urtica dioica* Linné; Urticaceae) ist eine ausdauernde, bis 1,50 m hoch werdende, krautige Pflanze, die mit einem verzweigten Wurzelstock überwintert. Aus ihm entwickeln sich aufrechte, unverzweigte, 4kantige Stengel. Die gegenständigen, dunkelgrünen Laubblätter haben einen grobgesägten Rand. Blätter und Stengel sind mit kurzen, borstenartigen Haaren und langen Brennhaaren besetzt. Die Pflanze ist zweihäusig mit rispenartigen Blütenständen und kleinen, unscheinbaren, grünlichen Einzelblüten. Die gelbgrünen männlichen Blütenstände stehen steif ab, während die graugrünen weiblichen Blütenstände hängende Seitenzweige bilden. Die einhäusige Kleine Brennessel (*Urtica urens* Linné) ähnelt der Großen Brennessel, bildet jedoch keinen überwinternden Wurzelstock aus. *Blütezeit:* Juni bis September. Die Frucht ist eine kleine Nuß. *Vorkommen:* Die Brennessel ist in Europa, Teilen Asiens und in Nordafrika heimisch. Sie wächst auf Kulturflächen und Ödland, in Auwäldern und an Flußufern.

Droge: Als Droge (Urticae radix) finden die unterirdischen Teile von *Urtica dioica* Linné, *Urica urens* Linné und/oder Zubereitungen aus Brennesselwurzel Verwendung.

Inhaltsstoffe: Brennesselwurzeln enthalten neben dem Hydroxycumarin Scopoletin, 3-β-Sitosterin, Sitosterin-O-glucosid, Monoepoxylignane, Polysaccharide, Lectine und saure Polysaccharide.

Pharmakologische Eigenschaften: Schmidt (1985) wies im Brennesselwurzelextrakt einen Hemmer der Aromatase nach, der die Bildung von Östrogen aus Testosteron verhindert. Weiter konnte gezeigt werden, daß die im Wurzelextrakt enthaltenen Steroide in vitro das Wachstum von Prostatazellen direkt hemmen. Für die Lectine und die sauren Polysaccharide konnte eine antiphlogistische und eine immunmodulierende Wirkung nachgewiesen werden (Wagner und Willer, 1990). Hryb et al. (1995) konnten nachweisen, daß die wäßrige Fraktion eines Wurzelextraktes aus der Brennessel die Bindung des Sexualhormon-bindenden

Globulins (SHBG) an seinen Rezeptor in den Prostatamembranen effektiv hemmt. SHBG und sein Rezeptor nehmen eine wichtige Rolle in der Signalkette der Androgene und Östrogene ein. Eine Hemmung der Bindung des SHGB an den Rezeptor würde die Pathophysiologie der benignen Prostatahyperplasie günstig beeinflussen.

Klinische Studien: Die Wirksamkeit von Urticawurzelextrakten ist durch klinische Studien belegt. So zeigte eine multizentrische Studie mit 4087 Patienten mit benigner Prostatahypertrophie im Stadium I und II, daß sich die Kardinalsymptome der benignen Prostatahypertrophie unter 8wöchiger Therapie mit einem Urticariawurzelpräparat in 50–60% der Fälle besserten. Entsprechende Ergebnisse lieferte eine multizentrische Studie mit 4051 Patienten hinsichtlich der Nykturiefrequenz, die im Verlauf der 8–9wöchigen Behandlungsdauer auf 50% der Ausgangswerte reduziert wurde (Stahl, 1984). Eine von Vontobel (1985) durchgeführte Doppelblindstudie ergab zwar keine signifikanten Unterschiede hinsichtlich der subjektiven Beschwerden der Patienten, jedoch eine statistisch hochsignifikante Senkung der Spiegel des SHBG sowie eine signifikante Zunahme des Miktionsvolumens und des maximalen Harnflusses in der Verumgruppe. In einer Studie mit einem Brennesselwurzelextrakt bei benigner Prostatahyperplasie ergab nach 30tägiger Behandlung bei allen Patienten eine Verbesserung von Blasenentleerung und Stärke des Harnstrahls und eine Reduktion der Zahl der nächtlichen Miktionen (Goetz, 1989). In einer randomisierten Doppelblindstudie wurden Patienten mit täglich 600 mg Trockenextrakt aus Brennesselwurzel behandelt. Unter der Behandlung besserten sich die subjektiven Beschwerden signifikant. Nach Ablauf der Studie hatte sich das Prostatavolumen bei 54,2% der Patienten meßbar verkleinert, 75% der Patienten wiesen keinen Restharn mehr auf oder bildeten deutlich weniger. In der Plazebogruppe kam es dagegen zu einer Verschlechterung der objektiven Befunde (Ratishauser, 1990). In einer weiteren Langzeitstudie hatten sich die Symptome Pollakisurie und Nykturie nach 2 Monaten bei 30% der Patienten, nach 3 Monaten bei 75% und nach 6 Monaten bei 90% der Patienten gebessert. Unerwünschte Wirkungen traten in 2,7% der Fälle auf (Ratishauser, 1990).

Nebenwirkungen: Gelegentlich können leichte Magen- und Darmbeschwerden auftreten.
Wechselwirkungen mit anderen Arzneimitteln: Nicht bekannt.
Gegenanzeigen: Keine.

Anwendung: Zubereitungen aus Brennesselwurzeln werden zur Behandlung von Miktionsbeschwerden beim Prostataadenom (Stadium I und II) eingesetzt. *Mittlere Tagesdosis:* 4 g Droge.

Zur Selbstmedikation ohne Einschränkungen geeignet. Allerdings sollte zuvor durch eine ärztliche Untersuchung die Diagnose der benignen Prostatahypertrophie gesichert werden. Kombinationen mit anderen Prostatamitteln sind sinnvoll.

▲ GARTENBOHNE *(Phaseolus vulgaris)*

Botanik: Die Gartenbohne (*Phaseolus vulgaris* Linné; Leguminosae) ist eine einjährige, krautige Pflanze mit aufrechtem Stengel (Buschbohne) oder linkswindend (Stangenbohne). Die langgestielten Laubblätter sind 3zählig und wechselständig. Die traubig angeordneten, weißen, rötlichen, gelben oder violetten

Blüten stehen in den Blattachseln. Die hängende glatte, grüne oder gelbliche Fruchthülse enthält mehrere Samen. *Blütezeit:* Juni bis September. *Vorkommen:* Die aus Südamerika stammende Bohne ist eine alte Kulturpflanze, die in allen europäischen Ländern verbreitet ist.

Droge: Als Droge (Phaseoli fructus sine semine) finden die getrockneten, von den Samen befreiten Hülsen von *Phaseolus vulgaris* Linné Verwendung.

Inhaltsstoffe: Die Bohnenhülsen enthalten Phaseolin und strukturverwandte Phytoalexine (das Lectingemisch wird auch als Phasin bezeichnet), 40–50% Hemicellulosen, Inosit, Allantoin, Trigonellin, Aminosäuren, Kaliumsalze und Kieselsäure.

Pharmakologische Eigenschaften: Die Droge besitzt schwach diuretische Wirkungen, die jedoch nach Frohne (1970) keiner bestimmten Wirkstoffgruppe zugeordnet werden kann.

Klinische Studien: Kontrollierte klinische Studien liegen nicht vor, die Anwendung erfolgt auf der Basis der therapeutischen Erfahrung.

Nebenwirkungen: Nicht bekannt.
Wechselwirkungen mit anderen Arzneimitteln: Nicht bekannt.
Gegenanzeigen: Keine.

Anwendung: Gartenbohnenhülsen werden in Form von Tee zur unterstützenden Behandlung von dysurischen Beschwerden eingesetzt. *Tagesdosis:* 5–15 g Droge. Die Anwendung erfolgt als Tee.

Zur Selbstmedikation ohne Einschränkungen geeignet.
Da Fertigpräparate nicht verfügbar sind, muß frei rezeptiert werden.

▲ KÜRBIS *(Cucurbita pepo)*

Botanik: Der Kürbis (*Cucurbita pepo* Linné; Cucurbitaceae) ist eine einjährige, niederliegende, krautige Pflanze, deren Triebe bis 10 m lang werden können. Die kantigen Stengel und die wechselständigen, 5lappigen Blätter sind steif behaart. Die Pflanze entwickelt männliche und weibliche Blüten mit glockiger, bis etwa 10 cm breiter Blumenkrone. Die vielsamige Beerenfrucht kann bis zu 40 cm im Durchmesser groß werden. *Blütezeit:* Juni bis August. *Vorkommen:* Der Kürbis ist in Mittelamerika heimisch und wird weltweit kultiviert.

Droge: Als Droge (Cucurbitae peponis semen) finden die reifen, getrockneten Samen von *Cucurbita pepo* Linné und deren Cultivars Verwendung.

Inhaltsstoffe: Kürbissamen enthalten Phytosterole in freier und gebundener Form, u. a. das Sterolglykosid β-D-Glucopyranosyl-5α-stigmasta-7,22-dien-3β-ol, die heterocyclische Aminosäure Cucurbitin, β- und γ-Tocopherol und relativ hohe Konzentrationen von 0,1–0,4 ppm Selen. Weitere Inhaltsstoffe sind fettes Öl und Eiweiß.

Pharmakologische Eigenschaften: Als wirksamkeitsbestimmende Inhaltsstoffe werden aufgrund pharmakologischer Untersuchungen Δ7-Sterole (Schilcher, 1985) und Sterolglykoside wie β-D-Glucopyrano-syl-5α-stigmasta-7,22-dien-3β-ol diskutiert (Sauter, 1984). Sauter (1984) konnte für β-D-Glucopyrano-syl-5α-stigmasta-7,22-dien-3β-ol eine außergewöhnlich starke, der von Hydrochlorthiazid vergleichbare diuretische Wirkung nachweisen. Ebenfalls von Sauter wurde gezeigt, daß mittelpolare Kürbissamenauszüge eine bakteriostatische Wirkung besitzen. Eine Zuordnung der bakteriostatischen Wirksamkeit zu bestimmten Kürbisinhaltsstoffen konnte bisher nicht vorgenommen werden. Diskutiert wird u. a. eine antiphlogistische und antioxidative Wirkung von Selen und von Tocopherol (30 mg%).

Klinische Studien: Schilcher et al. wiesen die Wirksamkeit von Kürbissameninhaltsstoffen erstmals an Patienten mit Prostatahyperplasie nach (Schilcher, 1985). Gegenüber einer Kontrollgruppe kam es in der mit einem Δ7-Sterolgemisch aus einer speziellen Kürbissorte behandelten Gruppe zu einer signifikanten Reduktion der Dihydrotestosteronkonzentration im Prostatagewebe, zu einer Abnahme des Serumspiegels an Prostata-spezifischem Antigen und an saurer Phosphatase. In verschiedenen klinischen Prüfungen und Erfahrungsberichten konnte eine Erniedrigung der gesteigerten Miktionsfrequenz, eine Normalisierung des verzögerten Miktionsbeginns, eine Verminderung des Nachträufelns, eine Verbesserung der Projektionskraft und des Palpationsbefundes nachgewiesen werden (Schilcher et al., 1989).

Nebenwirkungen: Nicht bekannt.
Wechselwirkungen mit anderen Arzneimitteln: Nicht bekannt.
Gegenanzeigen: Keine.

Anwendung: Miktionsbeschwerden beim Prostataadenom Stadium I und II, Reizblase, *Tagesdosis:* 10 g zerkleinerte Samen.

Zur Selbstmedikation ohne Einschränkungen geeignet.
Kombinationen mit anderen pflanzlichen Prostatamitteln sind sinnvoll.

▲ BLÜTENPOLLEN

▲ ROGGENPOLLEN

Abschließend sei noch auf Zubereitungen aus Blütenpollen hingewiesen. In der Erfahrungsheilkunde werden Blütenpollenpräparate der unterschiedlichsten Zusammensetzung seit vielen Jahren als „Prostatamittel" verwendet (Schilcher und Gärtner, 1990). Aufgrund der heterogenen Zusammensetzung der handelsüblichen Blütenmischpollen und wegen des Fehlens dokumentierter klinischer und/oder experimenteller Untersuchungen wurden die Indikationen „benigne Prostatahyperplasie" und „chronische Prostatitis" nicht mehr in die kürzlich überarbeitete Pollenmonographie aufgenommen. Blütenpollen können auf der Basis der Monographie nur noch für die Indikation „Steigerung der körpereigenen Abwehr" eingesetzt werden.
Andere Verhältnisse liegen bei den im Fertigarzneimittel Cernilton® verwendeten Monopollen aus *Secale cereale* Linné (Roggenpollenextrakt) vor.

▲ ROGGEN *(Secale Cereale)*

Botanik: Der Roggen (*Secale cereale* Linné; Poaceae) ist eine einjährige Pflanze mit 65 bis 200 cm langen Halmen und einer 5 bis 20 cm langen Ähre mit langbegrannter, auf dem Rücken kammartig bewimperter Deckspelze und 5–9 mm langen Körnerfrüchten. *Vorkommen:* Der Roggen ist heimisch im Mittelmeergebiet und in den angrenzenden östlichen Gebieten sowie in Südafrika. Er wird weltweit angebaut.

Droge: Als Droge (Pollinis siccum extractum) wird ein auf einen Mindestgehalt von 4 mg Aminosäuren, berechnet als L-Glutaminsäure und 0,23 mg Phytosterole, berechnet als Stigmasterol standardisierter Totalextrakt (= hydrophiler und lipophiler Trockenextrakt 2,5:1) aus den mit Spezialstaubsaugern gesammelten Roggenpollen verwendet.

Inhaltsstoffe: Roggenpollen enthalten bis zu 20% α-Aminosäuren, bis zu 1% Phytosterole, 4–10% Kohlenhydrate, Fettsäuren und Fettsäureester.

Pharmakologische Eigenschaften: Untersuchungen an humanen Gewebshomogenaten hyperplasierter Prostatae zeigen nach Applikation der fettlöslichen Pollenextrakt-Fraktion eine verminderte Testosteron-Metabolisierung zu DH-Testosteron als Zeichen einer Hemmung der α-Reductase. Diese Hemmung erfolgt nicht-kompetitiv und dosisabhängig (Krieg, 1988). Die entzündungshemmende Wirkung der lipophilen Fraktion wurde an RBL-1-Zellkulturen (rat basophilic leukemia cells) und Schafsamenblasenmikrosomen untersucht. Es ergab sich in Abhängigkeit von der Dosis eine Hemmung der 5-Lipoxygenase- und der Cyclooxygenase-Aktivität. Die für eine 50%ige Hemmung der beiden Enzyme erforderlichen Konzentrationen von 0,08 mg/ml bzw. 0,005 mg/ml entsprechen den IC_{50}-Werten von Diclofenac (Loschen und Ebeling, 1991)

Klinische Studien: In einer 12wöchigen Doppelblindstudie konnte nachgewiesen werden, daß Pollenextrakt einen günstigen Effekt auf die Prostatakongestion und die, die BPH häufig begleitende Entzündung ausübt. Die Nykturie wurde bei 68,8% der Patienten der Verumgruppe, dagegen nur bei 37,2% der Patienten der Plazebogruppe gebessert (Becker und Ebeling, 1988). Auch in der von Buck et al. (1990) durchgeführten plazebokontrollierten Doppelblindstudie konnte eine signifikante Besserung der Symptome der BPH nachgewiesen werden. Eine Übersicht über die mit Cernilton® durchgeführten Therapiestudien geben Wagner et al. (1992).

Nebenwirkungen: Nicht bekannt.
Wechselwirkungen mit anderen Arzneimitteln: Nicht bekannt.
Gegenanzeigen: Keine.

Anwendung: Roggenpollen werden zur Behandlung der Miktionsbeschwerden bei Prostatahyperplasie (Stadium I und II) angewendet.

Zur Selbstmedikation ohne Einschränkungen geeignet. Allerdings sollte zuvor durch eine ärztliche Untersuchung die Diagnose der benignen Prostatahyperplasie gesichert werden.

Fertigpräparat: Cernilton®.

▲ **SÄGEZAHNPALME** *(Serenoa repens)* (Übersicht bei Harnischfeger und Stolze, 1989)

Botanik: Die Sägezahnpalme (*Serenoa repens* [Bartram] Small; Palmae) ist eine Palme, deren Stamm sich in der Regel als Rhizom oder flach dem Boden anliegend entwickelt. Selten bildet er auch bis zu 4 m hohe Stämme. Vom Stamm gehen die 100 bis 150 cm langen Blattstiele mit meterlangen, in 18 bis 24 Segmente aufgeteilten Blättern aus. Die gelb- bis blaugrünen Segmente besitzen eine deutliche Mittelrippe, die Blattstiele sind mit „Zähnen" besetzt. Die kleinen Blüten sitzen in den Blattachseln. Die Frucht ist eine 2 bis 3 cm lange und 1,5 cm dicke, eiförmige, dunkelrot bläulich bis schwarz gefärbte Beere. *Vorkommen: Serenoa repens* ist heimisch an den Küsten Nordamerikas von Carolina bis Florida.

Droge: Als Droge (Sabalis serrulati fructus) finden die reifen und getrockneten Früchte von *Serenoa repens* (Bartram) Small (Syn: Sabal serrulata [Michaux] Nutall ex Schultes) Verwendung.

Inhaltsstoffe: Die Sägezahnpalmenfrüchte enthalten fettes Öl mit ca. 80% Laurin-, Myristin- und Ölsäure, $^2/_3$ davon als freie Fettsäuren, Sitosterol, Sitosterolglucosid und Anthranilsäure. Weiter enthält die Droge ein Gemisch von neutralen und uronsäurehaltigen Heteropolysacchariden.

Pharmakologische Eigenschaften: Sitosterolhaltige Hexanextrakte aus Sägepalmenfrüchten hemmen die 5α-Reductase (Sultan et al., 1984) und dosisabhängig die Bindung von Androgenen an spezifische Rezeptoren des Prostatagewebes (Briley et al., 1983: Carilla et al., 1984). Die saure lipophile Fraktion eines durch Extraktion mit hyperkritischem Kohlendioxid gewonnenen Extrakts aus Sägepalmenfrüchten[1]) entfaltet eine antiandrogene und antiphlogistische Wirkung. In vitro konnte gezeigt werden, daß der Extrakt die durch 5α-Reductase katalysierte Umwandlung von Testosteron in DHT in menschlichen Vorhautfibroblasten mit einer MHK von 0,025 mg/ml hemmt. Noch in einer Konzentration von 0,005 ng/ml bewirkt der Sabalextrakt eine signifikante Hemmung der 5α-Reductase (Hagenlocher et al., 1993). Keinen Einfluß hat der Extrakt auf die Serumspiegel von Testosteron, follikelstimulierendem Hormon und luteinisierendem Hormon (Casarosa, 1988). Infolge der ausschließlichen Wirkung des Sabalextraktes auf die 5α-Reductase werden die häufig unter antiandrogener Therapie auftretenden Nebenwirkungen, wie z. B. Libidoverlust und Gynäkomastie, vermieden.

Klinische Studien: In drei Beobachtungsstudien mit über 2000 ambulanten Patienten (75% im Stadium II, 25% im Stadium III der BHP nach Vahlensiek; Tagesdosis 320 mg Sabalextrakt) konnte gezeigt werden, daß das Restharnvolumen im Verlauf eines 12wöchigen Behandlungszeitraumes von im Mittel 80 ml auf durchschnittlich 43 ml abnahm und bei der Hälfte der Patienten im Normbereich lag (< 30 ml). Die durchschnittliche Zahl der Nykturien nahm von 3 auf 1 ab, der Anteil der beschwerdefreien Patienten stieg von 24,9% auf 62,5% an, und der Prozentsatz der Patienten mit starken oder sehr starken dysurischen Beschwerden ging von 22,3% auf 1,0% zurück (Breu et al., 1992). Unerwünschte Wirkungen (in erster Linie gastrointestinale Beschwerden) traten in 2–4% der Fälle auf. Auch in einer plazebokontrollierten Doppelblindstudie mit 40 Patienten (mittleres Alter 59 Jahre) mit mittelgradigen Miktionsbeschwerden bei vergrößerter Prostata (Tagesdosis 320 mg Salbalfrucht-Extrakt SG 291 über 3 Monate) konnte die Wirksamkeit des Extraktes nachgewiesen werden (Mattei et al., 1990). Eine signifikante Besserung der subjektiven Beschwerden trat in der Verumgruppe bereits nach einmonatiger Behandlung ein. Innerhalb der Behandlungsperiode kam es zu einer durch transrektal und suprapubisch-sonographische Untersuchung gesicherten, hochsignifikanten Abnahme des Restharnvolumens. Die Zahl der Nykturien nahm von 4 auf durchschnittlich 1,5 ab.

---

[1]) Spezialextrakt SG 291, enthalten in Talso® und Talso® uno (Sanofi Winthrop).

Weitere plazebokontrollierte Studien mit Sabalextrakt-Präparaten zeigen ebenfalls hinsichtlich der Symptome Pollakisurie, Uroflow und Dysurie sowie der Restharnmenge signifikante Besserungen (Champault et al., 1984, Emili et al., 1983; Mattei et al., 1990; Tasca et al., 1985).

Nebenwirkungen: Nicht bekannt.
Wechselwirkungen mit anderen Arzneimitteln: Nicht bekannt.
Gegenanzeigen: Keine.

Anwendung: Zubereitungen aus Sägepalmenfrüchten finden Verwendung zur Behandlung von Miktionsbeschwerden bei Reizblase und Miktionsbeschwerden.
Tagesdosis: 1–2 g Droge; 320 mg lipophiler Drogenauszug.

Zur Selbstmedikation ohne Einschränkungen geeignet. Allerdings sollte zuvor durch eine ärztliche Untersuchung die Diagnose der benignen Prostatahypertrophie gesichert werden. Kombinationen mit anderen pflanzlichen Prostatamitteln sind sinnvoll.

3.6.2 Harnwegsinfektionen

3.6.2.1 Pathophysiologische Grundlagen

Entzündliche, infektiöse Erkrankungen der ableitenden Harnwege gehören zu den häufigsten bakteriellen Infektionen des Menschen. Während diese im Säuglingsalter vorwiegend bei Knaben auftreten, kehrt sich wegen der kürzeren Harnröhre der Mädchen mit zunehmendem Alter das Verhältnis um. Im gebärfähigen Alter weisen 5% der Frauen eine signifikante Bakteriurie auf, die mit zunehmendem Alter weiter zunimmt (20–50% der Frauen über 65 Jahren). Während bei Männern vor dem 50. Lebensjahr Harnwegsinfektionen selten zu beobachten sind, nehmen sie auch hier mit zunehmendem Alter, vor allem wegen der höheren Inzidenz der Prostataerkrankungen, zu und erreichen bei den über 65jährigen die gleiche Häufigkeit wie bei den gleichaltrigen Frauen (Bahner und Heidland, 1991). Wichtigster Erreger bei Harnwegsinfektionen ist *Escherichia coli,* der bei mehr als 80% der ambulanten Patienten nachgewiesen wird. Die akuten unkomplizierten Harnwegsinfektionen zeichnen sich durch die Symptome der Zystitis (häufiger Harndrang, Harnblasentenesmen, terminale Algurie, bisweilen terminale Hämaturie) und/oder der Urethritis (Brennen und Schmerzen im Bereich der Harnröhrenöffnung und der Symphysenregion, Dysurie und bisweilen initiale Hämaturie) aus.

3.6.2.2 Arzneipflanzen und Drogen

Bei Harnwegsinfektionen sollte in jedem Fall der Arzt konsultiert werden, der in aller Regel eine Antibiotikatherapie (einmalige Gabe von Amoxicillin oder einer Kombination von Trimethoprim und Sulfamethoxazol) verordnet. Als Akutmaßnahme und Begleittherapie in Selbstmedikation ist eine Durchspülungstherapie mit pflanzlichen Diuretika empfehlenswert.

Während die synthetischen Diuretika den transtubulären Transport von Salzen und Wasser durch Blockade aktiver Ionenpumpen oder durch Verminderung der Permeabilität für Wasser und/oder Ionen hemmen, wird für die pflanzlichen Diuretika als Angriffspunkt im Nephron der Glomerulus und nicht der Tubulus mit seinem proximalen und distalen Schenkel und der Henle-Schleife angenommen. Unter der Einwirkung pflanzlicher Diretika kommt es zu einer experimentell nachgewiesenen Steigerung der Nierendurchblutung und damit zu einer Erhöhung der glomerulären Filtrationsrate mit einem Anstieg der Primärharnbildung. Dabei erfordert der Filtrationsprozeß keine lokale Bereitstellung von Stoffwechselenergie, sondern wird allein durch den arteriellen Blutdruck im Glomerulus abhängig. Von Vorteil ist hierbei, daß der Wasser- und Elektrolythaushalt durch die Phytopharmaka nicht nachteilig beeinflußt wird. Aufgrund der durch die pflanzlichen Diuretika erzielten „Aquarese" werden nach Schilcher diese Phytopharmaka treffender als *Aquaretika* bezeichnet.

Aquaretische Eigenschaften besitzen u. a. die in Tabelle 10 aufgelisteten Drogen. Generell ist bei allen zur Durchspülungstherapie eingesetzten Drogen darauf zu achten, daß ausreichend Flüssigkeit zugeführt wird, da die Drogen z. T. erhebliche Elektrolytmengen, wie z. B. Kalium, enthalten.

Tabelle 10. Drogen zur Durchspülungstherapie (Aquaretika)

Droge	Bezeichnung der Droge (lat.)	Arzneipflanze
Birkenblätter	Betulae folium	*Betula pendula*
Brennesselkraut/-blätter	Urtica herba/folium	*Urtica dioica, Urtica urens*
Goldrutenkraut	Solidaginis herba	*Solidago virgaurea* (*S. serotina, S. canadensis*)
Hauhechelwurzel	Omonidis radix	*Ononis spinosa*
Liebstöckelwurzel	Levistici radix	*Levisticum officinale*
Orthosiphonblätter	Orthosiphonis folium	*Orthosiphon aristatus* *Orthosiphon spicatus*
Petersilienkraut/-wurzel	Petroselini herba/radix	*Petroselinum crispum*
Queckenwurzelstock	Graminis rhizoma	*Agropyron repens*
Schachtelhalmkraut	Equiseta herba	*Equisetum arvense*
Spargelwurzelstock	Asparagi rhizoma	*Asparagus officinalis* L.
Wacholderbeeren	Juniperi fructus	*Juniperus communis* L.

▲ BIRKE *(Betula pendula)*

Botanik: Die Birke (*Betula pendula* Roth; Betulaceae) ist ein bis 30 m hoch wachsender Baum mit weißer Rinde am Stamm sowie an den Ästen jüngerer Bäume, die sich teilweise in horizontalen Streifen abschält. Ältere Bäume bilden im unteren Stammteil eine schwärzliche, harte Borke. Die dünnen Zweige hängen häufig herab (Hängebirke). Die wechselständigen, dreieckigen bis rautenförmigen und etwas länglich zugespitzten Blätter sind drüsig punktiert mit scharf doppelt gesägtem Blattrand. Die jungen Zweige tragen harzige Warzen. Die gelbbraunen männlichen Blüten sitzen an den Zweigenden als hängende, bis 10 cm lange, walzenförmige, gestielte Kätzchen. Die gestielten, bis 3 cm langen, grünlichen weiblichen Blüten stehen aufrecht an den Enden kurzer Seitenzweige. Die Frucht ist ein Nüßchen. *Blütezeit:* April bis Mai. *Vorkommen:* Die Birke ist in den klimatisch gemäßigten Zonen Europas, Nordafrikas und Asiens heimisch und wächst in Vorwaldgehölzen, Hochmoorgehölzen, Eichenwäldern und auf Heidewiesen.

Droge: Als Droge (Betulae folium) finden die frischen oder getrockneten Laubblätter von *Betula pendula* Roth (Syn.: *Betula verrucosa* Ehrhardt), von *Betula pubescens* Ehrhardt oder von beiden Arten Verwendung.

Inhaltsstoffe: Birkenblätter enthalten Flavonglykoside, vor allem Hyperosid und Myricetindigalaktosid (2%), ätherisches Öl (0,05–0,1%), von der Betuloretinsäure bzw. Betulinsäure abgeleitete Saponine (3%), Methylsalicylat, Harze und Gerbstoffe.

Pharmakologische Eigenschaften: Alkoholische und wäßrige Birkenblätterextrakte mit 76 mg%, 48 mg% und 148 mg% Gesamtflavonoiden erzielten bei Ratten signifikante aquaretische Wirkungen (Schilcher und Rau, 1988).

Klinische Studien: Kontrollierte klinische Studien liegen nicht vor. Die Anwendung erfolgt auf der Basis der pharmakologischen Untersuchungen und der therapeutischen Erfahrung.

Nebenwirkungen: Nicht bekannt.

Wechselwirkungen mit anderen Arzneimitteln: Nicht bekannt.

Gegenanzeigen: Ödeme infolge eingeschränkter Herz- oder Nierentätigkeit.

Anwendung: Birkenblätter werden in Form von Tees zur Durchspülungstherapie bei bakteriellen, entzündlichen Erkrankungen der ableitenden Harnwege und bei Nierengrieß eingesetzt. *Tagesdosis:* 6–10 g Droge.

Zur Selbstmedikation unter Beachtung der Gegenanzeigen geeignet. Die Ursache der Harnwegsinfektion muß durch einen Arzt abgeklärt werden.

Kombinationen mit anderen aquaretisch und harndesinfizierend wirkenden Drogen sind sinnvoll.

▲ **BRENNESSEL** *(Urtica dioica, Urtica urens)* s. S. 152

▲ **GOLDRUTE** *(Solidago Virgaurea)*

Botanik: Die Goldrute (*Solidago virgaurea* Linné; Asteraceae) ist eine bis 1 m hohe, ausdauernde Pflanze. Aus einem knotigen Wurzelstock treibt die Goldrute aufrechte, höchstens im oberen Teil verzweigte Stengel aus. Die wechselständigen Blätter sind lanzettlich, die grundständigen in einen langen geflügelten Stiel verschmälert. Die gelben Blütenköpfchen mit 5zähligen Röhrenblüten und 8 bis 12 randständigen Zungenblüten bilden eine Traube. Der glockenförmige Hüllkelch setzt sich aus zahlreichen, dachziegelförmig übereinander liegenden, behaarten Schuppenblättern zusammen. Die Frucht ist eine behaarte Achäne. *Blütezeit:* Juni bis September. *Vorkommen:* Die Goldrute ist in Europa, in den gemäßigten Klimazonen Asiens und in Nordafrika heimisch und wächst an Waldsäumen, in Gebüschen, trockenen Wäldern und Heiden.

Droge: Als Droge („Echtes Goldrutenkraut" = Solidaginis herba) dienen die während der Blüte gesammelten und schonend getrockneten oberirdischen Teile von *Solidago virgaurea* Linné. Unter der Bezeichnung Goldrutenkraut versteht man die während der Blüte gesammelten und schonend getrockneten oberirdischen Teile von *Solidago serotina* Aiton (Syn.: *S. gigantea* Wildenow), *Solidago canadensis* Linné und deren Hybriden.

Inhaltsstoffe: Goldrutenkraut enthält Flavonoide, Saponine und Phenylglykoside.

Pharmakologische Eigenschaften: Für wäßrige Goldrutenauszüge mit einem Gesamtflavonoidgehalt von 285 mg%, 310 mg% und 340 mg% konnten bei Ratten signifikante aquaretische Wirkungen nachgewiesen werden (Schilcher und Rau, 1988). Hinsichtlich des aquaretischen Effektes sind die Goldrutenarten *Solidago virgaurea, S. gigantea* und *S. canadensis* vergleichbar. Solidagoextrakte besitzen weiter antiphlogistische und bakteriostatische Wirkungen.

Klinische Studien: Kontrollierte klinische Studien liegen nicht vor, die Anwendung erfolgt auf der Basis der pharmakologischen Eigenschaften der Inhaltsstoffe sowie der therapeutischen Erfahrung.

Nebenwirkungen: Nicht bekannt.
Wechselwirkungen mit anderen Arzneimitteln: Nicht bekannt.
Gegenanzeigen: Ödeme infolge eingeschränkter Herz- oder Nierentätigkeit.

Anwendung: Zubereitungen aus Goldrutenkraut (Kombinationspräparate) und Tees finden zur Behandlung entzündlicher Erkrankungen der ableitenden Harnwege Verwendung. *Tagesdosis:* 6–12 g Droge.

Zur Selbstmedikation unter Beachtung der Gegenanzeigen geeignet. Die Ursache der Harnwegsinfektion muß durch einen Arzt abgeklärt werden.
Kombinationen mit anderen aquaretisch und harndesinfizierenden Drogen sind sinnvoll.

▲ HAUHECHEL *(Ononis spinosa)*

Botanik: Die Dornige Hauhechel (*Ononis spinosa* Linné; Leguminosae) ist ein bis 60 cm hoch wachsender Halbstrauch mit einer kräftigen, bis 50 cm langen Pfahlwurzel. Aus ihr treiben aufrechte, im unteren Teil verholzende, meist stark dornige Stengel, die im Winter bis zum Grund absterben. Der ein- oder zweireihig weich behaarte Stengel trägt die im unteren Teil 3zählige, im oberen Teil einfachen Blätter. Die dicht beblätterten, lockeren, traubigen Blütenstände tragen in den Blattwinkeln dornige Kurztriebe mit 1 bis 3 Blüten mit kräftig rosa-roter Blütenkrone. Die Hülsenfrucht ist mindestens so lang wie der Kelch. *Blütezeit:* Mai bis September. *Vorkommen:* Die Dornige Hauhechel ist in ganz Europa, Nordafrika und Asien verbreitet und wächst auf Wiesen, Weiden und Ödland.

Droge: Als Droge *(Ononidis radix)* dienen die im Herbst gesammelten, getrockneten Wurzeln und Wurzelstöcke von *Ononis spinosa* Linné.

Inhaltsstoffe: Die Droge enthält Flavonoide, u. a. das 5,7,4′-Trihydroxyisoflavon-7-O-glucosid Ononin und das Pterocarpanderivat Trifolirhizin und andere Saponine, 0,2% des Triterpens Onocol, und ätherisches Öl.

Pharmakologische Eigenschaften: Die aquaretischen Eigenschaften sind auf das Triterpen Onocol, das ätherische Öl und die Saponine zurückzuführen.

Klinische Studien: Klinische Studien liegen nicht vor, die Anwendung erfolgt auf der Basis der pharmakologischen Eigenschaften der Inhaltsstoffe und der therapeutischen Erfahrung.

Nebenwirkungen: Nicht bekannt.
Wechselwirkungen mit anderen Arzneimitteln: Nicht bekannt.
Gegenanzeigen: Ödeme infolge eingeschränkter Herz- oder Nierentätigkeit.

Anwendung: Hauhechelwurzel wird in Form von Tees (Mono- und Kombinationspräparate) zur Durchspülungstherapie bei entzündlichen Erkrankungen der ableitenden Harnwege eingesetzt. *Tagesdosis:* 6–12 g Droge.

Zur Selbstmedikation unter Beachtung der Gegenanzeigen geeignet. Die Ursache der Harnwegsinfektion muß durch einen Arzt abgeklärt werden.
Kombinationen mit anderen aquaretisch und harndesinfizierenden Drogen sind sinnvoll.

▲ **LIEBSTÖCKEL** *(Levisticum officinale)* (Übersicht bei Vollmann, 1988)

Botanik: Das Liebstöckel oder Maggikraut (*Levisticum officinale* Koch; Apiaceae) ist eine ausdauernde, bis 2 m hoch wachsende Pflanze, die aus einem dicken Wurzelstock im Frühjahr zuerst eine Rosette grundständiger langgestielter Blätter und dann einen hohlen, im oberen Teil gerieften Stengel mit aufrecht abstehenden Ästen treibt. Die 2- bis 3fach fiedrig geteilten Blätter besitzen engröhrige Stiele. Die unteren Blätter können bis 70 cm lang und 65 cm breit werden. Die am Zweigende stehenden vielstrahligen Doppeldolden enthalten die blaßgelben, kelchlosen, zwittrigen Blüten. Die Frucht ist eine kleine Doppelachäne. Die ganze Pflanze riecht nach Maggi. *Blütezeit:* Juli bis August. *Vorkommen:* Liebstöckel ist heimisch in Südosteuropa, Westasien und dem Orient und wird vor allem in den Niederlanden, Polen und Nordamerika kultiviert.

Droge: Als Droge (Levistici radix) dienen die getrockneten Wurzelstöcke und Wurzeln von *Levisticum officinale* Koch.

Inhaltsstoffe: Die Wurzeln des Liebstöckels enthalten Cumarin, Umbelliferon, Bergapten und Psoralen, 0,6 bis 1,0 % ätherisches Öl mit 70% Phthaliden, vor allem Butylphthalid (Ligustilid). Butylphthalid ist für den charakteristischen Maggigeruch von Liebstöckel verantwortlich.

Pharmakologische Eigenschaften: Mit dem ätherischen Öl und seinem Hauptinhaltsstoff Ligustilid sind spasmolytische Wirkungen an der glatten Muskulatur nachgewiesen worden. Die aquaretische Wirkung beruht ebenfalls an dem Gehalt der Droge an ätherischem Öl.

Klinische Studien: Klinische Studien liegen nicht vor.

Nebenwirkungen: Aufgrund des Gehaltes der Droge an Furanocumarinen kann bei Exposition gegenüber UV-Licht eine Photosensibilisierung der Haut auftreten. Bei längerer Anwendung von Liebstöckelwurzel sollte daher auf intensives Sonnenbaden und Höhensonne verzichtet werden.
Wechselwirkungen mit anderen Arzneimitteln: Nicht bekannt.
Gegenanzeigen: Akute entzündliche Erkrankungen des Nierenparenchyms sowie eingeschränkte Nierenfunktion. Ödeme infolge eingeschränkter Herz- oder Nierentätigkeit.

Anwendung: Zubereitungen aus Liebstöckelwurzel finden Verwendung zur Durchspülungstherapie bei unspezifischen entzündlichen Erkrankungen der ableitenden Harnwege. *Tagesdosis:* 4–8 g Droge.

Zur Selbstmedikation unter Beachtung der Nebenwirkungen und Gegenanzeigen geeignet.
Die Ursache der Harnwegsinfektion muß durch einen Arzt abgeklärt werden.
Kombinationen mit anderen aquaretisch und harndesinfizierenden Drogen sind sinnvoll.

▲ **KATZENBART** *(Orthosiphon aristatus)* (Übersicht bei Proksch, 1992)

Botanik: Der Katzenbart (*Orthosiphon aristatus;* Laminaceae) ist ein einjähriges, bis 2 m hoch wachsendes Kraut mit lanzettlich zugespitzten, bis 7 cm langen Blättern. Die zu ährenartigen Blütenständen vereinigten weißen oder violetten Blüten besitzen gebogene, lang aus der Blüte herausragende Staubblätter (Name!). Die Frucht zerfällt in 4 einsamige Klausen. *Blütezeit:* Juli bis August. *Vorkommen:* Der Katzenbart ist heimisch in Ostindien, Malaysia, Australien und im tropischen Amerika. Die Droge wird vornehmlich aus Indonesien importiert.

Droge: Als Droge (Orthosiphonis folium) dienen die kurz vor der Blütezeit geernteten, getrockneten Laubblätter und Stengelspitzen von *Orthosiphon aristatus* oder *Orthosiphon spicatus* (Thunberg) Baker (Syn.: *Orthosiphon stamineus* Bentham).

Inhaltsstoffe: Katzenbartblätter enthalten 0,5% ätherisches Öl, Saponine wie u. a. Sapophonin und Orthosiphononide, organische Säuren und lipophile Flavone, wie z. B. das 3′,4′,5,6,7-Pentamethoxyflavon Sinensetin, Scutellareintetramethyläther und Eupatorin. Die Droge enthält relativ hohe Konzentrationen von Kaliumsalzen.

Pharmakologische Eigenschaften: Die aquaretischen Eigenschaften werden zum Teil auf den hohen Kaliumgehalt der Droge zurückgeführt, zum Teil auf den Gehalt an Saponinen. Für leichte spasmolytische Wirkungen könnte das ätherische Öl verantwortlich sein. Insgesamt ist eine eindeutige Zuordnung der pharmakologischen Eigenschaften zu bestimmten Inhaltsstoffen bisher nicht möglich.

Klinische Studien: Klinische Studien liegen nicht vor.

Nebenwirkungen: Nicht bekannt.

Wechselwirkungen mit anderen Arzneimitteln: Nicht bekannt.

Gegenanzeigen: Ödeme infolge eingeschränkter Herz- oder Nierentätigkeit.

Anwendung: Orthosiphonblätter werden zur Durchspülungstherapie bei unspezifischen entzündlichen Erkrankungen der ableitenden Harnwege eingesetzt.

Tagesdosis: 6–12 g Droge.

Zur Selbstmedikation unter Beachtung der Gegenanzeigen geeignet. Die Ursache der Harnwegsinfektion muß durch einen Arzt abgeklärt werden.
Kombinationen mit anderen aquaretisch und harndesinfizierenden Drogen sind sinnvoll.

▲ **PETERSILIE** *(Petroselinum crispum)* (Übersicht bei Warncke, 1994)

Botanik: Die Petersilie (*Petroselinum crispum* [Miller] Nyman ex A. W. Hill; Apiaceae) ist ein zweijähriges, bis 1 m hoch wachsendes Kraut, das aus einer bis 15 cm langen und 2 cm dicken rübenförmigen Wurzel im 1. Vegetationsjahr eine Rosette grundständiger Blätter treibt. Aus ihr treibt im 2. Vegetationsjahr ein verzweigter Stengel mit wechselständigen, dunkelgrünen, mehrfach 3zählig geteilten und auf der Oberseite glänzenden Blättern. Die kleinen, grünlichgelben, oft rötlich überlaufenen Blüten bilden langgestielte, endständige Dolden. Die Frucht ist eine in zwei etwa 2 mm lange, rundlich eiförmige bis birnenförmige, grünlichgraue Teilfrüchte zerfallende Doppelachäne (Spaltfrucht). *Blütezeit:* Juni–Juli. *Vorkommen:* Die Petersilie ist heimisch im östlichen Mittelmeer und Nordafrika. Sie wird in Europa, Amerika und Asien in verschiedenen Sorten mit unterschiedlichem Aussehen kultiviert.

Droge: Als Droge (Petroselini herba/-radix) dienen die frischen oder getrockneten oberirdischen Teile von *Petroselinum crispum* (Miller) Nyman ex A. W. Hill bzw. die getrockneten unterirdischen Teile von *Petroselinum crispum* (Miller) Nyman ex A. W. Hill.

Inhaltsstoffe: Das Kraut enthält 0,016 bis 0,85% ätherisches Öl mit Monoterpenen (p-Mentha-1,3,8-trien, β-Phellandren, Myrcen, p-Cymenen, Limonen, α- und β-Pinen und Terpinolen), in geringerer Konzentration Sesquiterpenen (E-β-Farnesen, Germacren A, B und D, Caryophyllen, β-Elemen, β-Sesquiphellandren) und Phenylpropanen (Myristicin und Apiol). Die Wurzeldroge enthält 0,45 bis 0,75% ätherisches Öl, ebenfalls mit Terpenen und Phenylpropanen. Besonders hoch sind die Konzentrationen im ätherischen Öl an Terpinolen (7–43%), β-Pinen (4–30%), Apiol (20–57%) und Myristicin (4–21%).

Pharmakologische Eigenschaften: Als Mechanismus der aquaretischen Wirkung von Petersilienkraut/-wurzel wird eine Reizung des Nierenparenchyms angenommen. Myristicin und Apiol besitzen im Tierexperiment eine tonussteigernde und kontraktionsfördernde Wirkung am Uterus (Übersicht: Warncke, 1994).

Klinische Studien: Kontrollierte klinische Studien liegen nicht vor, die Anwendung erfolgt auf der Basis pharmakologischer Untersuchungen und der therapeutischen Erfahrung.

Nebenwirkungen: In seltenen Fällen können allergische Haut- oder Schleimhautreaktionen auftreten, bei hellhäutigen Personen phototoxische Reaktionen.
Wechselwirkungen mit anderen Arzneimitteln: Nicht bekannt.
Gegenanzeigen: Ödeme infolge eingeschränkter Herz- oder Nierentätigkeit.

Anwendung: Petersilienkraut/-wurzel wird zur Durchspülungstherapie bei unspezifischen entzündlichen Erkrankungen der ableitenden Harnwege eingesetzt. *Tagesdosis:* 6 g Droge.

Zur Selbstmedikation unter Beachtung der Gegenanzeigen geeignet. Die Ursache der Harnwegsinfektion muß durch einen Arzt abgeklärt werden.
Kombinationen mit anderen aquaretisch und harndesinfizierenden Drogen sind sinnvoll.

▲ QUECKE *(Agropyron repens)*

Botanik: Die Quecke (*Agropyron repens* (Linné) P. de Deauvois; Gramineae) ist eine ausdauernde, bis 1,50 m hoch wachsende Pflanze mit langen, unterirdischen Wurzelstöcken und aufrechten, glatten Stengeln. Sie hat dünne, flache oder etwas eingerollte schmale Blätter. Die kleinen Blüten stehen in bis 10 cm langen Ähren. Die Frucht ist ein kleines Nüßchen. *Blütezeit:* Juni bis August. *Vorkommen:* Die Quecke ist auf der nördlichen Erhalbkugel verbreitet und wächst vor allem auf Schuttflächen, an Wegrändern, Hecken und auf Äckern.

Droge: Als Droge (Graminis rhizoma) dienen die Rhizome mit Wurzeln und kurzen Stengelabschnitten von *Agropyron repens* (Linné) P. de Deauvois.

Inhaltsstoffe: Die Droge enthält geringe Mengen ätherisches Öl mit 4–6% Thymol, 9–12% Carvacrol und 4–6,5% Carvon (Boesel und Schilcher, 1989), das Polysaccharid Triticin, Schleimstoffe, Saponine, Zuckeralkohole und Kieselsäure.

Pharmakologische Eigenschaften: Die schwach aquaretische Wirkung wird auf die Saponine zurückgeführt. Die antibakterielle Wirkung dürfte auf den Bestandteilen des ätherischen Öls beruhen.

Klinische Studien: Klinische Studien liegen nicht vor.
Nebenwirkungen: Nicht bekannt.
Wechselwirkungen mit anderen Arzneimitteln: Nicht bekannt.
Gegenanzeigen: Ödeme infolge eingeschränkter Herz- oder Nierentätigkeit.
Anwendung: Queckenwurzelstock wird zur Durchspülungstherapie bei unspezifischen entzündlichen Erkrankungen der ableitenden Harnwege eingesetzt.
Tagesdosis: 6–9 g Droge.

Zur Selbstmedikation unter Beachtung der Gegenanzeigen geeignet. Die Ursache der Harnwegsinfektion muß durch einen Arzt abgeklärt werden. Kombinationen mit anderen aquaretischen und harndesinfizierenden Drogen sind sinnvoll.

▲ ACKERSCHACHTELHALM *(Equisetum arvense)*

Botanik: Der Ackerschachtelhalm (*Equisetum arvense* Linné; Equisetaceae) ist ein ausdauerndes, bis 50 cm hohes, nichtblühendes Kraut. Die schwarzen Wurzelstöcke bilden einen gegliederten, unverzweigten, blaßrotbraunen Frühlingssproß, der an der Spitze einen ährenartigen Sporangiophorstand trägt und nach der Sporenreife abstirbt, sowie einen grünen, 10 bis 50 cm hohen, quirlig verzweigten und unfruchtbaren Sommersproß. Die Hauptachsen der Sommersprosse sind in bis 3,5 mm dicke, hohle und in 2–6 cm lange, durch Knoten getrennte Abschnitte gegliedert. Diese tragen Blattscheiden mit 10 bis 12 oft dunkelbraunen Zähnen, deren Zahl mit der der Rippen des umhüllten Sprosses übereinstimmt. Die meist unverzweigten Seitenzweige sind etwa 1 mm dick, markig und meist 4kantig. *Sporenreife:* März bis April. *Vorkommen:* Der Schachtelhalm ist in den gemäßigten Zonen der Erde bis ca. 2 000 m heimisch und wächst bevorzugt auf feuchten und sandigen Böden an Wegrändern, Wiesen und in Wäldern.

Droge: Als Droge (Equiseta herba) dienen die getrockneten grünen sterilen Sprossen von *Equisetum arvense* Linné.

Inhaltsstoffe: Schachtelhalm enthält mehr als 10% mineralische Bestandteile, davon etwa 65% Kieselsäure, Flavonoide, Spuren von Alkaloiden (Nicotin) und Pflanzensäuren.

Pharmakologische Eigenschaften: Die schwach aquaretische Wirkung der Droge wird auf den Flavonoidgehalt zurückgeführt.

Klinische Studien: Klinische Studien liegen nicht vor.
Nebenwirkungen: Nicht bekannt.
Wechselwirkungen mit anderen Arzneimitteln: Nicht bekannt.
Gegenanzeigen: Ödeme infolge eingeschränkter Herz- oder Nierentätigkeit.
Anwendung: Schachtelhalmkraut wird zur Durchspülungstherapie bei unspezifischen entzündlichen Erkrankungen der ableitenden Harnwege eingesetzt.
Tagesdosis: 6 g Droge.

Zur Selbstmedikation unter Beachtung der Gegenanzeigen geeignet. Die Ursache der Harnwegsinfektion muß durch einen Arzt abgeklärt werden. Kombinationen mit anderen aquaretisch und harndesinfizierenden Drogen sind sinnvoll.

▲ SPARGEL *(Asparagus officinalis)*

Botanik: Der Spargel (*Asparagus officinalis* Linné; Liliaceae) ist ein ausdauerndes(r) Kraut oder Halbstrauch, das/der mit einem holzigen, dickfaserigen Wurzelstock im Boden verankert ist. Im Frühjahr treiben aus dem Wurzelstock fingerdicke Sprosse, die ergrünen, wenn sie den Boden durchstoßen haben. Die bis zu 1 m langen, stark verzweigten, zuweilen kletternden Stengel tragen sehr kleine, schuppenförmige Blätter sowie zahlreiche blatt- oder nadelförmige Flachsprossen (Phyllokladien). Die kleinen, grünlichen Blüten stehen doldig oder traubig an den Phyllokladien. Die Frucht ist eine kleine, kugelige, breiige rote Beere. *Blütezeit:* Juni bis Juli. *Vorkommen:* Der Spargel ist heimisch in Mittel- und Südeuropa, Nordafrika, Vorderasien und Westsibirien und wird heute überall in den gemäßigten Klimazonen der Erde angebaut.

Droge: Als Droge (Asparagi rhizoma) dient der Wurzelstock mit Wurzeln von *Asparagus officinalis* Linné.

Inhaltsstoffe: Spargelwurzelstock enthält Asparagin, Arginin, Asparagose, das Glykosid Coniferin, Chelindonsäure, Cholin, Saponine und Flavonoide.

Pharmakologische Eigenschaften: Die aquaretische Wirkung wird auf die Saponine zurückgeführt. Zwei Anwendungsbeobachtungen (Zitzewitz et al., 1994, Beltz et al., 1995, in Vorbereitung) geben Hinweise auf eine ödemausschwemmende und mild blutdrucksenkenden Wirkung einer Kombination von Spargelwurzelstock und Petersilienkraut.

Klinische Studien: Klinische Studien liegen nicht vor.

Nebenwirkungen: Nicht bekannt.
Wechselwirkungen mit anderen Arzneimitteln: Nicht bekannt.
Gegenanzeigen: Ödeme infolge eingeschränkter Herz- oder Nierentätigkeit.

Anwendung: Spargelwurzelstock wird zur Durchspülungstherapie bei unspezifischen entzündlichen Erkrankungen der ableitenden Harnwege eingesetzt.
Tagesdosis: 45–60 g Droge.

Zur Selbstmedikation unter Beachtung der Gegenanzeigen geeignet. Die Ursache der Harnwegsinfektion muß durch einen Arzt abgeklärt werden.
Kombinationen mit anderen aquaretisch und harndesinfizierenden Drogen sind sinnvoll.

▲ WACHOLDER *(Juniperus communis)*

Botanik: Der Wacholder (*Juniperus communis* Linné; Cupressaceae) ist ein aufrechter, bis 3 m, in Einzelfällen bis 12 m hoch wachsender, meist säulenförmiger Baum mit nadelförmigen, stechend spitzen, in 3blättrigen Quirlen übereinander angeordneten, blaugrünen, 1 bis 1,5 cm langen Blättern. Der Wacholder ist zweihäusig. Die kurzgestielten männlichen Blüten bestehen aus mehreren Quirlen. Die weiblichen, später fleischigen Fruchtblätter bilden eine beerenartige Scheinfrucht (Beerenzapfen), die am Scheitel eine dreistrahlige Furche besitzt. Bis zur Reifung vergehen 3 Jahre. *Blütezeit:* April bis Mai. *Vorkommen:* Der Wacholder ist heimisch auf der ganzen nördlichen Hemisphäre und wächst in trockenen Kiefern- und Eichenwäldern, auf Heiden und Moorböden.

Droge: Als Droge (Juniperi fructus) dienen die reifen, frischen oder getrockneten Beerenzapfen von *Juniperus communis* Linné.

Inhaltsstoffe: Die schizogenen Ölbehälter des Fruchtfleisches enthalten bis 2,5% ätherisches Öl mit etwa 40 bis 70% Terpenen (α- und β-Pinen als Hauptbestandteil). Weiter enthält die Terpenfraktion Terpinen-4-ol, Caryophyllen, Epoxiddihydrocaryophyllen, Terpenylacetat und Campher. Weitere Inhaltsstoffe der Wacholderbeeren sind Flavonglykoside, Gerbstoffe, Zucker sowie harz- und wachsartige Bestandteile.

Pharmakologische Eigenschaften: Die aquaretische Wirkung des ätherischen Öls wird hauptsächlich auf Terpinen-4-ol zurückgeführt. Tierexperimentell wurde unter der Einwirkung von Wacholderbeeröl eine vermehrte Harnausscheidung und eine direkte Wirkung auf die Kontraktion der glatten Muskulatur nachgewiesen (Schilcher, 1994)

Klinische Studien: Klinische Studien liegen nicht vor.

Nebenwirkungen: Die Monographie der Kommission E weist unter Nebenwirkungen darauf hin, daß bei längerer Anwendung oder bei Überdosierung Nierenschäden auftreten können. In einer kritischen Literaturauswertung, die den Zeitraum von 1844 bis 1993 umfaßt, hat Schilcher (1994) die Frage der Nierentoxizität von Wacholderbeerzubereitungen untersucht und kommt zu dem Schluß, daß Semon, der Autor, der erstmals auf eine Nierenreizung durch Wacholderbeeröl hingewiesen hat (Semon, 1844), möglicherweise mit Terpentin verunreinigtes Wacholderbeeröl verwendet hat. Mit einem Wacholderbeerölpräparat mit einem geringen Pinen-Gehalt und einem hohen Gehalt an Terpinen-4-ol konnte Schilcher (unveröffentlichte Ergebnisse) dessen Unschädlichkeit hinsichtlich der Nierenfunktion nachweisen.

Wechselwirkungen mit anderen Arzneimitteln: Nicht bekannt.

Gegenanzeigen: Ödeme infolge eingeschränkter Herz- oder Nierentätigkeit, Schwangerschaft, entzündliche Nierenerkrankungen.

Anwendung: Wacholderbeeren werden zur Durchspülungstherapie bei unspezifischen entzündlichen Erkrankungen der ableitenden Harnwege eingesetzt. *Tagesdosis:* 4 bis maximal 10 g Droge.

Zur Selbstmedikation unter Beachtung der Gegenanzeigen geeignet. Die Ursache der Harnwegsinfektion muß durch einen Arzt abgeklärt werden
Kombinationen mit anderen aquaretisch und harndesinfizierenden Drogen sind sinnvoll.

3.6.3 Nierengrieß und Nierensteine

3.6.3.1 Pathophysiologische Grundlagen

Nierengrieß (Harngrieß) besteht aus zahlreichen, mit bloßem Auge erkennbaren kleinsten Harnkonkrementen in den ableitenden Harnwegen oder selten in der Niere. Die Bildung von Harnkonkrementen wird ausgelöst durch Ausscheidung von Harnmukoiden unklaren Ursprungs, durch Mangel an harnsteinstabilisierenden Harnkolloiden bei Übersättigung des Harns mit relativ schwer löslichen, kristallisationsfähigen Substanzen, wie Urate, Oxalate, Calciumsalze, Cystin, Tyrosin und Leucin, sowie bei Zellnekrosen. Begünstigend für das Entstehen von Zellkonkrementen sind unter anderem chronische Infektionen des Harntraktes, Harnverhaltung und Fehlernährung, besonders bei vorliegender Stoffwechselstörung.

3.6.3.2 Arzneipflanzen und Drogen

Bei Nierengrieß ist eine Durchspülungstherapie mit den gleichen pflanzlichen Drogen zu empfehlen, die auch bei entzündlichen Erkrankungen der ableitenden Harnwege sowie bei Miktionsbeschwerden beim benignen Prostataadenom und bei der Reizblase eingesetzt werden.

3.7 Urogenitaltrakt (Frau)

3.7.1 Reizblase

3.7.1.1 Pathophysiologische Grundlagen

Die Reizblase ist eine neurohormonal bedingte Fehlregulation von harnaustreibender Blasenmuskulatur und Schließmuskel. Betroffen sind vorwiegend Frauen im mittleren Alter (30–50 Jahre), jedoch können auch Mädchen in der Pubertät und junge Frauen an den Symptomen der Reizblase leiden. Symptome sind Tenesmen und gesteigerte Miktionsfrequenz. Die Reizblase zeigt alle Symptome eines entzündlichen Prozesses, ohne daß ein organisches Korrelat vorliegt.

Eine Selbstmedikation sollte nur empfohlen werden, wenn zuvor durch eine ärztliche Untersuchung eine Infektion als Ursache ausgeschlossen wurde.

3.7.1.2 Arzneipflanzen und Drogen

Zur Behandlung der Reizblase eignen sich Zubereitungen aus Brennesselwurzel, Kürbissamen, Sägepalmenfrüchten und samenfreien Gartenbohnenhülsen, die auch zur Behandlung der benignen Prostatahyperplasie eingesetzt werden (s. S. 152).

Zusätzlich kommen Drogenzubereitungen zur Anwendung, die auch zur Durchspülungstherapie bei entzündlichen Erkrankungen der ableitenden Harnwege eingesetzt werden (s. S. 159).

3.7.2 Dysmenorrhoe

3.7.2.1 Pathophysiologische Grundlagen

Unter Dysmenorrhoe versteht man die mit kolikartigen Unterleibsschmerzen einhergehende Menstruation. Die Schmerzen sind unabhängig von der Blutungsstärke und treten zuweilen auch schon vor Blutungsbeginn auf. Die Dysmenorrhoe geht häufig mit Allgemeinbeschwerden und Rückenschmerzen einher. Dysmenorrhoen können symptomatisch, z. B. bei Erkrankungen der Gebärmutter, ohne erkennbare äußere Ursachen (idiopathisch) oder psychogen bedingt sein.

3.7.2.2 Arzneipflanzen und Drogen

▲ **GÄNSEFINGERKRAUT** *(Potentilla anserina)*

Allgemeine Angaben zu *Potentilla anserina* s. S. 82

Anwendung: Gänsefingerkraut-Zubereitungen finden Verwendung bei dysmenorrhoischen Beschwerden. *Tagesdosis:* 4–6 g Droge.

Zur Selbstmedikation ohne Einschränkungen geeignet.
Kombinationen mit anderen spasmolytisch wirkenden Drogen sind sinnvoll.

▲ **TRAUBENSILBERKERZE, AMERIKANISCHES WANZENKRAUT** *(Cimicifuga racemosa)*

Botanik: Die Traubensilberkerze (Cimicifuga racemosa (Linné) Nutt. var. racemosa; Malvaceae) ist eine ausdauernde, bis 2,5 m hoch werdende Pflanze mit großen, fast grundständigen, 2- bis 3fach gefiederten Blättern mit länglichen, eingeschnittenen oder gesägten Blättchen. Die kleinen, radiären, grünlichweißen Blüten mit weißem, 4blättrigem Kelch bilden schmale, traubige Blütenstände. Die Frucht ist eine Kapsel. *Blütezeit:* Juni bis September. *Vorkommen:* Die Traubensilberkerze ist heimisch im atlantischen Nordamerika. Sie wächst in feuchten Wäldern und moorigen Gebieten.

Droge: Als Droge (Cimicifugae rhizoma) wird der getrocknete Wurzelstock von Cimicifuga Racemosa (Linné) Nutt. var. *racemosa* verwendet.

Inhaltsstoffe: Die Droge enthält Harze und Bitterstoffe, tetracylische Triterpenglykoside (u. a. Actein und Cimicifugosid) und ihre Aglyka wie Acetylacteol und Cimigenol sowie das Isoflavon Formononetin.

Pharmakologische Eigenschaften: Für *Cimicifuga racemosa* konnte sowohl eine östrogene als auch eine Anti-LH-Wirkung nachgewiesen werden (Jary et al., 1985; Jary und Harnischfeger, 1985). Düker et al. (1991) wiesen an ovarektomierten Ratten nach, daß eine Fraktion des Cimicifuga-Extraktes die LH-Sekretion reduziert.

Klinische Studien: Die Wirksamkeit von Cimicifuga-racemosa-Extrakt bei prämenstruellen neurovegetativen und psychischen Störungen (Schlafstörungen und Depressionen) belegen die Untersuchungen von Pethö (1987) und Warnecke (1985). Düker et al. (1991) konnten die an ovarektomierten Ratten durch Cimicifuga-Extrakt hervorgerufene Reduktion der LH-Sekretion auch bei 110 Frauen in der Menopause bestätigen. Der FSH-Spiegel wurde dagegen nicht beeinflußt. Eine östrogene Wirkung von *Cimicifuga* wies Stoll (1987) in einer plazebokontrollierten Doppelblindstudie bei Frauen im Klimakterium nach. Gleichzeitig wurden durch das Phytopharmakon die vegetativen und psychischen Beschwerden gebessert.

Nebenwirkungen: Nicht bekannt.
Wechselwirkungen mit anderen Arzneimitteln: Nicht bekannt.
Gegenanzeigen: Keine.

Anwendung: Zubereitungen aus Traubensilberkerzen-Wurzelstock werden u. a. in Form von Tee und Tinktur eingesetzt bei dysmenorrhoischen Beschwerden, beim prämenstruellen Syndrom, bei klimakterischen Beschwerden und neurovegetativen Beschwerden. *Tagesdosis:* 3 g Droge. Anwendung als Tinktur (1:10): 3mal täglich 10 Tropfen auf einem Stück Zucker langsam im Mund zergehen lassen.

Zur Selbstmedikation ohne Einschränkungen geeignet.
Kombinationen mit Keuschlammfrüchten sind sinnvoll.

3.7.3 Prämenstruelles Syndrom

3.7.3.1 Pathophysiologische Grundlagen

Unter dem prämenstruellen Syndrom versteht man zyklisch wiederkehrende prämenstruelle Beschwerden, die wahrscheinlich durch hormonale und neurovegetative Dysfunktion bedingt sind und meist während der letzten 12 Tage vor der Monatsblutung auftreten: Das PMS äußert sich in Mastodynie (= Mastalgie: Schmerzhaftigkeit der – oft geschwollenen – weiblichen Brust ohne organische Veränderungen), Dysmennorrhoe, Kopfschmerzen, Völlegefühl, seelischer Verstimmung, evtl. Ödembildung (Gewichtszunahme), Exazerbierung einer Migräne, Epilepsie, gastrointestinalen Störungen u. a. Laborchemisch wird eine Hyperprolaktinämie nachgewiesen.

Die Ätiopathologie des prämenstruellen Syndroms (PMS) ist bisher ungeklärt. Als kausale Faktoren werden u. a. ein Mißverhältnis zwischen Progesteron und Östrogen, eine Entgleisung des Mineralhaushaltes, Störungen im Renin-Angiotensin-System, Pyridoxinmangel, hypoglykämische Zustände, Störungen im Prostaglandinstoffwechsel, Störungen der Serotoninsynthese, eine Schilddrüsendysfunktion oder die Einnahme bestimmter Medikamente diskutiert. Etwa 40–60% aller Frauen sind betroffen.

Die beim PMS zu beobachtende Symptomatik mit Energielosigkeit, Konzentrationsschwäche, Überempfindlichkeit sowie – jedoch keineswegs immer – einer ausgesprochen depressiven Stimmungslage mit Weinerlichkeit wird als psychisches Hormonentzugssyndrom bezeichnet und tritt auch im Wochenbett, im Klimakterium oder nach Ovarektomien auf. Manchmal zeichnen sich prämenstruell auch manisch erscheinende Zustände ab.

3.7.3.2 Arzneipflanzen und Drogen

▲ **KEUSCHLAMM, MÖNCHSPFEFFER** *(Vitex agnus-castus)*

Botanik: Keuschlamm (*Vitex agnus-castus* Linné; Verbenaceae) ist ein 3 bis 5 m hoch werdender Strauch mit handförmig geteilten Fiederblättern und dichten, endständigen Blütenständen. Die kleinen Blüten sind blaßblau, violett, rosa oder weiß, die Früchte 50 mm große, kugelige Steinbeeren. *Vorkommen: Vitex agnus-castus* ist heimisch im Mittelmeergebiet und Zentralasien und wächst besonders an Flußufern und Küsten.

Droge: Als Droge (Agni casti fructus) werden die reifen, getrockneten Früchte von *Vitex agnus-castus* Linné verwendet.

Inhaltsstoffe: Die Steinbeeren enthalten ätherisches Öl und die Iridoidglykoside Agnusid und Aucubin. Weitere Inhaltsstoffe sind Flavonoide, der Bitterstoff Castin und fettes Öl.

Pharmakologische Eigenschaften: Pharmakologische Studien zeigen, daß *Vitex agnus-castus* dopaminerg die Produktion und Ausschüttung von Gonadotropinen vermehrt und so eine Senkung der Prolaktinspiegel hervorruft (Becker, 1991; Haller, 1959, 1961, 1962; Jarry et al., 1991; Winterhoff et al., 1991; Winterhoff, 1993).

Klinische Studien: Zahlreiche klinische Studien und Erfahrungsberichte belegen eindrucksvolle Besserungen der Symptome des prämenstruellen Syndroms (Albus 1966, Attelmann et al., 1990; Hillebrand, 1964; Feldmann et al., 1990, Propping, 1991). Dittmar et al. (1992) berichteten über die Ergebnisse von 2 multizentrischen Anwendungsbeobachtungen bei 1542 Patientinnen mit prämenstruellem Syndrom. Danach trat eine Besserung der Beschwerden im Mittel nach 25 Tagen ein, die Symptome wurden nach dem Patientinnenurteil beseitigt in 33%, gebessert in 57% der Fälle. Von den Ärzten wurde die Wirksamkeit bei 71% der Patientinnen mit gut bis sehr gut beurteilt, in 21% der Fälle mit zufriedenstellend.

Nebenwirkungen: Gelegentlich können juckende urtikarielle Exantheme auftreten.

Wechselwirkungen mit anderen Arzneimitteln: Nicht bekannt, jedoch könnte aufgrund der dopaminergen Wirkung der Droge eine wechselseitige Wirkungsabschwächung bei Gabe von Dopamin-Rezeptor-Antagonisten (Neuroleptika) auftreten.

Gegenanzeigen: Schwangerschaft und Stillzeit.

Anwendung: Zubereitungen aus *Vitex agnus-castus* finden Verwendung bei Menstruationsstörungen infolge Gelbkörperinsuffizienz, beim prämenstruellen Syndrom und bei Mastodynie. *Tagesdosis:* 30–40 mg Droge in Form wäßrig-alkoholischer Extrakte.

Zur arztgestützten Selbstmedikation beim prämenstruellen Syndrom unter Beachtung der möglichen Wechselwirkungen mit Neuroleptika geeignet. Vor Einnahme von Vitex-agnus-castus-Zubereitungen sollte der Arzt konsultiert werden.

3.7.4 Klimakterische Beschwerden

3.7.4.1 Pathophysiologische Grundlagen

Als Klimakterium wird die Übergangsphase von der Geschlechtsreife zum Alter bezeichnet. Im engeren Sinne kennzeichnet der Ausdruck bei der Frau die mit der Prämenopause beginnende, über die Menopause (bzw. deren einjähriges Bestehen) in die Postmenopause übergehende Phase. Sie beginnt normalerweise (natürliches Klimakterium) zwischen dem 40. und 50. Lebensjahr, kann jedoch auch vorzeitig oder stark verzögert eintreten.

Das Klimakterium ist charakterisiert durch eine Störung des hormonalen Gleichgewichts infolge der Verminderung oder des Wegfalls der Follikelreifungen. Entsprechend tritt auch eine Verminderung oder der Wegfall der Ovulation und der

Gelbkörperbildung ein. In der Folge kommt es zu einem unzureichenden Feedback auf den Hypophysenvorderlappen und damit zur vermehrten FSH-Produktion (FSH = follikelstimulierendes Hormon). Diese wiederum führt zur Labilität des autonomen Nervensystems mit den Symptomen: unregelmäßige Blutungen, Hitzewallungen, Stimmungslabilität, Depressionen, Schlafstörungen, Tachykardie, Dyspareunie, Pruritus vulvae und Osteoporose. Die Summe dieser Symptome wird als *„Menopausensyndrom"* bezeichnet.

3.7.4.2 Arzneipflanzen und Drogen

▲ **KAVA-KAVA** *(Piper methysticum)*
Allgemeine Angaben zu Kava-Kava s. S. 185.

Klinische Studien: Stehen bei den durch die hormonale Umstellung im Klimakterium bedingten vegetativen und psychischen Störungen Stimmungslabilität, Depressionen und Schlafstörungen im Vordergrund, bietet eine Therapie mit Kava-Kava-Zubereitungen durchaus Aussicht auf Erfolg. Wie in einer randomisierten Doppelblindstudie bei 40 Frauen mit klimakterischem Syndrom gezeigt wurde, konnten bereits nach 4wöchiger Behandlung mit Kava-Kava gegenüber der Plazebogruppe signifikante Unterschiede hinsichtlich der therapeutischen Wirksamkeit nachgewiesen werden (Warnecke et al., 1990). Die mittlere Tagesdosis in dieser Studie entsprach 43,5 mg Kavapyronen. Signifikante Unterschiede zwischen Verum und Plazebo fanden sich hinsichtlich der Score-Werte des Menopauseindexes nach Kuppermann (Kuppermann et al., 1959: Bewertung der Einzelsymptome wie Hitzewallungen, Schlafstörungen, Schwindel und Kopfschmerzen mit verschiedenen Gewichtungsfaktoren), des ASI-Index (Zung, 1971: Angst-Skala) und des Patiententagebuches. Nach 12 Wochen war keine Prüfung auf Signifikanz mehr möglich, da 14 von 20 Patientinnen der Plazebogruppe die Behandlung wegen Unwirksamkeit abgebrochen hatten.

▲ **TRAUBENSILBERKERZE** *(Cimicifuga Racemosa)*
Siehe unter Dysmenorrhoe, S. 170.

3.8 ZNS/Psyche

3.8.1 Einschlaf- und Durchschlafstörungen

3.8.1.1 Pathophysiologische Grundlagen

Einschlaf- und Durchschlafstörungen können durch eine Vielzahl exogener und endogener Reize hervorgerufen werden. *Exogene Reize* wirken insbesondere in Form von Lärm oder optischen Eindrücken auf den Menschen ein. *Endogene Reize* können peripher (Schmerzen, Husten- und Niesreiz) oder zentral (Streß, Angst) bedingt sein (Abb. 12). Etwa 30% der Patienten, die gesundheitliche Störungen durch Selbstmedikation behandeln, leiden an Unruhezuständen und Schlaflosigkeit. Das zeigen auch die Umsatzzahlen für 1993. Für Beruhigungsmittel und Mittel gegen Schlaflosigkeit gaben die Bundesbürger immerhin 244 Millionen DM aus, das sind 37% des insgesamt für die Selbstmedikation aufgewendeten Mittel. Gegenüber 1992 ist damit ein Zuwachs von 17% zu verzeichnen.

Chronische Schlafstörungen führen zu einem die geistige und körperliche Leistungsfähigkeit erheblich einschränkenden Schlafdefizit und sind deshalb unbedingt behandlungsbedürftig.

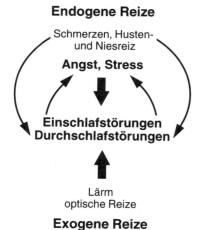

Abb. 12. Ursachen von Einschlaf- und Durchschlafstörungen.

3.8 ZNS/Psyche

Physiologischerweise werden beim Schlaf orthodoxe und paradoxe Phasen unterschieden. Der *orthodoxe Schlaf* besteht aus 4 Stadien unterschiedlicher Tiefe, wobei mit zunehmender Schlaftiefe die Grundfrequenz im Elektroenzephalogramm niedriger und die Amplitude höher wird. Der *paradoxe Schlaf*, der 20–30% des Nachtschlafs ausmacht, wird auch als *REM-Schlaf* bezeichnet und ist charakterisiert durch ein EEG mit hohen Frequenzen und niedrigen Amplituden, durch erhöhten Blutdruck und erhöhte Herzfrequenz, durch Träume und rasche Augenbewegungen. Die englische Bezeichnung für diese raschen Augenbewegungen (**R**apid **E**ye **M**ovements) hat dieser Schlafphase ihren Namen gegeben (Abb. 13).
Es wird angenommen, daß die REM-Phasen für die zerebrale Regeneration eine besondere Bedeutung besitzen. Schlafmittel im weitesten Sinne sollten daher diesen Anteil des Schlafs möglichst wenig oder gar nicht beeinflussen.

Für ein *ideales Schlafmittel* werden folgende Eigenschaften gefordert (Krieglstein, 1995):

1. Es sollte keine Wirkungen auf andere Organe wie Herz, Leber und Nieren ausüben.
2. Es sollte bei allen Patienten wirken.
3. Es sollte gut fettlöslich sein und somit einen schnellen Wirkungseintritt besitzen.
4. Es sollte sich spezifisch an einen Rezeptor binden.
5. Es darf keine Atemdepression hervorrufen.
6. Es sollte keine Wirkung auf das Gedächtnis haben.
7. Es sollte keine physische Abhängigkeit entwickeln.
8. Es sollte keine Rebound-Effekte (überschießende Reaktion nach Absetzen des Medikaments) zur Folge haben.
9. Es sollte nicht zur Toleranzentwicklung führen.
10. Es sollte keine Nachwirkungen haben.
11. Es sollte eine optimale Wirkdauer besitzen.
12. Es sollte als Suizidmittel ungeeignet sein.

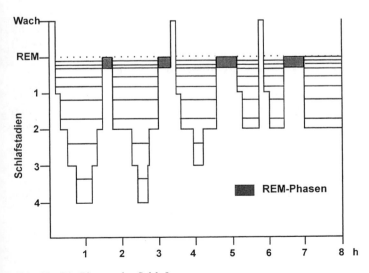

Abb. 13. Die Phasen des Schlafes.

13. Es sollte keine Wechselwirkungen mit anderen Arzneistoffen entwickeln.
14. Es sollte das physiologische Schlafmuster nicht beeinflussen.

Weltweit werden zur Milderung von Schlafstörungen sowie von Angstzuständen oder Angstsymptomen am häufigsten Benzodiazepine, gefolgt von Barbituraten, eingesetzt.

Unerwünschte Wirkungen der *Benzodiazepine* sind Benommenheit, Müdigkeit am nächsten Tag, verlängerte Reaktionszeit, motorische Inkoordination, Verschlechterung der geistigen und psychomotorischen Funktionen. Längerer Gebrauch kann bei Benzodiazepinen zur Abhängigkeit führen und beim Entzug folgende Symptome hervorrufen: Depressionen, Angst, Agitation, Schlafanomalien, Alpträume, akute Psychosen und Delirien.

Barbiturate zeigen vor Einsetzen der sedativen und hypnotischen Wirkung initial gelegentlich auch einen euphorisierenden Effekt. Bei wiederholter Einnahme kann es zu einer Gewöhnung (Toleranzentwicklung) kommen. Die durch Barbiturate hervorgerufene Enzyminduktion in der Leber (Stimulierung der Enzymsynthese oder Erhöhung der Enzymaktivität) kann zu Komplikationen führen, wenn die Patienten mit anderen Arzneimitteln behandelt werden. Fortgesetzte Anwendung von Barbituraten kann zur psychischen und physischen Abhängigkeit führen. Süchtige sind depressiv, apathisch, in ihrer geistigen Leistungsfähigkeit stark eingeschränkt und zeigen motorische Koordinationsstörungen. Absetzen der Barbiturate führt je nach Ausmaß der Abhängigkeit zu unterschiedlich stark ausgeprägten Symptomen wie Übelkeit, Erbrechen, Schwächegefühl, Hypotonie, starkes Angstgefühl, Zittern, Krämpfe, Sehstörungen.

3.8.1.2 Arzneipflanzen und Drogen

Als echte Alternative zu synthetischen Monopräparaten gewinnen Phytopharmaka für die Behandlung von Einschlaf- und Durchschlafstörungen heute in der Praxis des niedergelassenen Arztes, nicht zuletzt wegen ihrer niedrigen Nebenwirkungsrate bzw. fehlender Nebenwirkungen, zunehmend an Interesse. Sie eignen sich wegen dieser Eigenschaften im Gegensatz zu den synthetischen Schlafmitteln durchaus auch für die Selbstmedikation.

Die Rote Liste 1995 verzeichnet in den Gruppen der Hypnotika/Sedativa bzw. Psychopharmaka insgesamt 71 pflanzliche Präparate. Davon sind 11 Monopräparate (Baldrian 11, Hopfen 1, Kava-Kava 1, Melisse 1, Passiflora 1, Johanniskraut 1), 12 Kombinationspräparate aus Baldrian und Hopfen und 38 Kombinationspräparate aus Baldrian und/oder Hopfen + anderen Phytopharmaka. Hinzu kommen 5 Teepräparate, z. B. Baldrianwurzel + Melissenkraut-Trockenextrakt + Baldrianöl, Melissenblätter + Baldrianwurzel + Orangenschalen und Baldrianwurzel, Melissenblätter, Passionsblumenkraut + Pfefferminzblätter. Tabelle 11 gibt einen Überblick über die wichtigsten Arzneipflanzen und Drogen, die zur Herstellung sedierender bzw. tranquilierender pflanzlicher Kombinationspräparate Verwendung finden.

Die schlafanstoßenden Phytopharmaka sind in besonderem Maße Gegenstand kritischer Beurteilung durch die Schulmedizin, da einmal die Bewertung ihrer Wirksamkeit weitgehend auf subjektiven Kriterien (Bewertung durch den Patienten) beruht und zum anderen überwiegend Kombinationspräparate mit mehreren Drogen zum Einsatz kommen, in denen die Einzeldroge häufig in

Tabelle 11. Pflanzliche Sedativa bzw. Tranquilizer

Droge	Bezeichnung der Droge (lat.)	Arzneipflanze
Baldrianwurzel	Valerianae radix	*Valeriana officinalis*
Hopfenzapfen	Strobuli humuli lupuli	*Humulus lupulus*
Lavendelblüten	Lavandula flos	*Lavandula officinalis*
Melissenblätter	Melissae folium	*Melissa officinalis*
Passionsblumenkraut	Passiflorae herba	*Passiflora incarnata*

einer Dosierung vorliegt, die den aufgrund pharmakologischer Studien mit Reinstoffen aus der Droge ermittelten Wirkdosen nicht entspricht.
Zur Wirksamkeit derartiger Präparate stellten Steinegger und Hänsel (1992) fest: *„Eine pharmakologisch wirksame Konzentration wird in der Regel nicht erreicht, so daß diese Präparate in der Regel auch ‚Beinahe-Plazebos'[1]) sein dürften.* **Diese Aussage spricht keineswegs gegen ihre therapeutische Anwendung. Nicht zuletzt liegt ihr therapeutischer Nutzen darin, daß viele Patienten von Psychopharmaka abgehalten werden. Unwissenschaftlich ist nicht die Anwendung, sondern die Begründung."**

- **Ätherisch-Öl-Drogen**

(Eigenschaften und Zusammensetzung ätherischer Öle s. S. 69)

Ätherisch-Öl-Drogen, wie Kamillen-, Jasmin-, Lavendel-, Orangen- und Rosenblüten, sowie Melissenblätter bzw. die aus den Drogen durch Wasserdampfdestillation gewonnenen ätherischen Öle finden traditionell Verwendung zur Behandlung nervöser Spannungen. Die Anwendung erfolgt in Form von Tees, als Badezusatz oder als Riechstoffe (Aromatherapie). Für die in den Ätherisch-ÖlDrogen enthaltenen Terpene und Phenylpropanverbindungen konnte ein sedativer Effekt bisher nicht nachgewiesen werden. Trotz dieses fehlenden Nachweises der sedativen Wirkung der ätherischen Öle steht ihre Wirksamkeit außer Frage. Eine Erklärung für diese scheinbare Diskrepanz bieten die Ergebnisse der sog. „Dufttherapie" bei psychosomatischen Erkrankungen (Karsten, 1975; Paris, 1973; Tisserand, 1980). Die Wirkung von Düften bei derartigen psychischen Störungen beruht auf der engen Verknüpfung des Riechhirns mit dem limbischen System, das für die Gefühle der Angst, des Wohlbefindens und der sexuellen Gefühle zuständig ist (Hänsel, 1990).

▲ **BALDRIAN** *(Valeriana officinalis)*

Botanik: Der offizinelle Baldrian (*Valeriana officinalis* L.; Valerianaceae) ist eine ausdauernde, über 1 m hohe Pflanze mit kantigem, hohem Stengel und unpaarig gefiederten, gegenständigen Fiederblättern. An den Stengelspitzen sitzen kleine rötlich-weiße, doldenartig angeordnete Blüten. *Blütezeit:* Juni bis August.
Vorkommen: Baldrian ist in Europa und Nordamerika sowohl auf sehr feuchten als auch auf trockenen Böden weit verbreitet. Die offizinelle Droge stammt fast ausschließlich aus Kulturen in Mittel- und Osteuropa. *Ernte:* September.

---

[1]) Wenn die Anwendung eines Arzneimittels, dessen Wirksamkeit der Intensität nach wesentlich stärker ist als von der pharmakologischen Wirkung her – der relativ geringen Substanzmenge wegen - zu erwarten wäre, subsumiert der Pharmakologe diese unter die „Beinahe-Plazebos" (Steinegger und Hänsel, 1992).

Droge: Als Droge (Valerianae radix (rhizoma)) finden die unterirdischen, unterhalb 40 °C sorgfältig getrockneten Pflanzenteile der Sammelart *Valeriana officinalis* Linné Verwendung. Die Droge umfaßt den Wurzelstock, die Wurzeln und deren Ausläufer.

Inhaltsstoffe: Die Baldrianwurzel enthält 0,5% ätherisches Öl mit Monoterpenen (u. a. α- und β-Pinen, (−)-Camphen, (−)-Limonen, p-Cymol, Ameisensäure-, Buttersäure-, Essigsäure- und Isovaleriansäure-Ester des (−)-Borneols, Myrtenols und Cymols) und Sesquiterpenen (u. a. Caryophyllen und β-Bisabolen, die Alkohole Valerol, Maaliol, das Keton Valeranon, Valerensäure, Acetoxyvalerensäure und Valeranal) sowie Valepotriate (**Val**eriana-**epo**xy-**tri**ester). Die in der frischen oder sorgfältig getrockneten Wurzel in einer Konzentration von 0,5–5% vorkommenden Valepotriate sind die Triester (Essigsäure-, Isovaleransäure-, Acetoxy-isovaleriansäure-, Acetoxy-isovaleriansäure, Isovaleroxy-hydroxy-isovaleriansäure- und Isocapronsäure-Ester) eines terpenoiden dreiwertigen Alkohols mit iridoidem Cyclopenta-(c)-pyran-Grundkörper. Je nach Grundstruktur mit einer bzw. zwei Doppelbindungen werden Monoene (Didrovaltrat, Homodidrovaltrat und Isovaleroxydidrovaltrat) und Diene (Valtrat, Isovaltrat, Homovaltrat und Acevaltrat) unterschieden.
Valtrat stellt die Hauptkomponente der Valepotriate von *Valeriana officinalis* dar. Den höchsten Valtratgehalt besitzt mexikanischer Baldrian. Der beim Trocknen auftretende charakteristische Baldriangeruch ist auf Bornylisovalerianat und freie Isovaleriansäure zurückzuführen.

Pharmakologische Eigenschaften: Als eigentliche Wirkstoffe gelten die im ätherischen Öl enthaltenen Sesquiterpene. Valeranon besitzt eine tranquilierende und antiulzerogene Wirkung, die in den Wurzeln des Baldrians in relativ hoher Konzentration enthaltene Valerensäure und ihre Derivate wirken sedierend und spasmolytisch.
Für die Wirkung des Baldrians wurden lange Zeit die Valepotriate verantwortlich gemacht. Aufgrund der Tatsachen, daß Valepotriate nach oraler Zufuhr nur zu einem geringen Anteil resorbiert werden (Steinegger und Hänsel, 1992) und in einer frisch hergestellten Baldriantinktur nur 0,1% der Valepotriate der Ausgangsdroge gefunden werden (Hänsel und Schulz, 1985), werden u. a. die nach Esterspaltung und Oxidation entstehenden Baldrianale als die eigentlichen Wirkformen der Valepotriate diskutiert.
Schimmer und Merz (1984) konnten bei der Untersuchung von 10 Baldrianextrakthaltigen Präparaten und 3 Zubereitungen aus Baldrianwurzel nur in einem Teil der Präparate Valepotriate nachweisen. Insbesondere erwiesen sich die wäßrigen und alkohol-wäßrigen Extrakte als Valepotriat-frei. Entsprechend weist die Baldrianmonographie darauf hin, daß in den üblichen therapeutisch angewendeten Darreichungsformen (Infus, Extrakt, Fluidextrakt und Tinktur) die thermo- und chemolabilen Valepotriate nicht mehr enthalten sind. Diese Tatsache ist insbesondere in Hinblick auf die diskutierte zytotoxische Wirkung von Valepotriaten von Bedeutung (Bounthanh et al., 1981; Tortarolo et al., 1982). Andererseits haben Untersuchungen über den Einfluß von Valtrat/Isovaltrat auf Knochenmarkzellen der Maus und auf die metabolische Aktivität der Leber gezeigt, daß nach oraler Applikation wegen der eingeschränkten Verteilung der Valepotriate durch die Zirkulation die In-vivo-Toxizität als äußerst gering zu bewerten ist (Braun et al., 1984).

3.8 ZNS/Psyche

Neurophysiologische Untersuchungen zum Wirkungsmechanismus der Baldrianinhaltsstoffe bzw. der Baldriandroge von Holm et al. (1980) belegen, daß der Extrakt und die isolierten Inhaltsstoffe Valtrat und Isovaltrat am ehesten thymoleptische Eigenschaften besitzen. Riedel et al. (1982) fanden, daß 1 mmol/l Valerensäure bzw. Acetylvalerensäure das den Katabolismus der inhibitorischen γ-Aminobuttersäure katalysierende Enzymsystem 2-Oxoglutarataminotransferase/Semisuccinataldehyd-oxireductase (E.C.2.6.1.19/E.C.1.2.1.16) zu 20 und 38% hemmt. Hendriks et al. (1985) fanden für intraperitoneal applizierte Valerensäure eine verminderte Reaktion im Laufrad- sowie im Traktionstest, eine Reduktion der spontanen lokomotorischen Aktivität und eine Verlängerung der Pentobarbitalschlafzeit.

Klinische Studien: Die Wirksamkeit von Baldrianextrakten im Sinne einer Verkürzung der Einschlafzeit und einer Verkürzung der nächtlichen Wachphasen ist durch eine Reihe von klinischen Studien belegt (Leathwood et al., 1982; Leathwood und Chauffard, 1982/83, 1985).

Nebenwirkungen: Nicht bekannt.
Wechselwirkungen mit anderen Arzneimitteln: Nicht bekannt.
Gegenanzeigen: Keine.

Anwendung: Baldrian-Zubereitungen werden bei Unruhezuständen und nervös bedingten Einschlafstörungen verwendet. *Dosierung:* 2–3 g Droge/Tasse oder 1–3 ml Tinktur 1- bis mehrmals tgl.; 100 g Droge für ein Vollbad.

Zur Selbstmedikation ohne Einschränkungen geeignet.
Kombinationen mit anderen beruhigenden und schlafanstoßenden Mitteln sind sinnvoll.

▲ HOPFEN *(Humulus lupulus)*

Botanik: Der Hopfen (*Humulus lupulus* Linnè; Cannabaceae), ist eine bis zu 6 m lange, rechtswindende Kletterpflanze. Die männlichen Pflanzen bilden achselständige Blütenstände mit kleinen grünweißen Blüten aus. Arzneilich genutzt werden lediglich die Fruchtstände der weiblichen Pflanze (Humuli globuli strobuli) und die Drüsenschuppen (Lupuli glandulae). Die weiblichen, in Scheinähren ausgebildeten Blütenstände sind mit Lupulindrüsen besetzt und vergrößern sich später zu den sog. *Hopfenzapfen.* Die Lupulindrüsen sitzen an den *Zapfendeckblättern* und den *Vorblättern* der Einzelblüten. *Blütezeit:* Sommer. *Vorkommen:* Der Hopfen ist in der gemäßigten Zone der Erde verbreitet und wird kultiviert. *Ernte:* Im Spätsommer, kurz vor der Ausreifung der Blüten.

Droge: Lupuli strobuli bestehen aus den ganzen getrockneten weiblichen Blütenständen von Humulus lupulus Linnè.

Inhaltsstoffe: Die Hauptinhaltsstoffe der Hopfenzapfen sind die Hopfenbitterstoffe Humulon und Lupulon, Monoacylphloroglucide mit 2 bzw. 3 Dimethylallylseitenketten, die im Verlauf der Lagerung und bei der Herstellung von Extrakten rasch zu α- und β-Bittersäuren abgebaut werden, sowie mindestens 0,35% ätherisches Öl mit u. a. Myrcen, Humulen, Cayophyllen und Farnesen). Weiter enthält die Droge Ester des Humulenols mit Propion-, Isobutter- und Valeriansäure.

Pharmakologische Eigenschaften: Trotz umfangreicher pharmakologischer Untersuchungen konnte(n) die für die sedierende Wirkung von Hopfenpräparaten verantwortliche Substanz(en) nicht identifiziert werden. Der Nachweis der wirksamkeitsbestimmenden Substanzen wird erschwert durch die Unbeständigkeit der Hopfenbitterstoffe, die zu einer Vielzahl von Umwandlungsprodukten führt. Für das Oxidationsprodukt 2-Methyl-buten-2-ol konnte im Tierversuch zwar eine sedierende Wirkung nachgewiesen werden, seine Konzentration in den Hopfenpräparaten ist jedoch zu gering, um die sedierende Wirkung von Hopfenpräparationen zu erklären. Es liegen verschiedene tierexperimentelle pharmakologische Untersuchungen mit isolierten Inhaltsstoffen des Hopfens vor (Fintelmann, 1992). Danach besitzen die Hopfenbittersäuren eine schwach sedative Wirkung. Bei höheren Tieren kommt eine wesentliche narkotische Wirkung nicht zustande. Als Bestandteil des ätherischen Öls führt Humulen nach primärer Erregung zu zentraler Lähmung. Steidle (1931) konnte eine Abhängigkeit der Wirkung von der Hopfenart sowie eine Abnahme der Wirkung bei der Lagerung nachweisen. Er bezeichnete Hopfen als ein Mittel, das vorwiegend vegetative Funktionen beeinflußt. Nach Untersuchungen von Hänsel et al. (1980) spalten die Bittersäuren Humulon und Lupulon bei der Lagerung der Droge unter Autoxidation 2-Methyl-3-buten-2-ol ab. Methylbutenol besitze eine ähnliche sedative/hypnotische Wirkung wie das synthetische Methylpentynol. Der Methylbutenolgehalt des Hopfens steigt in der getrockneten Droge mit der Lagerungsdauer kontinuierlich an und erreicht unabhängig von der Hopfensorte bei Zimmertemperatur nach 2 Jahren ein Maximum (Hänsel und Schulz, 1986).

Klinische Studien: Klinische Studien liegen nach Kenntnis des Autors nicht vor. Die Anwendung stützt sich ausschließlich auf das ärztliche Erfahrungsmaterial. Nach Fintelmann kann aufgrund der Feststellungen von Steidle (1931) Hopfen auch als Tagessedativum empfohlen werden. Nach Weiß (1991) kommen außer Schlaflosigkeit als Anwendungsgebiete für Hopfen noch sexuelle Neurosen, Pollutionen und Ejaculatio praecox sowie nervöse Gastropathien in Frage. Der Autor verweist im Zusammenhang mit der Wirkung von Hopfen bei sexuellen Neurosen auf den Gehalt des Hopfens an östrogenähnlichen pflanzlichen Hormonen. Die Wirkung bei nervösen Gastropathien wird auf den Gehalt des Hopfens an Bitterstoffen zurückgeführt.

Anwendung: Hopfen findet ausschließlich in Form von Kombinationen, vor allem mit Baldrian, Melisse, Passionsblume und Hafer, Verwendung zur Behandlung von Befindensstörungen wie Unruhe und Angstzuständen sowie Schlafstörungen. *Einzeldosis:* 0,5 g Droge

Nebenwirkungen: Nicht bekannt.
Wechselwirkungen mit anderen Arzneimitteln: Nicht bekannt.
Gegenanzeigen: Keine.

Zur Selbstmedikation ohne Einschränkungen geeignet.
Kombinationen mit anderen beruhigenden und schlafanstoßenden Mitteln sind sinnvoll.

▲ LAVENDEL *(Lavandula angustifolia)*

Botanik: Der Lavendel (*Lavandula angustifolia* Mill; Laminaceae) ist ein 20–60 cm hoher, ausdauernder Halbstrauch, der einen verholzten Wurzelstock entwickelt. Die lanzettförmigen, graugrünen Blätter mit beidseitiger weißfilziger Behaarung sind an den aufrechten Zweigen gegenständig angeordnet. Die in Scheinquirlen stehenden violetten Blüten (6–10 pro Quirl) bilden eine unterbrochene Ähre.

Blütezeit: Juli bis August. *Vorkommen:* Lavendel ist im gesamten Mittelmeerraum verbreitet und wird in Griechenland, Dalmatien, Nordafrika, Frankreich (Provence) und Rumänien kultiviert.

Droge: Lavandulae flos bestehen aus den kurz vor der Entfaltung gesammelten und getrockneten Blüten von *Lavandula angustifolia* Miller.

Inhaltsstoffe: Die Blüten enthalten 1–3% ätherisches Öl mit ca. 30–50% Linalylacetat, ferner (–)-Linalool, geringere Mengen von Borneol, Isoborneol, 1,8-Cineol, Campher und andere Terpene. Weiter finden sich in der Droge ca. 12% Laminaceen-Gerbstoffe sowie die Cumarine Umbelliferon und Herniarin.

Pharmakologische Eigenschaften: Pharmakologische Untersuchungen liegen nicht vor. Nach Hänsel (1984) sollen Drogen von der Art des Lavendels mit hohem Gehalt an gutriechenden ätherischen Ölen über ihren Duft eine beruhigende Wirkung entfalten.

Klinische Studien: Klinische Studien liegen nicht vor.

Anwendung: Blüten und ätherisches Öl werden bei Befindensstörungen wie Unruhezuständen und Einschlafstörungen eingesetzt. In der Balneotherapie finden Lavendelblüten Verwendung zur Behandlung von funktionellen Kreislaufstörungen. *Tagesdosis:* 3–5 g Droge. *Lavendelöl:* ca. 20–80 mg = 1–4 Tropfen.

Nebenwirkungen: Nicht bekannt.
Wechselwirkungen mit anderen Arzneimitteln: Nicht bekannt.
Gegenanzeigen: Keine.

Zur Selbstmedikation ohne Einschränkungen geeignet.
Kombinationen mit anderen beruhigenden und schlafanstoßenden Mitteln sind sinnvoll.

In den Kombinationspräparaten der Gruppe der pflanzlichen Sedativa und Tranquilizer finden sich als Komponenten auch Kava-Rhizom und Johanniskraut. Diese Drogen sind aufgrund ihrer anxiolytischen und antidepressiven Wirkung geeignet, die sedative Wirkung der oben beschriebenen Drogen zu verbessern. Bei johanniskrauthaltigen Präparaten sollte auf eine mögliche Photosensibilisierung, besonders bei hellhäutigen Personen, hingewiesen werden, obgleich diese nach oraler Applikation anxiolytisch wirksamer Dosen bisher nicht beobachtet wurde, sondern nur bei topischer Anwendung von Johanniskrautpräparationen.

▲ MELISSE *(Melissa officinalis)*

Botanik: Die Melisse (*Melissa officinalis* Linnè; Lamiaceae) ist eine 30–70 cm hohe ausdauernde Pflanze. Am vierkantigen Stengel stehen gegenständige, breit-eiförmige bis herzförmige Blätter mit gekerbtem oder gesägtem Rand und stark erhabenen Nerven an der Unterseite. Die weißlichgelben oder weißen Lippenblüten sitzen in Scheinquirlen in den Achseln der oberen Blätter. *Blütezeit:* Juni–August. *Vorkommen:* Die Melisse ist im Mittelmeergebiet heimisch und wird in Osteuropa und Spanien kultiviert. *Ernte:* vor der Blüte.

Droge: Als Droge (Melissae folium) finden die frischen oder getrockneten Laubblätter von Melissa officinalis Verwendung.

Inhaltsstoffe: Melissenblätter enthalten bis zu 0,8% (Pflanzen aus Kulturen) ätherisches Öl mit Monoterpenen (ca. 40% Citronellal, ca. 30% cis- und trans-Citral,

Citronellol, Linalool und Geraniol) und Sesquiterpenen (vorwiegend Caryophyllen). Weiter enthalten die Melissenblätter Triterpene, Phenolcarbonsäuren (u. a. Rosmarinsäure), Bitterstoffe, „Laminaceen-Gerbstoffe" (Phenolcarbonsäuren und höhere molekulare phenolische Verbindungen) und Flavonglykoside.

Pharmakologische Eigenschaften: Eine mit verlangsamter Atmung und Pulsfrequenz, sowie einen erniedrigten arteriellen Blutdruck einhergehende sedative und schlaffördernde Wirkung erzielte Seel (1940) mit 20 Tropfen Melissenfluidextrakt. Die Bestimmung der Spontanmotilität von Mäusen im Lichtschrankenkäfig ergab für Dosierungen von 3 bis 100 mg/kg Melissenöl einen konzentrationsunabhängigen sedativen Effekt (Wagner und Sprinkmayer, 1973). In Konzentrationen von 1–100 mg/kg Körpergewicht bewirkte Citronellal eine stärkere Sedierung als das Gesamtöl aus Melisse. Einen sehr schwachen sedierenden Effekt hatten Geraniol und Citronellol. Stärker wirksam waren Caryophyllen, Linalool, Citral, Limonen und Eugenol, das ebenfalls in Spuren im Melissenöl vorkommt. Interessanterweise wurden die stärksten sedierenden Effekte bei niedriger Dosierung der meisten Terpene beobachtet (1 mg/kg Körpergewicht), während das ätherische Öl in dieser Dosierung praktisch keine Wirkung mehr aufwies. Bei den Einzelkomponenten führte eine Steigerung der Dosis eher zu einem Wirkungsabfall.

Klinische Studien: Kontrollierte klinische Studien liegen nicht vor, die Anwendung beruht auf Erfahrungswerten.

Nebenwirkungen: Nicht bekannt.
Wechselwirkungen mit anderen Arzneimitteln: Nicht bekannt.
Gegenanzeigen: Keine.

Anwendung: Zubereitungen aus Melissenblättern finden zur Behandlung nervös bedingter Einschlafstörungen Verwendung. Die empfohlene *Tagesdosis* beträgt 8–10 g Droge. Melissenöl oder in der Zusammensetzung ähnliche Öle wie das „indische Melissenöl" aus afrikanischen Grasaten (Oleum Citronellae DAB 6), Citronell- oder Lemongrasöle (aus *Cypopogon*-Arten) finden mit gleicher Indikation als Badezusatz Verwendung. „Oleum Melissae citratum" ist ein über Melisse destilliertes Zitronenöl. Es enthält nur Spuren von Melissenöl und gilt als Verfälschung.

Zur Selbstmedikation ohne Einschränkungen geeignet
Kombinationen mit anderen beruhigenden und schlafanstoßenden Mitteln sind sinnvoll.

▲ PASSIONSBLUME *(Passiflora incarnata)*

Botanik: Die Passionsblume (*Passiflora incarnata* Linnè; Passifloraceae) ist ein Kletterstrauch mit bis 5 m langen Stengeln und tief dreilappigen gestielten Blättern. Die Blüten mit einem Durchmesser von etwa 8 cm bestehen aus weiß, fleischfarben oder fast violett gefärbten Blumenblättern, innerhalb derer sich ein dichter Fadenkranz purpurroter, innen fast schwarzer Nebenkronblätter ausbreitet. Die Blüte besitzt 5 unten zusammengewachsene Staubgefäße. Die Ähnlichkeit der Nebenkronblätter mit einer Dornenkrone hat der Pflanze ihren Namen gegeben. *Blütezeit:* Mai bis Juli. *Vorkommen:* Die Passionsblume ist in Mittel- und Südamerika heimisch.

Droge: Passiflorae herba besteht aus den frischen oder getrockneten oberirdischen zur Blütezeit geernteten Teilen von *Plassiflora incarnata* Linnè.

Inhaltsstoffe: Das Kraut enthält Flavonoide, Cumarine und 2-Methyl-3-hydroxy-γ-pyron (Maltol). Über den Gehalt der Droge an Harmala-Alkaloiden existieren widersprechende Angaben. Wagner (1993, 1995) stellt fest, daß zumindest in der offizinellen Passiflora-Droge Harmala-Alkaloide **nicht** vorhanden sind. Das ehemalige Bundesgesundheitsamt (heute Bundesinstitut für Arzneimittel und Medizinprodukte BfArM) geht in seiner Passifloramonographie von der Anwesenheit von Harmanalkaloiden aus und legt den Grenzwert ihres Gehaltes in der Droge auf 0,01% fest. Pharmakologische Untersuchungen mit Indolalkaloiden vom Harman-Typ haben gezeigt, daß sie in niedriger Dosierung zentral-stimulierend, in Dosen zwischen 10 und 20 mg sedierend und in Dosen über 20 mg halluzinogen wirken (Nahrstedt, 1985).

Pharmakologische Eigenschaften: Im wesentlichen werden die Wirkungen des Passiflorakrautes dem Maltol und den Flavonoiden, z. B. dem Vitexin, zugeschrieben. Tierexperimentell wurden motilitätshemmende Eigenschaften nachgewiesen (Lutomski, 1981; Paris, 1963). Weischer und Okpanyi (1994) fanden bei Mäusen paradoxerweise eine Verkürzung der Hexobarbitalschlafzeit, eine Stimulierung des Explorationsverhaltens der Tiere und eine Verbesserung der Drehstableistung von Mäusen. Die beobachtete Stimulation des Neugierverhaltens von Versuchstieren widerspricht nach Meinung der Autoren nicht unbedingt der Indikationsstellung als Sedativum, da auch nach kleinen Dosen von Benzodiazepinen, die einen sehr starken Synergismus mit Hypnotika zeigen, eine leichte Erhöhung der lokomotorischen Aktivität in fremder Umgebung beobachtet wird (Weischer, 1976). Bei Ratten verlängerten Passiflora-Extrakte dagegen die Hexobarbitalschlafzeit (Speroni und Minghetti, 1988).

Klinische Studien: Für ein Kombinationspräparat aus Passiflora und Weißdorn[1]) konnten Bayer et al. (1991) in einer multizentrischen Studie bei 60–70% von 1 377 behandelten Patienten eine gute bis sehr gute Wirkung bei Einschlaf- und Durchschlafstörungen nachweisen. Kontrollierte klinische Studien für Monopräparate von *Passiflora* liegen nicht vor, die therapeutische Verwendung erfolgt auf der Basis ärztlicher Erfahrung. Nach Steinegger und Hänsel (1993) ist die Wirkungsstärke der Extrakte gering und die in den fertigen Kombinationsmitteln enthaltene Passiflora-Extraktmenge zu niedrig dosiert.

Nebenwirkungen: Nicht bekannt.
Wechselwirkungen mit anderen Arzneimitteln: Nicht bekannt.
Gegenanzeigen: Keine.

Anwendung: Passionsblumenkraut wird bei nervösen Unruhezuständen eingesetzt. Wie Baldrian und Hopfen ist das Passionsblumenkraut in zahlreichen Kombinationspräparaten enthalten. Die mittlere Tagesdosis beträgt 6 g Droge.

Zur Selbstmedikation ohne Einschränkungen geeignet.
Kombinationen mit anderen beruhigenden und schlafanstoßenden Mitteln sind sinnvoll.

---

[1]) Passiorin® N Zus.: 1 Dragee enthält: Extr. Fol. c. Flor. Crataegi (spir. sicc. 5:1) 32 mg, Extr. Herba Passiflorae (spir. sicc. 5,5:1) 110 mg.

3.8.2 Angsterkrankungen

3.8.2.1 Pathophysiologische Grundlagen

Angst stellt in ähnlicher Weise wie der **Schmerz** eine Alarmreaktion des Oganismus dar. Während der Schmerz Fehlfunktionen körpereigener Organfunktionen signalisiert, ist Angst mehr im Zusammenhang mit exogener Bedrohung zu sehen (Strian, 1995). Angstzustände und Streßsyndrome gehören zu den häufigsten psychischen Störungen und sind Ausdruck individueller Reaktionen auf tatsächliche oder auch nur vermutete Gefahren. Hier sind unter anderem zu nennen: die weltweit zunehmende wirtschaftliche und politische Unsicherheit, die Bedrohung durch Umweltschäden, Gesundheitsrisiken wie Krebs und AIDS, aber auch der zunehmende Leistungsdruck in Beruf und Familie. Wenn die Angst vom Individuum nicht mehr bewältigt werden kann, entsteht eine behandlungsbedürftige Angstkrankheit. Angst-, Spannungs- und Unruhezustände sowie Angsterkrankungen manifestieren sich sowohl in psychischen als auch in physischen Symptomen. Die bei nervösen Angst-, Spannungs- und Unruhezuständen auftretenden typischen somatischen Symptome sind:

- sensorische Störungen, wie Tinnitus, Kribbeln, Hitzewallungen, Schwächegefühl,
- Ein- und Durchschlafstörungen, frühes Erwachen,
- Gastrointestinale Beschwerden, z. B. Schluckbeschwerden, nahrungsabhängige Schmerzen, Übelkeit, Erbrechen, Völlegefühl, Diarrhoe, Obstipation,
- Herz-Kreislauf-Beschwerden, z. B. Tachykardie, Tachypnoe, retrosternaler Schmerz, Gefäßpochen, Ohnmachtsgefühle, Herzstolpern, Schwindel,
- muskuläre somatische Symptome, z. B. Muskelschmerzen, Kopfschmerzen und allgemeine unklare Schmerzzustände, Muskelsteifigkeit, Zähneknirschen, erhöhter Muskeltonus,
- urogenitale Beschwerden, z. B. Reizblase, häufiges Wasserlassen, Harndrang, Libidoverlust.

Nach Kasper und Ruhrmann (1993) liegt die Lebenszeitprävalenz von Angsterkrankungen in den westlichen Industrienationen bei 14–15%. Einen Überblick über die Lebenszeitprävalenz verschiedener Angstformen gibt Tabelle 12.

Tabelle 12. Prävalenzen von Angstkrankheiten in den USA und der Bundesrepublik Deutschland

Art der Angsterkrankung	Lebenszeit-Prävalenz	
	USA	Deutschland
Panikstörung	1,6	2,4
Generalisierte Angststörung	6,6	–
Agoraphobie (Angst vor öffentlichen Plätzen)	5,6	5,7
Soziale Phobie	2,7	2,5
Einfache Phobie	11,3	6,2
Angsterkrankungen insgesamt	14,6	13,9

3.8.2.2 Arzneipflanzen und Drogen

▲ **RAUSCHPFEFFER, KAVA-KAVA** *(Piper methysticum)* (Übersicht bei Hänsel und Wölck 1994)

Botanik: Kava-Kava, der Rauschpfeffer (*Piper methysticum* G. Forst; Piperaceae) ist ein ausdauernder, 2–5 m hoher, laubreicher Strauch mit auffällig knotigen Ästen und einem ausgedehnten Wurzelstock, der bis zu 10 kg schwer werden kann. Die breiten, an kurzen Stielen sitzenden Blätter sind herzförmig und erscheinen im durchscheinenden Licht drüsig punktiert. *Piper methysticum* gehört zu den zweihäusigen Arten, die Blüten sind klein und unscheinbar und stehen in einem ährenartigen Blütenstand. Da bisher nur männliche Blüten bekannt sind, erfolgt die Vermehrung auf vegetativem Wege. *Vorkommen:* Piper methysticum ist auf den Inseln Melanesiens und Polynesiens heimisch. Er wächst im Schatten unter den Bedingungen des subtropischen Regenwaldes.

Inhaltsstoffe: Wurzeln und Rhizome von *Piper methysticum* enthalten die styrylsubstituierten α-Lactone vom Enolidtyp Kawain, Methysticin, die an der Methylenbrücke hydrierten Derivate Dihydrokawain und Dihydromethysticin sowie Tetrahydroyangonin und die α-Lactone vom Dienolidtyp Dehydrokawain, Dehydromethysticin und Yangonin.

Pharmakologische Eigenschaften: Als wirksamkeitsbestimmende Inhaltsstoffe gelten die styrylsubstituierten Lactone Kawain und Methysticin und deren an der Ethylenbrücke hydrierten Dihydroderivate. Im Tierversuch weisen Dosen von 100–200 mg der lipophilen Verbindungen insbesondere muskelrelaxierende und tranquilierende, Dosen über 200 mg stark zentral-dämpfende Wirkungen auf. Eine Rauschwirkung, wie die Bezeichnung „Rauschpfeffer" vermuten läßt, kommt Kava-Kava nicht zu. Beim Menschen bewirken Dosen von ca. 50 mg der Lactone Stimmungsaufhellung und Ausgeglichenheit. Therapeutische Dosen entsprechend 120–240 mg Kava-Pyronen wirken ausgesprochen anxiolytisch, während sehr hohe Dosen auch sedative Eigenschaften aufweisen. Kavapyrone entfalten ihre Wirkung möglicherweise über postsynaptische GABA-Rezeptoren. Der inhibitorische Neurotransmitter GABA (γ-Aminobuttersäure) bewirkt am synaptischen Rezeptor die Öffnung von Chloridionenkanälen und damit eine Dämpfung der Erregungsleitung der Nervenzelle. Kava-Pyrone modifizieren den GABA-Rezeptor in der Weise, daß dessen Affinität zu GABA zunimmt (High-Affinity-Rezeptor).

Klinische Studien: Die klinische Wirksamkeit normierter Kava-Extrakte ist durch zahlreiche kontrollierte Studien belegt (Übersicht bei Hänsel und Wölk, 1994). Von besonderem Interesse ist der Nachweis der therapeutischen Äquivalenz von 21 mg Kavapyronen und 9 mg Oxazepam bzw. 15 mg Bromazepam bei Patienten mit Angst-, Spannungs- und Unruhezuständen (Wölk et al., 1993). Zu beachten ist, daß eine signifikante Wirkung in der Regel frühestens nach einer Latenzzeit von 10–14 Tagen nachgewiesen werden kann. Dieses Wirkungsprofil entspricht dem anderer zentral wirksamer Arzneimittel, wie beispielsweise der Antidepressiva. Auch hier ist eine klinische Wirksamkeit erst nach Wochen nachzuweisen (Hänsel, 1990).
Eine Reihe behandlungsbedürftiger vegetativer und psychischer Störungen, wie Angst, Hitzewallungen, Schlafstörungen und Schwindel, treten auch als Folge der hormonellen Umstellung der Frau im Klimakterium auf. Auch bei diesen

Patientinnen konnte in einer randomisierten Doppelblindstudie die Wirksamkeit einer 12wöchigen Behandlung mit einem Gesamtextrakt aus *Piper methysticum* nachgewiesen werden (Warnecke, 1991). Hier bestand bereits nach einwöchiger Therapie hinsichtlich der Symptome der Hamilton-Angstskala ein signifikanter Unterschied zugunsten der Verumgruppe.

Anwendung: Laut Monographie der Kommission E werden galenische Zubereitungen aus Kava-Kava-Wurzelstock zur Behandlung von nervösen Angst-, Spannungs- und Unruhezuständen eingesetzt. Ohne ärztlichen Rat sollte Kava-Kava nicht länger als 3 Monate eingenommen werden. Als empfohlene *Tagesdosis* gilt nach Monographie die Drogen- oder Zubereitungsmenge, in der 60–120 mg der Kava-Pyrone enthalten sind.

Nebenwirkungen: Bei längerer Einnahme kann eine Gelbfärbung der Haut und der Hautanhangsgebilde auftreten, die nach Absetzen des Medikaments wieder verschwinden. Selten treten allergische Hautreaktionen, Akkommodationsstörungen, Pupillenerweiterungen und Störungen des okulomotorischen Gleichgewichts auf.

Wechselwirkungen mit anderen Arzneimitteln: Möglich ist eine Verstärkung zentralwirksamer Substanzen wie Alkohol, Barbituraten und Psychopharmaka. Entgegen dieser Angabe in der Drogenmonographie konnte durch eine kontrollierte Doppelblindstudie nachgewiesen werden, daß unter therapeutischen Dosen von 240 mg Kavapyronen täglich keine Wechselwirkungen zwischen Alkohol und Kava-Kava-Zubereitungen auftreten (Herberg, 1993).

Gegenanzeigen: Gegenanzeigen bestehen in der Schwangerschaft, Stillzeit und bei endogenen Depressionen. Der Hinweis, während Schwangerschaft und Stillzeit Kava-Kava nicht zu verwenden, beruht auf der Tatsache, daß Kava-Pyrone auch in die Muttermilch übergehen. Sie sind als reine Vorsichtsmaßnahme zu werten, da es bisher keinerlei Hinweise auf schädliche Wirkungen am Neugeborenen und Säugling gibt.

Zur Selbstbehandlung von Angst-, Spannungs- und Unruhezuständen über einige Wochen unter Beachtung der Nebenwirkungen und der Gegenanzeigen geeignet. Dauern die Beschwerden an, sollte ein Arzt konsultiert werden.
Kombinationen mit anderen beruhigenden Mitteln sind sinnvoll.

3.8.3 Depressive Verstimmungszustände und Depressionen

3.8.3.1 Pathophysiologische Grundlagen

Depressive Verstimmungen können wie Angstzustände durch eine Vielzahl exogener Faktoren bedingt sein, z. B. durch psychische und/oder psychosoziale Faktoren wie Gewissenskonflikte, Isolierung im Alter, Vereinsamung, z. B. durch Scheidung oder Tod des Partners oder anderer nahestehender Personen, Pensionierung, Wegzug der Kinder, aber auch durch körperliche Faktoren wie Infektionen, Operationen (Brustamputation, Prostatektomie), organische Erkrankungen usw.

Faust et al. (1995) definieren Depression als „Gemütsleiden mit unterschiedlichen Ursachen (reaktiv, endogen, körperlich begründbar usw.), das mit psy-

chischen Symptomen (z. B. depressive ‚Herabgestimmtheit', traurige Verstimmung, Unfähigkeit zur Freude, Denkhemmung, Entschlußunfähigkeit, Apathie, Angst, innere Leere, Hoffnungslosigkeit, Gedanken von Schuld usw.), psychomotorischen Symptomen (z. B. depressive Antriebsstörungen, die sich sowohl als motorische Unruhe als auch als Antriebshemmung äußern können) sowie vegetativ-somatischen Symptomen (z. B. fehlende Spannkraft, fehlender Schwung, Mißbehagen usw.) einhergeht."
Während bei depressiven Verstimmungszuständen die Selbstmedikation mit geeigneten Phytopharmaka empfohlen werden kann, sollte bei Depressionen, auch leichten und mittelschweren Depressionen, die ärztliche Diagnose Grundlage einer medikamentösen Behandlung und einer Psychotherapie sein.

3.8.3.2 Arzneipflanzen und Drogen

Für die Selbstmedikation von Angst-, Spannungs- und Unruhezuständen eignen sich Zubereitungen aus Kava-Kava-Wurzelstock und Johanniskraut. Da die Übergänge zwischen exogen bedingten Angst- und Unruhezuständen und Depressionen fließend sind und für den Patienten eine Unterscheidung zwischen Befindensstörung und psychischer Erkrankung nicht möglich ist, sollte eine Selbstbehandlung nach Konsultation des Arztes durchgeführt werden (arztgestützte Selbstmedikation).

▲ **JOHANNISKRAUT** *(Hypericum perforatum)*

Botanik: Johanniskraut (*Hypericum perforatum* Linné; Hypericaceae) ist eine 25 bis 90 cm hohe ausdauernde, Ausläufer treibende Staude mit im oberen Teil reich verzweigten, zweikantigen Stengeln. Die ganzrandigen, eiförmigen Blätter sind gegenständig angeordnet. Die Blätter enthalten durchscheinende Ölbehälter, die sie im Gegenlicht wie perforiert erscheinen lassen. Die fünfzähligen goldgelben Blüten sind mit schwarzroten Drüsenschuppen besetzt. *Blütezeit:* Juli bis September.
Vorkommen: Die Pflanze ist in Europa, Asien und Nordamerika weit verbreitet.

Droge: Als Droge (Hyperici herba) werden die während der Blütezeit gesammelten Pflanzen oder getrockneten oberiridischen Teile von *Hypericum perforatum* Linné verwendet.

Inhaltsstoffe: Hyperici herba enthält die Naphthodianthrone Hypericin, Pseudohypericin, Protohypericin und Protopseudohypericin, das Phloroglucinderivat Hyperforin (bisher ausschließlich in *Hypericum* nachgewiesen), Flavonoide, Flavonol- und Flavonaglykone und deren Glykoside (Quercetin, Hyperosid, Quercitrin, Isoquercitrin, Rutin), die seltener vorkommenden Biflavonoide 13,II8-Biapigenin und Amentoflavon (nur in den Blüten), 1,3,6,7-Tetrahydroxyxanthon, Procyanidine und Catechingerbstoffe (bis 10%). Weiter enthält Johanniskraut in den Ölbehältern bis 1% ätherisches Öl mit aliphatischen Kohlenwasserstoffen, Alkoholen und Aldehyden sowie Mono- und Sequiterpenkohlenwasserstoffe und -alkohole. Die Hypericine sind für die photosensibilisierende Wirkung von Johanniskrautextrakten verantwortlich.

Pharmakologische Eigenschaften: Als wirksamkeitsbestimmend wurde bisher im wesentlichen das Hypericin angesehen, wie dies auch die Monographie der Kommission E noch vermerkt. Die Hemmung von Monoaminooxidase und Catechol-

O-methyltransferase durch Hypericine als antidepressives Prinzip von *Hypericum* ist nach den Ergebnissen von Hemmversuchen mit den verschiedenen Hypericumfraktionen unwahrscheinlich. Zwar bewirken die Hypericine eine Hemmung der Monoaminooxidase, jedoch in therapeutisch nicht zu erzielenden hohen Konzentrationen von 10^{-3} bis 10^{-4} Mol/l. Insbesondere die Ergebnisse mit flavonoidreichen Hypericumfraktionen lassen vermuten, daß auch andere Verbindungen an der Wirkung des Gesamtextraktes beteiligt sind. Als mögliches Prinzip der antidepressiven Wirkung könnte u. a. eine Verminderung der Serotonin-Rezeptoren angesehen werden, die in vitro nachgewiesen werden konnte.

Klinische Studien: Bereits Paracelsus verwendete das Johanniskraut bei Melancholie, Übererregbarkeit und Depressionen. Nachdem Zubereitungen aus Johanniskraut über lange Zeit auf der Basis ärztlicher Erfahrung erfolgreich verwendet wurden, sind in den letzten Jahren zahlreiche klinische Studien durchgeführt worden, die die Wirksamkeit der Droge eindeutig belegen. Die klinischen Studien belegen die antidepressive Wirksamkeit eines standardisierten Hypericum-Extraktes (LI 160 (Jarsin®)). Studien zum Vergleich der Wirkungen von Jarsin® mit Maprotilin ergaben ähnliche depressionslösende und stimmungsaufhellende Wirkungen beider Antidepressiva, wobei Maprotilin ausgeprägtere sedierende Eigenschaften aufwies. Jarsin® besitzt hinsichtlich seines Wirkungsspektrums mit leicht aktivierenden und sehr gering sedierenden Komponenten große Ähnlichkeit mit Imipramin. Bisher liegen 28 kontrollierte Studien mit Hypericum-Extrakten bei mehr als 1500 mit Tagesdosen von 900 mg über 28 bis 42 Tagen behandelten depressiven Patienten vor (Übersicht bei Hölzl, 1993, und Reuter, 1993).

Aufgrund der erhobenen Befunde bietet der Einsatz von Hypericum-Präparaten bei leichten bis mittelschweren Depressionen durchaus eine Alternative zur Therapie mit synthetischen Antidepressiva, da die sonst beobachteten Nebenwirkungen (anticholinerge Effekte wie Mundtrockenheit oder Müdigkeit oder innere Unruhe) unter Hypericum-Therapie nicht auftreten.

Anwendung: Laut Monographie sind Indikationen für Zubereitungen aus Johanniskraut psychovegetative Störungen, depressive Verstimmungszustände, Angst und/oder nervöse Unruhe. *Tagesdosis:* 2–4 g Droge.

Nebenwirkungen: In einer Drug-Monitoring-Studie mit 3250 Patienten wurde die Nebenwirkungsrate unter einer vierwöchigen Therapie mit täglich 900 mg Hypericum-Extrakt zu 2,5% bestimmt. Bei den unerwünschten Arzneimittelwirkungen handelte es sich vorwiegend um gastrointestinale Beschwerden, allergische Reaktionen und Müdigkeit. Die in der Hypericum-Monographie angegebene Photosensibilisierung wurde unter der oralen Therapie mit 900 mg/die nicht beobachtet.

Wechselwirkungen mit anderen Arzneimitteln: Nicht beobachtet.

Gegenanzeigen: Keine.

Zur Selbstmedikation von depressiven Verstimmungszuständen geeignet. Vor längerer Behandlung den Arzt konsultieren! Für die Selbstmedikation werden niedrigere Tagesdosen empfohlen als für die Behandlung durch den Arzt (3 × 135–225 mg eines auf 300 µg Gesamthypericin stand. Extraktes aus Hyperici herba vs. 3 × 300 mg eines auf 360 mg Gesamthypericin stand. Extraktes aus Hyperici herba).

Kombinationen mit anderen beruhigenden Mitteln sind sinnvoll.

3.9 Immunsystem

3.9.1 Pathophysiologische Grundlagen

Störungen der körpereigenen Abwehr treten unter verschiedenen pathologischen Zuständen auf. Besonders häufig kommt es zu einer Schwächung des Immunsystems im Gefolge von Infektionskrankheiten. Virusinfektionen sind oft von einer Immunsuppression begleitet. So wird beispielsweise bei einigen Virusinfektionen ein direkter zytotoxischer Effekt auf die Lymphozyten beobachtet. Andere Viren, wie die Influenzaviren, setzen die Phagozytoseaktivität von Makrophagen herab. Durch Viren werden die Gewebe, u. a. das Flimmerepithel der Atemwege, geschädigt und so durch eine Schwächung der lokalen Abwehrfaktoren das Entstehen bakterieller Superinfektionen begünstigt. Eine immunstimulierende Therapie mindert diese Gefahr einer bakteriellen Superinfektion bei Virusinfekten. Auch die Entstehung von bakteriellen Superinfektionen, d. h. die erneute Infektion mit demselben Erreger bei noch bestehendem Erstinfekt, ist durch eine Schwächung der Immunfunktion bedingt, so wie Infektionen mit einem zweiten anderen Erreger auf Störungen der Immunfunktion durch den Primärerreger beruhen. Auch physikalische Faktoren können an einer Schwächung des Immunsystems beteiligt sein, so z. B. die „Erkältung" der Atemwege bei grippalen Infekten. Unter Streßeinwirkung unter anderem im Verlauf von operativen Eingriffen, in der Schwangerschaft und während der Stillzeit sowie bei physischer und psychischer Überbelastung können Störungen der Immunabwehr auftreten. Die Umweltbelastung durch Schadstoffe und Gifte ist eine weitere Ursache für Immundefekte. Besonders betroffen sind Kinder im Wachstumsalter und Senioren. Weiter ist in diesem Zusammenhang auch die Behandlung mit Antibiotika und anderen Medikamenten zu nennen, die eine Störung des Immunsystems der Darmwand induzieren können. Schließlich sind auch ernährungsbedingte Störungen der Immunfunktion möglich.

3.9.2 Arzneipflanzen und Drogen

Pflanzliche Arzneimittel zur Stärkung der körpereigenen Abwehr werden heute adjuvant, insbesondere bei chronischen, persistierenden und chemotherapieresistenten bakteriellen und viralen Infektionen eingesetzt. Während durch pharmakologische Untersuchungen (mikroskopischer Granulozytentest, Granulozyten- bzw. Makrophagen-Biolumineszenz-Test, Carbon-Clearance-Test, T-Lymphozyten-Transformationstest) die Wirkung einer großen Anzahl von isolierten Pflanzeninhaltsstoffen, aber auch von Pflanzenextrakten und pharmazeutischen

Präparaten auf Parameter des Immunsystems zweifelsfrei nachgewiesen werden konnte, wird die klinische Wirksamkeit insbesondere in Hinblick auf die Prävention außerordentlich kontrovers diskutiert.

Versuche zur Anregung der körpereigenen Abwehrmechanismen gegen Infektionen gehen bis in die Mitte des 19. Jahrhunderts zurück. Mit Hilfe der sog. Umstimmungs- und **Reizkörpertherapie**, z. B. durch Applikation von attenuierten oder lebenden Bakterien, Bakterienextrakten und Bakterienlysaten, Fremdeiweiß, Eigenblut oder pflanzlichen Produkten, wurde versucht, das bei Infektionen und chronischen Erkrankungen beeinträchtigte Immunsystem zu unterstützen.

Für die zur Anregung des humoralen und zellulären Immunsystems eingesetzten unspezifischen Maßnahmen und den dadurch erzielten Schutz vor Infektionen schufen Mayr et al. (1979) den Begriff **Paramunität**. *Paramunitätsinducer* besitzen geringe oder keine Antigeneigenschaften, steigern die Proliferation immunkompetenter Zellen und hinterlassen keine Gedächtnisreaktion.

Die menschliche Immunabwehr stellt ein kompliziertes System aus biochemischen Reaktionen dar, die über Rückkopplungsmechanismen miteinander verknüpft sind. Das bedeutet, daß die Einwirkung von Immunstimulantien auf dieses Regelsystem insgesamt sowohl zu einer Verstärkung als auch zu einer Schwächung der Abwehrmechanismen führen kann. In welcher Weise ein Immunstimulans letzten Endes wirkt, hängt von einer ganzen Reihe von Faktoren ab, unter anderem vom Immunstatus, von Zeitpunkt und Art der Applikation sowie von seiner Dosierung (Wagner, 1986).

Unter Berücksichtigung dieser komplexen Wirkung von Immunstimulatoren auf das Immunsystem verwendet man heute für die Beeinflussung des Immunsystems durch chemische Verbindungen und Pflanzenextrakte auch den Ausdruck **Immunmodulation**.

Die unspezifisch wirkenden Immunstimulantien beeinflussen sowohl die zelluläre als auch die humorale Abwehr des Organismus. Zentraler Angriffspunkt der unspezifischen Immunstimulatoren ist der Makrophage, dessen Phagozytoseaktivität verstärkt wird. Gleichzeitig wird vermehrt Interleukin 1 aus den aktivierten Makrophagen freigesetzt. Weitere Angriffspunkte sind die Granulozyten und T-Lymphozyten mit ihren Subpopulationen, den Helfer-, Suppressor- und zytotoxischen Killerzellen. Über die aus den aktivierten T-Lymphozyten freigesetzten Lymphokine werden Makrophagen und Granulozyten zusätzlich aktiviert. Zum humoralen Abwehrsystem gehören u. a. die von den B-Lymphozyten gebildeten unspezifischen Antikörper, das Komplement- und das Properdinsystem, die Interferone und die Interleukine (Abb. 14).

Immunstimulantien können bevorzugt an bestimmten Stellen des Immunsystems angreifen oder aber Kaskadeneffekte hervorrufen und damit mehrere Teile des Immunsystems beeinflussen. So aktivieren Lektine und Phorbolester aus Phorbiaceen in erster Linie die T-Lymphozyten (Wagner und Proksch, 1985). Zahlreiche pflanzliche Polysaccharide stimulieren bevorzugt Granulozyten und Makrophagen zur Phagozytose (Wagner und Proksch, 1985, Wagner et al., 1985). Andere Agenzien vermögen durch eine direkte Komplementaktivierung oder indirekt über die Freisetzung von Kortikoiden und/oder Prostaglandinen die körpereigene Abwehr zu aktivieren (Fauve, 1978). Schließlich führen einige Präparate zu einem Fieberanstieg, der über die Freisetzung von Interleukin-1 zur Immunstimulation führt (Göhring, 1986).

Drogen mit immunmodulierender Wirkung gehören unterschiedlichen Pflanzenfamilien an, wobei die Asteraceen besonders häufig vertreten sind. Tab. 13 gibt einen Überblick über Arzneipflanzen, deren Drogen Bestandteile der in der Roten Liste aufgeführten Präparate aus den Gruppen der Immuntherapeutika

3.9 Immunsystem

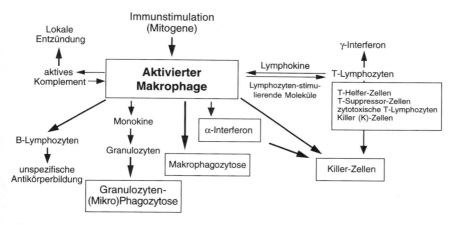

Abb. 14. Mechanismen der Immunstimulation.

und Zytokine, der Umstimmungsmittel und der Mittel gegen grippale Infekte und Erkältungsmittel (Grippemittel) darstellen.

- **Wirkungsweise und Strukturabhängigkeit von Immunstimulatoren**

Die Untersuchung pflanzlicher Wirkstoffe hat gezeigt, daß Verbindungen sehr unterschiedlicher Struktur immunstimulierende bzw. immunmodulierende Eigenschaften aufweisen. Diese konnten für hochmolekulare Verbindungen wie Lipopolysaccharide, Lektine und Polysaccharide aus Pilzen sowie für niedermolekulare Verbindungen, z. B. Alkaloide, Terpene – vor allem Sesquiterpene und Diterpene – Chinone und einfache phenolische Verbindungen nachgewiesen werden. Wagner und Mitarbeiter haben zahlreiche Verbindungen aus Pflanzen isoliert und deren Struktur-Wirkungs-Spezifität untersucht. Sie fanden u. a. für ein aus Gewebekulturen von *Echinacea purpurea* gewonnenes Fucoxylglucan mit einem Molekulargewicht von ca. 25 000 Dalton (Wagner et al., 1988) ausschließlich eine phagozytosesteigernde Wirkung, während das aus der gleichen Gewebekultur isolierte saure Arabinogalactan (MG ca. 75 000 Dalton) bevorzugt die Freisetzung von Tumornekrosefaktor stimulierte, ohne die Phagozytose selbst zu beeinflussen. Ein strukturverwandtes Arabinogalactan aus der Mistel hatte dagegen weder auf die Phagozytose noch auf den Tumornekrosefaktor Einfluß (Jordan 1965). Beuscher et al. (1989) konnten zeigen, daß Glykoproteine und Polysaccharide aus *Baptisia tinctoria* zu einer verstärkten Freisetzung von Interleukin-1 aus Mäuse-Makrophagen führen. Auch für eine Polysaccharidfraktion aus *Thuja occidentalis* konnte eine starke Mitogenität auf periphere Blutleukozyten nachgewiesen werden (Gohla und Neth, 1988), die sich insbesondere in einem Anstieg der Zahl der CD-4$^+$-T-Helfer/Inducer-Zellen und der Zunahme der Interleukin-2-Produktion manifestiert. Die Mitogenität des Thuja-Polysaccharids korrelierte deutlich mit einem verstärkten ^{3}H-Thymidin-Einbau.

Für eine Reihe von aus *Echinacea purpurea*-Kulturen isolierte neue Sesquiterpenlactone konnte ein Einfluß auf mehrere Parameter des Immunsystems nachgewiesen werden (Wagner et al., 1985). Am Beispiel von Oxindolalkaloiden aus

Tabelle 13. Arzneipflanzen mit immunstimulierenden Inhaltsstoffen

Wissenschaftliche Bezeichnung	Deutscher Name	Pflanzenfamilie
Achillea millefolium	Schafgarbe	**Asteraceae**
Aconitum napellus	Eisenhut	Ranunculaceae
Alchemilla vulgaris	Frauenmantel	Rosaceae
Althea officinalis	Eibisch	Malvaceae
Arnica montana	Arnika	**Asteraceae**
Baptisia tinctoria	Wilder Indigo	Fabaceae
Bryonia cretica	Zaunrübe	Cucurbitaceae
Calendula officinalis	Ringelblume	**Asteraceae**
Carex flav./elong./vesic.	Deutsche Sarsaparille	Cyperaceae
Cinchona pubescens	Chinabaum	Rubiaceae
Echinacea angustifolia/purpurea	Sonnenhut	**Asteraceae**
Equisetum arvense	Ackerschachtelhalm	Equisetaceae
Eupatorium cannabium	Wasserdost	**Asteraceae**
Eupatorium perfoliatum	Wasserhanf	**Asteraceae**
Gelsemium sempervirens	Gelber Jasmin	Loganiaceae
Hypericum perforatum	Johanniskraut	Hypericaceae
Juglans regia	Walnuß	Juglandaceae
Marrubium vulgare	Weißer Andorn	**Asteraceae**
Matricaria recutita	Kamille	**Asteraceae**
Phytolacca americana	Kermesbeere	Phytolaccaceae
Pneumus boldus	Boldo	Monimiaceae
Quercus robur	Stieleiche	Fagaceae
Rhus toxicodendron	Giftsumach	Anacardiaceae
Scrophularia nodosa	Braunwurz	Scrophulariaceae
Taraxacum officinale	Löwenzahn	**Asteraceae**
Thuja occidentalis	Lebensbaum	Cupressaceae
Veratrum album	Weiße Nieswurz	Liliaceae
Viscum album	Mistel	Loranthaceae

Uncaria tomentosa konnten Wagner et al. (1985a) zeigen, daß die Stärke der Phagozytosesteigerung ganz wesentlich von stereochemischen und konformationellen Faktoren abhängt.

Wagner et al. haben in den letzten Jahren eine Reihe von Pflanzenextrakten in homöopathischer Zubereitung unterschiedlicher Zusammensetzung mit dem Indikationsanspruch der Immunstimulierung in In-vitro- und In-vivo-Systemen untersucht und sind zu folgenden Ergebnissen gelangt (Wagner, 1985; Wagner, 1986a): Alle untersuchten Präparate führten in Konzentrationen von 0,01–1 ml dosisabhängig zur Steigerung der In-vitro-Phagozytose-Aktivität um 20 bis 40%. Während unverdünnte Pflanzenextrakte in den In-vitro-Modellen überwiegend zur Immunsuppression oder Zytotoxizität führten, wurde durch Extraktpotenzen bei D4 bis D6 eine Immunstimulierung erzielt. Die untersuchten Präparate waren in jedem Fall wirksamer als Präparate, aus denen bei sonst gleicher Zusammensetzung einzelne Extraktkomponenten herausgenommen wurden. Aus den Ergebnissen dieser Untersuchungen wird geschlossen, daß eine Immunstimulierung eher durch niedrige als durch hohe Konzentrationen zu erzielen ist. Entsprechend wirken Endotoxine gramnegativer Bakterien oder Phorbolester von Euphorbiaceen auf immunkompetente Zellen noch in Konzentrationen von 10^{-9} bis 10^{-13} mg/ml bzw. mol/ml stimulierend, während hohe Dosen zur Suppression führen (Arndt-Schulzsche Regel). In Übereinstimmung mit diesen Befunden steht auch die Beobachtung, daß die zytotoxische Wirkung hoher Konzentrationen des Alkaloids Emetin und des Naphthochinons Plumbagin bei

Übergang zu hohen Verdünnungen in eine immunstimulierende umschlägt (Wagner, 1985c). Ethanolische Wurzelextrakte von *Echinacea purpurea* und *E. pallida* sowie eine homöopathische Urtinktur von *Echinacea purpurea* bewirkten in Verdünnungen von 10^{-4} bis 10^6 mg/ml eine 10–20%ige Stimulierung im Granulozyten-Ausstrichtest. Höhere Verdünnungen waren weniger wirksam. Unverdünnte Echinacea-Extrakte führten dagegen zu einer Erniedrigung der Phagozytoserate (Wagner et al., 1987).

Interessant ist die Beobachtung, daß körperlicher Streß zu einer Schwächung des Immunsystems führen kann und die pathologischen Veränderungen durch eine Kombination aus *Echinacea*, *Baptisia* und *Thuja* wieder zum Verschwinden gebracht werden können.

Liesen et al. (1988) untersuchten die Leukozyten- und Lymphozyten-Subpopulationen bei den Spielern der Feldhockeynationalmannschaft während der Olympiavorbereitung. Ein vierwöchiges Konditionstraining führte zu einer signifikanten Suppression der Leukozyten und Lymphozytensubpopulationen. Während der anschließenden hockeyspezifischen Vorbereitungsphase kam es zu einer weiteren Reduzierung der Zellzahlen, verbunden mit Symptomen beginnender Infekte des Respirationstraktes. Die Behandlung mit 3×3 bis 8×3 Kautabletten Esberitox® führte unter Fortsetzung der Trainings- und Wettkampfbelastung zu einem Anstieg aller Zellfraktionen und zum Verschwinden der Symptome.

Während die überwiegende Mehrzahl der Immunstimulantien und Umstimmungsmittel auf der Basis ärztlicher Erfahrung zum Einsatz kommt, liegen klinische Studien insbesondere für *Echinacea* enthaltende Monopräparate sowie für Präparate mit Kombinationen vor.

▲ INDIGO, WILDER *(Baptisia tinctoria)*

Botanik: Der Wilde Indigo (*Baptisia tinctoria;* Fabaceae) ist ein bis zu 1 m hoch wachsender, ginsterähnlicher Strauch mit kahlen, schwach gerieften, sich alternierend verzweigenden Stengeln. Die Blätter sind dreizählig, stehen wechselständig und sind mit kleinen, dornigen Nebenblättern ausgerüstet. Die 1–1,5 cm langen und 0,6–1 cm breiten Fiederblättchen sind im Grunde keilförmig mit nach oben abgerundetem, teilweise eingekerbtem Blattrand. Die end- oder seitenständigen, 7–10 cm langen Blütentrauben enthalten wenige, etwa 1,2 cm lange, gelbe Schmetterlingsblüten. Die Pflanze bildet eine 2–3 cm lange Hülse mit mehreren nierenförmigen Samen. Vorkommen: Der wilde Indigo ist heimisch im östlichen und südlichen Nordamerika.

Droge: Als Droge (Baptisiae tinctoriae rhizoma) findet der verholzte Wurzelstock von *Baptisia tinctoria* Verwendung.

Inhaltsstoffe (Übersicht zu den Inhaltsstoffen bei Harnischfeger und Stolze, 1983): Die oberirdischen Pflanzenteile und Wurzeln enthalten ca. 0,2% Chinolizidinalkaloide wie u. a. Cytisin (ca. 80%), Anagyrin, Methylcyticin und N-Formylcytisin sowie Spartein und 13-Hydroxyspartein. Weitere Inhaltsstoffe sind Flavonoide wie Quercetinglykoside und Luteolin, Isoflavone wie Genistein und Baptigenin sowie Polysaccharide und ein Glykoprotein.

Pharmakologische Eigenschaften: In vitro und im Tiermodell wirken die wasserlöslichen Polysaccharide immunstimulierend. Bei gesunden Versuchspersonen konnte durch die orale Gabe von 5 ml eines alkoholischen Baptisia-Extraktes innerhalb von 2–3 Stunden eine 30%ige Vermehrung der Leukozyten erzielt werden, während die Zahl der neutrophilen segmentkernigen Leukozyten abnahm (Harnischfeger und Stolze, 1983).

Klinische Studien: Klinische Studien mit reinen Baptisia-Zubereitungen liegen nicht vor.

Nebenwirkungen: Nicht bekannt.
Wechselwirkungen mit anderen Arzneimitteln: Nicht bekannt.
Gegenanzeigen: Keine

Anwendung: Baptisia tinctoria findet lediglich in Kombination mit anderen pflanzlichen Immunstimulantien Verwendung.

Zur Selbstmedikation bei oraler Anwendung geeignet. Der Patient sollte jedoch darauf hingewiesen werden, daß eine Dauereinnahme von Immunstimulantien nicht sinnvoll ist und durch sehr hohe Dosen u. U. eine Immunsuppression hervorgerufen wird. Die Selbstbehandlung sollte unbedingt nach Rücksprache mit dem Arzt erfolgen.
Kombinationen mit anderen immunstimulierenden Drogen sind sinnvoll.

▲ LEBENSBAUM *(Thuja occidentalis)*

Botanik: Der Lebensbaum (*Thuja occidentalis;* Cupressaceae) ist eine in ihrer Heimat bis 30 m hoch werdende, in Deutschland etwa 6–10 m hohe Gehölzpflanze mit flachen, zusammengedrückten und vielfach verästelten Ästen. Die immergrünen an der Oberseite dunkel-, an der Unterseite hellgrünen Blätter sind dachziegelartig angeordnet und mit einer Harzdrüse versehen. Thuja ist eine einhäusige Pflanze mit getrennt stehenden männlichen und weiblichen Blüten. Die Pflanze bildet 1–2 cm lange braune Zapfen mit Samen aus. *Vorkommen:* Der Lebensbaum ist heimisch im atlantischen Nordamerika und wird in Europa kultiviert.

Droge: Als Droge (Thujae summinates [folium]) werden die frischen oder getrockneten, stark aromatisch riechenden, zur Zeit des höchsten Wirkstoffgehaltes im Juni/Juli geernteten jungen Zweige und Zweigspitzen verwendet.

Inhaltsstoffe: Die jungen Zweige enthalten etwa 0,6% ätherisches Öl mit 65% α- und β- Thujon, 8% Isothujon, 8% Fenchon, 5% Sabinen und 2% α-Pinen sowie Borneol Terpineol und Camphen in der Monoterpenfraktion, die Sesquiterpene Occidentalol, Occidol und Eudesmol. Weitere Inhaltsstoffe sind die Tropolonverbindungen α-Thujaplicin und Thujasäure, Desoxypodophyllotoxin, Gerbstoffverbindungen, 5% Kohlenhydrate und Flavonoide.

Pharmakologische Eigenschaften: Die zentralnervale Wirkung des ätherischen Öls aus *Thuja occidentalis,* das zu typischen Thujavergiftungen bei Säugetieren führt, ist primär durch das Thujon bedingt. Wegen seiner unpolaren Struktur wird Thujon jedoch durch Behandlung mit Wasser/Alkohol in der Kälte nicht in den Extrakt. Für Desoxypodophyllin konnte eine antivirale Wirkung nachgewiesen werden (Wagner, 1993). Die immunstimulierende Wirkung wird in Analogie zu *Echinacea purpurea* u. a. auf die Polysaccharide zurückgeführt (Gohla und Neth, 1988). Diese üben eine starke Mitogenität auf periphere Blutleukozyten aus.

Klinische Studien: Klinische Studien mit Zubereitungen aus Thuja als Monopräparat liegen nicht vor, sondern nur für die Kombination mit *Echinacea purpurea* und *Baptisia tinctoria* (s. Klinische Studien mit Kombinationen von immunstimulierenden Drogen).

Anwendung: In Kombination mit insbesondere *Echinacea purpurea* und *Baptisia tinctoria* bei rezidivierenden Atemwegs- und Harnwegsinfektionen.

Zur Selbstmedikation bei oraler Anwendung geeignet. Der Patient sollte jedoch darauf hingewiesen werden, daß eine Dauereinnahme von Immunstimulantien nicht sinnvoll ist und durch sehr hohe Dosen u. U. eine Immunsuppression hervorgerufen wird. Die Selbstbehandlung sollte unbedingt nach Rücksprache mit dem Arzt erfolgen. Kombinationen mit anderen immunstimulierenden Drogen sind sinnvoll.

▲ **SONNENHUT, PURPURFARBENER** *(Echinacea purpurea)* (Übersicht bei Bauer und Wagner, 1990)

Botanik: Der Purpurfarbene Sonnenhut (*Echinacea purpurea* (Linné) Moench; Asteraceae) ist mit einer Pfahlwurzel senkrecht im Boden verankert. Er ist eine ausdauernde, etwa 1 m hoch werdende Pflanze mit dünnen, behaarten Stengeln. Die ebenfalls mit Borstenhaaren besetzten, lanzettlichen, ganzrandigen Blätter mit kurzem Blattstiel stehen zerstreut am Stengel. Die Blüte mit kegelförmigem Blütenboden und 12 bis 15 rosa bis purpurrot gefärbten Strahlenblüten steht an der Stengelspitze. Die Pflanze entwickelt eine einsamige Schließfrucht. *Blütezeit:* Juni bis September. *Vorkommen:* Der Purpurfarbene Sonnenhut ist heimisch im mittleren Nordamerika und wird in Europa und Amerika kultiviert.

Droge: Als Droge (Echinaceae purpureae herba) dienen die frischen, zur Blütezeit geernteten oberirdischen Teile von *Echinacea purpurea* (Linné) Moench.

Inhaltsstoffe: Die Wurzel von *Echinacea purpurea* enthält Alkylamide, Phenolcarbonsäureester (u. a. Cichoriensäure und Echinacosid) und Polysaccharide. Im Kraut der Pflanze sind neben den Säureestern und Isobutylamid verschiedene Flavon(ol)glykoside enthalten. Die aus dem Kraut isolierten Polysaccharide bestehen aus einem Heteroxylan mit einer Atommasse von ca. 35 000 Dalton und einem sauren Rhamnogalaktan mit einer Atommasse von ca. 450 000.

Pharmakologische Eigenschaften: Bauer et al. (1989) konnten nachweisen, daß ethanolische Echinacea-Extrakte sowohl bei oraler Gabe als auch in vitro eine eindeutige Wirkung auf die Phagozytose ausüben. Dabei erwiesen sich sowohl Kraut- als auch Wurzelextrakte als aktiv. Insgesamt besaßen die lipophilen Inhaltsstoffe eine stärkere Wirksamkeit. Da auch angereicherte Alkylamidfraktionen diese Aktivität aufwiesen, kann angenommen werden, daß diese Verbindungen mit zur phagozytosestimulierenden Wirkung der Echinacea-Extrakte beitragen. An der immunstimulierenden Wirkung der Echinacea-Drogen scheinen in Abhängigkeit von der Extraktform die Polysaccharide, Säureester, Säureamide und/oder Polyine beteiligt zu sein (Wagner, 1993). In vergleichenden Untersuchungen konnten Beuscher et al. (1995) immunmodulierende Eigenschaften für Extrakte aus den Wurzeln von *Echinacea purpurea*, *E. pallida* und *E. angustifolia* nachweisen. So bewirken alle drei Wurzelextrakte eine starke Steigerung der Proliferation von Mäuse-Milzzellen, gemessen an der Einbaurate von 6-^{3}H-Thymidin (Steigerung um den Faktor 20, 13,8 und 10,6). In vivo bewirkten alle drei Echinacea-Spezies bei Mäusen einen deutlichen Anstieg der Interleukin-1- und der Interleukin-6-Konzentration, wobei *E. purpurea* die stärkste Wirkung zeigte. Die Stärke der Beeinflussung der immunologischen Parameter unter In-vitro- und In-vivo-Bedingungen korrelierte mit dem hohen Gehalt der Wurzelextrakte an Glykoproteinen und Polysacchariden.

Klinische Studien: Die Ergebnisse klinischer Studien und ärztlicher Erfahrungsberichte liegen für Zubereitungen aus Echinaceae purpureae herba sowie aus der Wurzeldroge der verschiedenen *Echinacea*-Arten sowie für Kombinationen von Echinacea-Zubereitungen mit anderen immunstimulierenden Drogen vor. Eine Positivmonographie existiert bisher nur für Echinaceae purpureae herba. Eine Übersicht über ärztliche Erfahrungsberichte findet sich bei Bauer und Wagner (1990), eine Analyse von 26 kontrollierten Studien mit echinacea-haltigen Monoextrakt- und Kombinationspräparaten bei Melchart (1994).

In einer vergleichenden Studie untersuchten Coeugniet und Kühnast (1986) den Einfluß einer adjuvanten unspezifischen Immunstimulation mit Preßsaft aus *Echinacea purpurea* auf die Rezidivhäufigkeit vaginaler Candidamykosen bei 203 Patientinnen mit rezidivierender, durch *Candida*-Infektionen hervorgerufener Vaginitis und/oder Vulvitis. Zusätzlich zur Behandlung mit einer Antimykotimum-Creme erhielten die Patientinnen Echinacin® i. m., i. v. oder oral. Eine nur mit Antimykotikum-Creme behandelte Gruppe diente als Kontrolle.

Die mit Hilfe des Multitest® von Mérieux bestimmte zellvermittelte Immunität nahm unter der Behandlung mit Echinacin® in Abhängigkeit von der Behandlungsdauer signifikant zu. Die Verbesserung der Hautreaktionen ging mit einer deutlichen Reduktion der Rezidivhäufigkeit einher (Rezidivhäufigkeit: nur Antimykotikum 60,5%, Antimykotikum + Echinacin®: i. m. 5%, s. c. und i. v. 15%, oral 16,7%).

Nebenwirkungen traten bei oraler Applikation in keinem Fall auf, bei intravenöser Applikation wurde bei je einem von 20 Patienten Fieber bzw. Mattigkeit beobachtet. Nach subkutaner Applikation kam es bei zwei von 20 Patienten zu lokalen Reaktionen und bei je einem von 20 Patienten zu Fieber und Mattigkeit. Bei intramuskulärer Applikation traten bei 5 von 60 Patienten lokale Reaktionen (in 3 Fällen schwach ausgeprägte, in 2 mittelstark ausgeprägte) und bei je zwei von 60 Patienten Fieber bzw. Mattigkeit auf.

In einer Studie mit 12 gesunden Probanden konnte Möse (1983) nachweisen, daß Echinacin® in einer Dosierung von 2 ml i. m. an 4 aufeinanderfolgenden Tagen das Immunsystem signifikant beeinflußt. Geprüft wurde bei diesen Probanden die Phagozytose-Aktivität gegenüber *Candida albicans* und das Verhalten von Lymphozyten im Natural-Killer-Cell-Test mit K562-Zellen vor, während und nach Echinacin-Applikation. Es konnte gezeigt werden, daß Echinacin® die Phagozytoseaktivität deutlich steigert. Der beobachtete Effekt hielt nach viertägiger Behandlungsdauer 10 Tage an.

Kokoschinegg (zit. bei Bauer, 1992) fand in einer vergleichenden multizentrischen Doppelblindstudie mit Echinacea-Preßsaft und einer alkoholischen Tinktur aus *E. purpurea*-Kraut und -Wurzeln (Echinaforce®) bei 154 Grippepatienten, daß beide Zubereitungen in einer Dosierung von 3mal 30 Tropfen täglich die Krankheitsdauer und die Symptomabklingzeit mit $p < 0{,}05$ signifikant verkürzten.

Nebenwirkungen: Bei oraler Anwendung nicht bekannt.
Wechselwirkungen mit anderen Arzneimitteln: Nicht bekannt.
Gegenanzeigen: Chronisch progrediente Systemerkrankungen wie Tuberkulose, Leukosen, Kollagenosen, multiple Sklerose, Aids, HIV-Infektionen.

Anwendung: Zur unterstützenden Behandlung chronisch-rezidivierender Atemwegs- und Harnwegserkrankungen. *Tagesdosis:* 6–9 ml Preßsaft. Die Dauer der Anwendung sollte auf 8 Wochen begrenzt werden.

Zur Selbstmedikation bei oraler Anwendung geeignet. Der Patient sollte jedoch darauf hingewiesen werden, daß eine Dauereinnahme von Immunstimulantien nicht sinnvoll ist und durch sehr hohe Dosen u. U. eine Immunsuppression hervorgerufen wird. Die Selbstbehandlung sollte unbedingt nach Rücksprache mit dem Arzt erfolgen.
Kombinationen mit anderen immunstimulierenden Drogen sind sinnvoll.

- **Kombination Echinaceae Purpureae Herba/Baptisiae Tinctoriae Radix/Thujae Summinates (Folium)**

Klinische Studien: Zahlreiche Untersuchungen der immunstimulierenden Wirkung liegen mit der Kombination aus *Echinacea, Baptisia und Thuja* (Esberitox®) u. a. bei folgenden Erkrankungen vor:

- akute und chronische Atemwegsinfektionen (Blunck, 1983; Forth und Beuscher, 1981; Helbig, 1961; Vorberg, 1984)
- schwere bakterielle Infekte wie Bronchitis, Angina, Pharyngitis, Otitis Sinusitis und Laryngitis (Begleittherapie zur Behandlung mit Antibiotika) (Blumenröder, 1985; Freitag und Stammwitz, 1981; Stolze und Forth, 1983; Zimmer, 1985)
- bakterielle Hautinfektionen (Quadripur, 1976)
- Herpes simplex labialis (Blockhorst et al., 1982)
- Infektanfälligkeit aufgrund einer temporären Abwehrschwäche sowie Leukopenien nach Strahlen- und Zytostatika-Therapie (Bendel et al., 1989, Pohl, 1970; Sartor, 1972).

In einer von Vorberg (1984) durchgeführten Doppelblindstudie bei 100 Patienten mit viralen, fieberhaften Atemwegsinfekten wurden je 50 Patienten mit Esberitox® N-Tabletten bzw. Plazebo behandelt. Die wesentlichen Symptome Abgeschlagenheit, Schnupfen und Halsschmerzen wurden unter der Esberitox-Therapie bereits nach 3 Tagen signifikant gebessert. Der Unterschied zwischen beiden Behandlungsgruppen war mit $p < 0{,}001$ hochsignifikant.
Eine verstärkte Neigung zu rezidivierenden Infekten der oberen Atemwege und zu chronischen Verläufen findet sich besonders bei Personen, die aufgrund beruflicher Erfordernisse erhöhter Keimexposition ausgesetzt sind. Die Infektionsneigung kann durch unphysiologische Arbeitsbedingungen wie Schicht-, Wechsel- und Außendienst verstärkt werden.
Eine Begleittherapie mit immunstimulierenden Arzneimitteln ist therapeutisch sinnvoll, um eine unter der Antibiotikatherapie häufig auftretende Suppression der Immunabwehr auszugleichen. Die Behandlung mit Antibiotika führt häufig zu einer Beeinträchtigung der Leukozytenfunktion. So hemmen bestimmte Antibiotika die Migrationsfähigkeit und Phagozytoseaktivität von Granulozyten und Makrophagen, die Reaktivität der Lymphozyten oder die Antikörperproduktion. Die hierdurch sich unter Umständen entwickelnde Persistenz der bakteriellen Erreger ist eine Basis für chronische und additive Infektionen, z. B. durch Pilze.
Studien mit Esberitox® als Begleittherapie zur Antibiotikabehandlung haben gezeigt, daß die Krankheitsdauer und Symptomatik verkürzt und die Rezidivhäufigkeit reduziert wird.
Als Beispiel sei die kontrollierte Studie von Blumenröder (1985) bei 50 Patienten mit Angina lacunaris genannt. Hier zeigte sich in der zusätzlich zum Antibiotikum mit Esberitox® behandelten Patientengruppe eine mit 5 Tagen signifikant kürzere Dauer der Erkrankung

3. Pflanzliche Drogen zur Behandlung von Krankheiten

als bei den ausschließlich mit dem Antibiotikum behandelten Patienten (8 Tage). Die schnellere Heilung unter Esberitox äußerte sich auch in einer rascheren Besserung des Allgemeinbefindens und der Halsschmerzen sowie im Verschwinden der Beläge und Kieferwinkellymphome.

Freitag und Stammwitz (1984) konnten bei Pertussis durch zusätzliche Injektionen von Esberitox® zum Antibiotikum Erythromycin eine Reduktion der Krankheitsdauer von 8 auf 4 Wochen erzielen. Die Behandlungsdauer mit dem Antibiotikum betrug im allgemeinen 1–2 Wochen. Esberitox® wurde in einigen Fällen über den Behandlungszeitraum mit dem Antibiotikum hinaus weiter i. m. gegeben (0,5 ml am 1. Tag, 1 ml am 2. Tag und ab dem 4. Tag 2,0 ml). Die charakteristische Keuchhusten-Symptomatik, wie typische Hustenanfälle, Dyspnoe, Zyanose, Erbrechen usw. wurde im Vergleich zur alleinigen Gabe von Erythromycin schneller gebessert.

Stolze und Forth (1983) konnten bei 4081 Patienten mit bakteriellen Infektionen, überwiegend mit eitriger Tonsillitis, zeigen, daß eine Zusatztherapie mit Esberitox zur Antibiotikagabe die Rezidivquote senkt. 2131 Patienten erhielten Esberitox zusätzlich, 1950 Patienten wurden ausschließlich mit Antibiotika behandelt. Die Rezidivquote wurde von 11,5% auf 2,8% gesenkt.

Die Beeinträchtigung der Phagozytoseleistung durch Staphylokokken wird besonders bei lokalisierten Prozessen deutlich, bei denen die Leukozyten und Bakterien mit ihren Stoffwechselprodukten in engem Kontakt stehen.

In einer klinischen Doppelblindstudie (Quadripur 1976) bei bakteriellen Hautinfektionen, in der 21 Patienten mit Esberitox und 22 mit Plazebo behandelt wurden, ergaben sich signifikante Unterschiede in der Phagozytoserate. Nach 2wöchiger Behandlungsdauer war die Phagozytoserate in der Verumgruppe um 7,4% gestiegen, in der Plazebogruppe dagegen um 3,2% gefallen.

Beim Herpes führen exogene und endogene Faktoren zur Reaktivierung der Viren in den Ganglienzellen. Charakteristisch für Herpes simplex ist das Rezidiv am gleichen Ort, das durch Streß, Infekte, eine reduzierte zelluläre Immunantwort sowie durch lokale Abwehrschwächen begünstigt wird.

In einer Praxisstudie (Blockhorst et al., 1982) konnte an insgesamt 106 Patienten gezeigt werden, daß die sehr lästigen Begleiterscheinungen der Herpes-Infektion wie Juckreiz, Spannungsgefühl und Schmerzen unter der Behandlung spürbar zurückgingen. Die Gesamtheilungsdauer betrug im Mittel 6,8 Tage, ohne Behandlung im Mittel 10–11 Tage.

Unter längerdauernder Zytostatikatherapie nimmt die Regenerationsfähigkeit des Knochenmarks ab, die Leukozytenzahlen und die Zahl der Zellen des roten Blutbildes sinken ab. Die sich entwickelnde Leukopenie bedingt eine verminderte Abwehrbereitschaft des Organismus.

In einer kontrollierten Studie (Bendel et al., 1989) mit 70 Patientinnen, die wegen eines fortgeschrittenen Mammakarzinoms bzw. wegen Metastasierung bis zu 12 Monate mit einer kombinierten Chemo-/Strahlentherapie behandelt wurden, erhielten 35 Patienten begleitend zur Chemotherapie 3 × 50 Tropfen Esberitox® N-Lösung. In der Esberitox® N-Gruppe konnte das Absinken der Parameter des peripheren Blutbildes im Vergleich zur Kontrolle deutlich reduziert werden. Auch die Zahl interkurrenter Infekte war in der Esberitox-Gruppe vermindert. 12 Patientinnen entwickelten insgesamt 24 leichte Infekte. In der Kontrollgruppe traten dagegen 30 Infekte bei 17 Patientinnen auf.

Die abschließend beschriebenen Studien wurden mit einer Kombination aus *Echinacea angustifolia, Eupatorium perfoliatum, Baptisia tinctoria* und *Arnica montana* (D2) (Resistan®) durchgeführt.

In einer randomisierten Doppelblindstudie unter Praxisbedingungen erhielten 100 Patienten mit Infekten der oberen Atemwege 6 Tage lang entweder Resistan® (am 1. und 2. Tag 30 ml am 3. und 6. Tag 15 ml) oder Plazebo (Vorberg und Schneider, 1989). Nach 2–3tägiger Medikation kam es in der Verumgruppe zu einer signifikanten Abnahme der Symptome Abgeschlagenheit, Kopfschmerz, Schnupfen, Absonderung wäßrigen Sekretes, Schluckbeschwerden, Rötung und Schwellung. Lediglich bei den Symptomen Husten und subfebrile Temperaturen ergaben sich nicht-signifikante Veränderungen. Nach 8–10 Tagen waren alle Symptome mit Ausnahme des Hustens signifikant gebessert. Besonders deutliche Unterschiede zwischen Plazebo und Verum ergaben sich hinsichtlich der Beschwerdefreiheit bei den Symptomen „Schnupfen" und „Halsschmerzen".

Eine mit 609 Studenten 1990 von Schmidt et al. (1990) im Winterhalbjahr durchgeführte Studie zeigt, daß Resistan® auch eine prophylaktische Wirkung besitzt. 303 Probanden erhielten über einen Zeitraum von 8 Wochen 12 ml Verum, 306 Plazebo. Sowohl hinsichtlich der Zahl der erkrankten Studenten als auch der Gesamtzahl der auftretenden Infekte bestanden zwischen Verum und Plazebo deutliche Unterschiede. Während die Senkung der Infektrate beim Gesamtkollektiv mit $p < 0{,}08$ nicht signifikant war, ergab sich ein signifikanter Unterschied bei den infektanfälligen Probanden auf dem 5%-Niveau.

Nach Wagner (1988a) kann aus den Ergebnissen pharmakologischer Untersuchungen und klinischer Studien geschlossen werden, daß auch peroral applizierte Präparate, wahrscheinlich über das rachen- und darmassoziierte Abwehrsystem, einen immunstimulierenden Effekt ausüben. Nach parenteraler Applikation tritt der immunstimulierende Effekt bereits innerhalb weniger Stunden auf. Die Ergebnisse von Probandenstudien weisen darauf hin, daß eine Intervallbehandlung (2–3tägige parenterale oder orale Applikation mit 3–4tägigen Pausen) günstiger ist als eine Dauerstimulation (Wagner et al., 1986b). Für eine orale Therapie kommen alkoholische Extrakte, Preßsäfte und homöopathische Urtinkturen in Frage. Homöopathische Verdünnungen von D4 und höher scheinen oral nicht mehr wirksam zu sein. Bei schweren Erkrankungen oder Immundefekten sollte in jedem Fall die Bestimmung des Immunstatus den immunstimulierenden Maßnahmen vorausgehen.

3.10 Anpassungsmechanismen

Unter adaptogenen Effekten versteht man die Wirkungen von Medikamenten, die zu einer Steigerung der Fähigkeit zur Abwehr von Stressoren und zu einer besseren Anpassung an außergewöhnliche Belastungen führen (Übersicht bei Wagner et al., 1992). Nach Brekhman (1980) zeichnen sich Adaptogene durch eine unspezifische Wirkung (Erhöhung der Widerstandskraft gegen Noxen physikalischer, chemischer und biologischer Art), eine von der Art des pathologischen Zustandes unabhängige normalisierende Wirkung und eine möglichst geringe Störung der Körperfunktionen aus. Als charakteristisch für Adaptogene gilt weiterhin, daß die Antistreßwirkung gegenüber Stressoren nichtinfektiöser Art immer im Vordergrund steht. Als „Nebeneffekt" werden bei Adaptogenen auch immunstimulierende, nootrope (Verbesserung der höheren integrativen Hirnfunktionen) oder anabole (Aktivierung des Aufbaustoffwechsels) Effekte beobachtet.

Die Reaktionen eines Organismus auf einwirkende Stressoren wurden von Selye (1937, 1936) durch das **Allgemeine Adaptationssyndrom (AAS)** beschrieben. Dieses wird aufgrund von Rattenexperimenten in drei Phasen (Alarmreaktion, Widerstandsstadium und Erschöpfungsstadium) eingeteilt. Die erste Phase tritt bei der Ratte 6–48 Stunden nach Einwirkung des Stressors ein und zeichnet sich durch eine gesteigerte Sympathikusaktivität mit erhöhten Catecholaminspiegeln und erniedrigten Cholesterol- und Ascorbinsäuregehalten der Nebennieren aus. Weitere Veränderungen betreffen die Nebennieren (Gewichtszunahme) sowie Thymus, Milz, Lymphdrüsen und Leber (Gewichtsabnahme) sowie die Körpertemperatur (Erniedrigung). Der Organismus befindet sich in einer katabolen Stoffwechsellage, die stressorunspezifische Widerstandskraft ist erhöht. Bei weiterer Einwirkung des Stressors versucht der Organismus in der zweiten Phase die Stressorwirkung durch erhöhte Widerstandskraft zu kompensieren. Die in der ersten Phase eingetretenen Veränderungen normalisieren sich wieder, der Organismus befindet sich im wesentlichen in einer anabolen Stoffwechselphase. Mit zunehmender Resistenz gegenüber den schädigenden Faktoren wird eine optimale Anpassung des Organismus erreicht. Übersteigt die Belastung durch den Stressor eine bestimmte Grenze, so geht der in der 2. Phase erreichte Adaptationszustand verloren. Im Tierexperiment tritt in diesem Stadium in aller Regel der Tod ein. Wie neuere Untersuchungen gezeigt haben, wird bei Prokaryonten und Eukaryonten durch die Einwirkung von Streß die Synthese von Streßproteinen bzw. Hitzeschockproteinen induziert (Schlesinger et al., 1990; Kaufmann, 1991). Diese Induktion von Streßproteinen stellt eine lebensnotwendige Schutzfunktion für die Zellen des Organismus dar (Schutz empfindlicher Zellproteine vor irreversibler Denaturierung, spezifische Beeinflussung der RNA- und Proteinsynthese, vorübergehende Inaktivierung von Rezeptoren, Auslösung von Immunreaktionen).

Ziel des Einsatzes adaptogen wirkender Drogen ist die Reduktion von Streßreaktionen in der Alarmphase, die Verzögerung oder die Unterdrückung des Erschöpfungsstadiums und schließlich eine Verstärkung der Bildung von Streßproteinen.

3.10.1 Arzneipflanzen und adaptogene Drogen

Aufgrund pharmakologischer Untersuchungen sowie erfahrungsmedizinischer Kriterien wird für eine Reihe von pflanzlichen Drogen eine Adaptogenwirkung angenommen. Die wichtigsten, durch Positivmonographien belegten Drogen sind *Panax ginseng* C. A. Meyer und *Eleutherococcus senticosus* Maxim.

▲ **GINSENG** *(Panax ginseng)*

Botanik: Ginseng (*Panax ginseng* C. A. Meyer; *Panax quinquefolius* Linné; Araliaceae) ist eine ausdauernde, 30–80 cm hohe Pflanze. Am kahlen, aufrechten Stengel stehen langgestielte, fünfzählig gefingerte, lanzettlich bis umgekehrt eiförmige Blätter. Der einfache oder ästige Blütenstand trägt ein bis drei 15–30blütige Dolden mit weißgrünlichen Blüten. Der 3,5 bis 20 cm lange Wurzelstock ist spindelförmig und besteht aus einer Hauptwurzel mit Neben- und Haarwurzeln. *Blütezeit:* Juni bis Juli. *Vorkommen:* Panax ginseng kommt in den schattigen Gebirgswäldern Ostasiens von Nepal bis zur Mandschurei, Korea, Ostindien und Japan sowie in Kanada bis zu den südlichen Vereinigten Staaten vor. Die Pflanze wird in Nordchina, Ostrußland, Korea und Japan kultiviert.

Droge: Ginseng radix besteht aus den getrockneten Haupt-, Neben- und Haarwurzeln von *Panax ginseng* C. A. Meyer sowie deren Zubereitungen. Die Wurzeln von 4 bis 7 Jahre alten Pflanzen werden im Herbst geerntet. Abhängig von der Drogenverarbeitung werden Weißer (Schälen der frischen gereinigten Wurzeln, Bleichen mit SO_2, Trocknen an der Sonne oder bei 100–200 °C) und Roter Ginseng (2–3stündige Behandlung der frischen Wurzeln mit Wasserdampf von 120–130 °C und Trocknen) unterschieden. In Europa wird bevorzugt der Weiße Ginseng verwendet.

Inhaltsstoffe: Die Wurzeln von *Panax ginseng* enthalten ein Saponingemisch, das sich aus mindestens 10 verschiedenen Einzelverbindungen, den Ginsenosiden, zusammensetzt. Die Konzentration der Ginsenoside (= Panaxoside) hängt ab vom Anbaugebiet, Alter der Pflanze und von den untersuchten Wurzelteilen. So steigt bei vergleichbarem Pflanzenwuchs der Gesamtginsenosidgehalt der Wurzeln aus den japanischen Anbaugebieten zwischen dem 4. und dem 5. Jahr von 275 mg auf 373 mg, bei Wurzeln aus koreanischer Herkunft von 148 mg auf 770 mg an. Die Ginsenoside Ra, Rb_1, Rb_2, Rc, Rd, Re, Rf, Rg_1 und Rg_2 leiten sich vom 20S-Proto-Panaxdiol und 20S-Proto-Panaxtriol ab. Das Ginsenosid R_0 hat Oleanolsäure als Aglykon. 20S-Proto-Panaxdiol und 20S-Proto-Panaxtriol gehören dem tetracyclischen Dammarantyp an. Weiter sind in den Ginsengwurzeln phenolische Substanzen (Salicylate, Vanillinsäure) und Peptidoglykane (= Panaxane) enthalten (Hänsel et al., 1994).

Pharmakologische Eigenschaften: Zu den adaptogenen Effekten und zur Verbesserung der körperlichen und geistigen Leistungsfähigkeit liegen zahlreiche Untersuchungen vor (Übersichten bei Sonnenborn und Proppert, 1990; Wagner et al., 1992; Hänsel et al., 1994). So konnten an Versuchstieren, isolierten Organen und kultivierten Säugetierzellen durch Behandlung vor oder während der Exposition gegenüber physikalischen (z. B. Bestrahlung), biologischen (z. B. Infektion mit Viren, Tumorbelastung), chemischen (z. B. Alhohol- und Tetrachlorkohlenstoffvergiftung) und bestimmten psychischen exogenen Stressoren (u. a.

Licht-, Temperatur-, Elektroschock- und Fesselungsstreß) eine Vergrößerung der Fähigkeit des getesteten Modellsystems zur Resistenz gegenüber den schädlichen Stressoren nachgewiesen werden. Einige der Ginseng-Effekte können durch eine neuroendokrine Wirkung auf das Hypothalamus-Hypophysen-Nebennierenrinden-System oder auf eine direkte Aktivierung entgiftender Enzymsysteme und andere durch eine immunmodulatorische Wirkung der Droge erklärt werden. Auch die Verbesserung der körperlichen und psychophysischen Leistungfähigkeit wurde in verschiedenen Tierexperimenten an Ratten, Mäusen und Kaninchen nachgewiesen. Weitere experimentell an der Ratte nachgewiesene Wirkungen von Ginsengextrakten sind die Beeinflussung des Freßverhaltens und des sozialen Verhaltensmusters in bestimmten Situationen, die Verlängerung der Lebensdauer von Neuronen aus embryonalem Hirnrindengewebe in der Zellkultur (Wirkung der gereinigten Ginsenoside Rb_1 und Rg_1). Die Wirkung der Panax-ginseng-Extrakte wird von der Mehrheit der Untersucher auf die Ginsenoside zurückgeführt.

Klinische Studien: In einer plazebokontrollierten Einfachblindstudie wurde bei 120 gynäkologischen Patientinnen die Wirkung von 230 mg/die eines konzentrierten, Ginsenosidtriol enthaltenden Ginsengextraktes (entsprechend 7,5 g roher Ginsengwurzel) untersucht. Das Ergebnis war eine signifikante Erhöhung der Leukozytenzahlen, des Gesamt-Serumproteins und des Körpergewichts, eine Verhinderung der Abnahme der Blutglucosespiegel und eine signifikante Verringerung der Cholesterinspiegelerhöhung (Chang et al., 1978). Ebenfalls in einer plazebokontrollierten Einfachblindstudie wurden die Wirkungen von 5 g/die roten Ginseng-Pulvers auf die Erholung des Knochenmarks nach Strahlentherapie bei 50 Patientinnen mit Zervixkarzinom untersucht (Chang et al., 1980). Dabei wurde lediglich eine signifikante Verbesserung der Erholung der Thrombozytenzahl ab der 3. Woche festgestellt. Im Zusammenhang mit dem Einsatz von *Panax ginseng* als Mittel der Selbstmedikation sind vor allem die Studien von Interesse, bei denen eine Antiermüdungswirkung und eine Leistungssteigerung nachgewiesen werden konnten. Diese sind in der Übersicht von Sonnenborn und Proppert zusammengefaßt und belegen eine signifikante Verbesserung der Reaktionszeit, der beidhändigen Koordination und der körperlichen Leistung im „Treppentest", eine Vergrößerung der aeroben Arbeitskapazität, eine signifikante Erhöhung der Sauerstoffaufnahmekapazität, eine signifikante Verminderung des Serumlactatspiegels, eine Verkürzung der Erholungszeit nach körperlicher Belastung, eine Verringerung der Herzfrequenz unter Belastung, eine positive Wirkung auf das Allgemeinbefinden und andere Selbsteinschätzungsparameter sowie eine Besserung der Lungenfunktionsparameter. Zum Teil hielten die erzielten Effekte bis zum 20. Tag (Erniedrigung der Herzfrequenz und Steigerung der Sauerstoffaufnahmekapazität) bzw. bis zum 50. Tag (psychische, psychophysische und psychosoziale Variablen) nach Absetzen der Medikation an.

Nebenwirkungen: laut Monographie der Kommission E nicht bekannt.

Aus den USA, Großbritannien und Australien stammende Nebenwirkungsmeldungen enthalten kaum verwertbare Angaben zum eingenommenen Ginsengprodukt, die verwendete Dosierung, die Dauer der Einnahme und/oder eine eventuelle Begleitmedikation. In den genannten Ländern gilt Ginseng als „Health Food", und die Ginsengpräparate unterliegen somit nicht der arzneimittelrechtlichen Kontrolle. Für einige dieser Ginseng-Produkte sind

Drogenverfälschungen und Zumischungen potentiell toxischen Pflanzenmaterials bzw. stark wirkender Arzneistoffe nachgewiesen worden.
Für die Selbstmedikation sollten daher ausschließlich solche Präparate empfohlen werden, die den Vorschriften des deutschen Arzneimittelrechtes unterliegen (Übersicht und kritische Stellungnahme: Sonnenborn, 1989).

Wechselwirkungen: Nicht bekannt.
Gegenanzeigen: keine.

Anwendungsgebiete: Bei Erschöpfungszuständen und in der Rekonvaleszenz, zur Stärkung und Kräftigung bei Müdigkeits- und Schwächegefühl, sowie bei nachlassender Leistungs- und Konzentrationsfähigkeit. *Dosierung:* 1–2 g Droge, Zubereitungen entsprechend. **Die Dauer der Anwendung sollte auf 3 Monate begrenzt werden,** jedoch können Ginsengzubereitungen nach einer Anwendungspause erneut eingenommen werden.
Zur Selbstmedikation unter Beachtung der Einnahmemodalitäten geeignet.

▲ **TAIGAWURZEL** *(Eleutherococcus senticosus)*

Botanik: Die Taigawurzel, auch als Sibirischer Ginseng bezeichnet (*Eleutherococcus senticosus* Maxim.; Araliaceae), ist ein mehrjähriger, bis 5 m hoher Strauch mit gering verzweigten, stacheligen Stengeln, an denen fünffächerig zusammengesetzte Blätter stehen. Der kegelförmige Blütenstand besteht aus kleinen gelben Blüten, die Früchte sind schwarz und aromatisch. *Vorkommen:* Eleutherococcus kommt vor in den GUS-Staaten (Sibirien), in Zentral- und Nordchina, Korea und Japan.

Inhaltsstoffe: Die Wurzeln von *Eleutherococcus senticosus* enthalten Oleanolsäure- und Sitosterolglucosid (Eleutherosid A), Phenylpropanverbindungen [Syringin (Eleutherosid B), Coniferylalkohol, Sinapylalkohol, Kaffee- und Chlorogensäure], Lignane [Sesamin (Eleutherosid B 4), (–)-Syringaresinol und (+)-Syringaresinol-4,4′-Diglucosid (Eleutherosid E = D)], Cumarine [Isofraxidin und Isofraxidin-7-O-glucosid (Eleutherosid B_1)] und Polysaccharide [neutrale Glucane und Glucuronylane].

Droge: Die unter der Bezeichnung Taigawurzel gehandelte Droge ist nur als Fluidextrakt im Handel.

Pharmakologische Eigenschaften (Übersicht bei Wagner et al., 1994): Für *Eleutherococcus-senticosus*-Extrakte konnte im Tierversuch ein erhöhter Schutz gegenüber den typischen Organveränderungen in der Alarmphase nachgewiesen werden. Bei Ratten und Mäusen führten Eleutherococcus-Extrakte weiterhin zu einer Erhöhung der Widerstandskraft gegenüber Zytostatika, Unterkühlung und erzwungenem Festhalten.
In Streßsituationen findet sich im Blut ein β-Lipoprotein-Corticoid-Komplex, der die Hexokinase hemmt. Diese Hemmung kann durch Eleutherosid B aufgehoben werden. Eleutherosid stimuliert außerdem die In-vitro-Aktivität von Hefe-Hexokinase. An der Ratte wurde eine Zunahme der Nebennierengewichte nachgewiesen. Die gleichzeitig nachgewiesene Abnahme des Cholesterol- und Ascorbinsäuregehaltes deutet auf die vermehrte Bildung von Corticosteroiden hin. Weitere Wirkungen sind die testosteronartigen Effekte von Eleutherosid B und E sowie die Hemmung der Phosphodiesterase durch Eleutherosid E. Bei Ratten führte die i. p. Applikation von Eleutherococcus-Extrakten zur Stimulierung der

Proteinsynthese in Pankreas, Leber und Nebennierenrinde. Bei anästhesierten Katzen konnte durch Injektion von Eleutherococcus-Extrakt eine verbesserte Hirndurchblutung erzielt werden und bei Ratten wurde nach Eleutherococcus-Extrakt-Injektionen ein erhöhter Gehalt des ZNS an biogenen Aminen nachgewiesen. Schließlich verbesserten Eleutherococcus-Extrakte die Ausdauer von Ratten im Schwimmtest.

Klinische Studien: In verschiedenen Leistungstesten wurde für Eleutherococcus-Zubereitungen eine Verbesserung der physischen Leistungsfähigkeit nachgewiesen. In einer Doppelblindstudie an 36 Probanden (Bohn et al., 1987) fand sich nach vierwöchiger Einnahme von Eleutherococcus-Extrakt eine Zunahme der immunkompetenten Zellen, insbesondere von T-Lymphozyten und natürlichen Killerzellen (Fang et al., 1985).

Nebenwirkungen: Nicht bekannt.
Wechselwirkungen mit anderen Arzneimitteln: Nicht bekannt.
Gegenanzeigen: Keine.

Anwendung: Zubereitungen aus Taigawurzelzubereitungen finden Verwendung bei Erschöpfungszuständen und in der Rekonvaleszenz. *Tagesdosis:* 2–3 g Droge. Fluidextrakt (1:1) mehrmals täglich 3–5 Tropfen auf 1 Glas Wasser.

3.10.2 Weitere Drogen zur Stärkung der körperlichen und geistigen Leistungsfähigkeit

▲ **KOLABAUM** *(Cola nitida)*

Botanik: Der mit bis 25 cm langen derben Blättern dicht belaubte Kolabaum *(Cola nitida, Sterculiaceae)* wird bis 15 m hoch. Seine in Rispen stehenden, radiären, blaßgelben Blüten haben einen glockenförmigen und blütenblattartigen Kelch, jedoch keine Kronblätter. Die Frucht ist eine bis 12 cm lange sternförmige Balgkapsel mit 2–6 Samen. *Vorkommen:* Der Kolabaum ist heimisch in den feuchten Urwaldgebieten Westafrikas und wird auch in Indien, Südamerika und auf den Antillen kultiviert.

Droge: Als Droge finden die von den Samenschalen befreiten Samenkerne verschiedener Spezies der Gattung Cola Schott et Endlicher, besonders von *Cola nitida* (Ventenat) Schott et Endlicher Verwendung.

Inhaltsstoffe: Die Droge enthält 0,6–3,0% Coffein, bis zu 0,1% Theobromin und 2–4% Catechingerbstoffe (Colanin). In der Frischdroge liegt das Coffein an Colanin gebunden vor. Es wird im Verlauf von Trocknung und Lagerung enzymatisch abgespalten. Dieser Vorgang kann durch kurzzeitiges Erhitzen der Droge oder Übergießen mit heißem Alkohol verhindert werden.

Pharmakologie: Colasamen wirken schwach atemanalyptisch, magensäurestimulierend, lipolytisch, motilitätssteigernd, schwach positiv chronotrop sowie schwach diuretisch.

Klinische Studien: Klinische Studien liegen nicht vor.

Nebenwirkungen: Einschlafstörungen, Übererregbarkeit, nervöse Unruhezustände und Magenbeschwerden sind möglich.

Wechselwirkungen: Verstärkung der Wirkung durch psychoanaleptisch wirksame Arzneimittel und Coffein-haltige Getränke.

Gegenanzeigen: Magen- und Zwölffingerdarmgeschwüre.

Anwendung: Colasamen werden angewendet bei psychischen und körperlichen Erschöpfungszuständen. *Tagesdosis:* 2–6 g Colasamen, 0,25–0,75 g Kola-Extrakt, 2,5–7,5 g Kola-Fluidextrakt, 10,0–30,0 g Kola-Tinktur und 60–160 g Kolawein. Da Fertigarzneimittel nicht verfügbar sind, muß frei rezeptiert werden.

Zur Selbstmedikation unter Beachtung der Neben-/Wechselwirkungen und Gegenanzeigen geeignet.

▲ MATE *(Ilex paraguariensis)*

Botanik: Mate (*Ilex paraguariensis* De Saint-Hilaire; Aquifoliaceae) ist ein 1 bis 6 m hoch wachsender Baum mit großen, ledrigen, verkehrt-eiförmigen, am Rande gesägten, 5 bis 16 mm langen Blättern. *Vorkommen:* Der Mate ist heimisch in Südamerika.

Droge: Als Droge dienen die getrockneten Blätter und Blattstiele von *Ilex paraguariensis* De Saint-Hilaire.

Inhaltsstoffe: Die Droge enthält 0,5–1,5% Coffein, bis 0,45% Theobromin, ca. 12% Chlorogensäure, 0,35% ätherisches Öl und Flavonoide.

Pharmakologische Eigenschaften: Das in der Droge enthaltene Coffein besitzt analeptische, diuretische, positivinotrope und chronotrope, glykogenolytische und lipolytische Wirkungen.

Klinische Studien: Kontrollierte klinische Studien liegen nicht vor. Die Anwendung erfolgt auf der Basis der pharmakologischen Eigenschaften der Inhaltsstoffe.

Nebenwirkungen: Nicht bekannt.

Wechselwirkungen mit anderen Arzneimitteln: Nicht bekannt.

Gegenanzeigen: Keine.

Anwendung: Mate wird als Tee verwendet bei geistigen und körperlichen Erschöpfungszuständen. *Tagesdosis:* 3 g Droge.

Zur Selbstmedikation geeignet.

3.11 Selbstmedikation in definierten Altersgruppen

3.11.1 Kinder

3.11.1.1 Kinderdosierungen

Der Organismus von Säuglingen und Kindern weist gegenüber dem des Erwachsenen zum Teil erhebliche Unterschiede hinsichtlich der Aufnahme und Verwertung von Arzneimitteln auf (Dorsch et al., 1993). Diese altersabhängigen Unterschiede betreffen:

1. die therapeutische Breite,
2. die Pharmakokinetik und
3. pharmakodynamische Reaktionen.

So ist die **therapeutische Breite** einiger Arzneimittel bei Kindern geringer als beim Erwachsenen, d. h., daß eine den therapeutischen Bereich übersteigende Dosis, die vom Erwachsenen ohne weiteres toleriert wird, beim Kind und insbesondere beim Kleinkind unter Umständen erhebliche Nebenwirkungen hervorrufen kann. Der kindliche Organismus unterscheidet sich wegen der noch nicht abgeschlossenen Reifung von Struktur und Funktion seiner Organe zum Teil erheblich vom erwachsenen Organismus. Die funktionellen Unterschiede betreffen insbesondere die Resorption, die Metabolisierung, Verteilung und Ausscheidung von Arzneistoffen. Beispielsweise ist in den ersten 6 Lebensmonaten die Kapazität der Leber und der renalen Exkretion noch nicht voll ausgebildet. Die ungenügende Eliminationskapazität führt zu einer Verlängerung der Eliminationszeit vieler Arzneimittel. Außerdem beeinflussen noch nicht vollständig ausgebildete Rezeptorstrukturen beim unreifen Organismus dessen Reaktionen mit dem entsprechenden Pharmakon.

Die Besonderheiten des kindlichen Organismus erfordern somit eine Anpassung der im Falle von Phytopharmaka in aller Regel nur für den Erwachsenen vorliegenden Dosen. Die Arzneidosen im Kindesalter wurden bisher meist als Bruch- oder Prozentteil der Erwachsenendosis angegeben, beispielsweise für unter 12jährige als Quotient aus Alter und Alter + 12, für 12–18jährige $^1/_2$ bis $^3/_4$ der Erwachsenendosis und für über 18jährige $^3/_4$ bis $^1/_1$ der Erwachsenendosis.

Im Rahmen eines Forschungsprojektes wurden von Dorsch, Schilcher, Loew und Meyer vorläufige Empfehlungen für Kinderdosierungen in der Phytotherapie erarbeitet (Dorsch et al., 1993). Ausgangspunkt für die Empfehlungen der Kinderdosierungen waren die Monographien der Kommission E, eine Auswahl von Drogen, die in der Kinderheilkunde besondere Bedeutung besitzen (Schilcher 1992), eine Unterteilung der pflanzlichen Drogen in solche für den Einsatz in

der Pädiatrie wichtige und sinnvolle (Kategorie I) und solche von fraglichem oder zumindest umstrittenem Nutzen (Kategorie II).
Die Berechnung der hypothetischen Kinderdosierungen erfolgte nach der Körperoberfläche, dem Alter und dem Körpergewicht. Aus den so erhaltenen Daten wurde dann eine plausible Dosierung ermittelt.

- *Berechnung auf der Basis der Körperoberfläche*

DK = DE × KK/KE

DK = Kinderdosierung, DE = Erwachsenendosis, KK = Körperoberfläche Kind, KE = Körperoberfläche Erwachsener)

- *Berechnung auf der Basis des Alters*

DK = (4 × Jahre) + 20 = % DE

- *Berechnung auf der Basis des Körpergewichts*

DK = DE/1100 × 1,5 × kg

Die Empfehlungen zu Kinderdosierungen von monographierten Arzneidrogen und deren Zubereitungen enthalten Dosisempfehlungen für die in Tabelle 14 aufgeführten Drogen.

Tabelle 14. Drogen, für die Kinderdosierungsempfehlungen existieren

Absinthiae herba	Foeniculi aetheroleum	Pini aetheroleum
Agrimoniae herba	Foeniculi fructus	Pini turiones
Alchemillae herba	Fenchelsirup/-honig	Plantaginis lanceolatae herba
Altheae folium	Gentianae radix	Primulae flos
Altheae radix	Hamamelidis folium et cortex	Psylli semen
Angelicae radix	Hederae helicis folium	Quercus cortex
Anisi fructus	Hyperici herba	Rosmarini folium
Arnicae flos	Lavandulae aetheroleum	Salicis cortex
Aurantii pericarpium	Lavandulae flos	Rosmarini folium
Balsamum peruvianum	Lichen islandicus	Salicis cortex
Betulae folium	Lini semen	Salviae folium
Bursae pastoris herba	Liquiritiae radix	Sambuci flos
Calendulae flos	Lupuli strobulus	Serpylli herba
Camphora	Malvae flos	Symphyti radix
Carvi aetheroleum	Mate folium	Terebinthiae aetheroleum
Carvi fructus	Matricariae flos	Thymi herba
Caryophylli flos	Melissae folium	Tilia flos
Coffeae carbo	Menthae piperitae folium	Tormentillae rhizoma
Coriandri fructus	Menyanthis folium	Uvae ursi folium
Echinaceae purpureae herba	Myrtilli fructus	Uzarae radix
Equiseti herba	Ononidis radix	Valerianae radix
Eucalypti aetheroleum	Orthosiphonis folium	Verbasci flos
Farfarae folium	Passiflorae herba	Violae tricoloris herba
Filipendulae ulmariae flos	Piceae aetheroleum	Zingiberis rhizoma
Filipendulae ulmariae herba	Piceae turiones recentes	

Die „Empfehlungen zu Kinderdosierungen" sind im Verlag der Kooperation Phytopharmaka (ISBN 3-929964-11-2) erschienen und können direkt[1]) oder über den Buchhandel bezogen werden. Sie stellen für den Kinderarzt und den Apotheker bei der Auswahl von Phytopharmaka für die Selbstmedikation eine unentbehrliche Hilfe dar.

Für die Anwendung von Phytopharmaka in der Selbstmedikation beim kleinen Patienten gelten grundsätzlich die gleichen Regeln wie beim Erwachsenen, d. h. Selbstmedikation sollte nur über einen kurzen Zeitraum durchgeführt und bei Nichtansprechen auf die Therapie unbedingt ein Arzt aufgesucht werden. Auch sollten die Beschwerden des Patienten möglichst mit nur einem Medikament in möglichst niedriger Dosierung behandelt werden. Außerdem ist zu beachten, daß die Spontanheilungsrate beim Säugling und Kleinkind wesentlich höher ist als beim Erwachsenen.

Bevorzugt werden Phytopharmaka für den kindlichen Patienten in Form von Tees und Frischpflanzensäften eingesetzt. Bei der Verwendung von Instant-Tees sollte darauf geachtet werden, daß der Anteil an kariesfördernden Kohlenhydraten einen Anteil von 50% nicht überschreitet.

Alkoholische Auszüge, Tinkturen bzw. Fluidextrakte zur Behandlung von Kindern sind zu vermeiden. Keine Einwände bestehen gegen alkoholische Trockenextrakte, aus denen der Alhohol durch Destillation entfernt worden ist.

3.11.1.2 Häufige Erkrankungen im Kindesalter

Die hauptsächlichen Anwendungsgebiete für Phytopharmaka im Kindesalter sind:

- Hauterkrankungen und Wunden,
- Atemwegserkrankungen und grippale Infekte,
- Erkrankungen des Magen-Darm-Traktes,
- Erkrankungen der ableitenden Harnwege,
- psychosomatische Störungen,
- Schmerzzustände.

• **Erkrankungen bzw. Verletzungen der Haut und Schleimhäute**

▲ **Wunden, Verbrennungen, stumpfe Traumen**

Zur Behandlung von Wunden, Verbrennungen und stumpfen Traumen s. S. 31 ff.

▲ **Candidose der Mundschleimhaut**

Der beim Säugling häufig auftretende Mundsoor wird bei kleinflächigem Befall durch Pinselung mit unverdünnter Myrrhe-Tinktur behandelt. Bei großflächigem Befall wird die Myrrhe-Tinktur 1:1 mit abgekochtem Wasser oder Kamillentee verdünnt.

▲ **Herpes labialis**

Infektionen mit Herpes simplex Virus Typ I treten bereits im frühen Kindesalter bevorzugt an der Grenze zwischen Lippen und Mundschleimhaut auf. Die sym-

---

[1]) Kooperation Phytopharmaka, Postfach 200848, 53138 Bonn

ptomatische Behandlung erfolgt zweckmäßigerweise mit entzündungshemmenden Salben und Tinkturen aus Kamillenblüten, Ringelblumenblüten und Schafgarbenblüten. Eine Salbe aus standardisiertem Melissenblätterextrakt besitzt wahrscheinlich virustatische Eigenschaften und vermag bei frühzeitiger Anwendung die Exazerbation der Herpesinfektion und die daraus resultierende Schleimhautläsionen zu verhindern.

- **Erkrankungen der Luftwege und grippale Infekte**

Bei banalen Infekten der Luftwege (grippaler Infekt, Erkältung) des Kindes gilt es in erster Linie die Symptome Appetitmangel, Glieder-, Muskel- und Kopfschmerzen, Fieber sowie Entzündungen der Luftwege, Husten und Schnupfen zu behandeln. Bei längerdauernden Beschwerden muß unbedingt differentialdiagnostisch das Vorliegen einer echten, bei Kindern und Jugendlichen seltener als beim Erwachsenen auftretenden Virusgrippe, einer infektiösen Mononukleose oder einer bakteriellen Infektion ausgeschlossen werden.
Die zur Therapie beim kleinen Patienten eingesetzten Phytopharmaka sind die gleichen wie beim Erwachsenen (s. S. 56 ff.).

- **Erkrankungen des Magen-Darm-Traktes**

„Magenverstimmungen", dyspeptische Beschwerden, akute Diarrhoen und die habituelle chronische Obstipation kommen bei Säuglingen und Kindern relativ häufig vor und können durch Eßfehler, den Verzehr verdorbener Speisen und schwer verdaulicher Nahrungsmittel sowie psychosomatische Faktoren wie Schulstreß und Prüfungsangst bedingt sein. Zur Therapie mit Phytopharmaka s. S. 118 ff.

▲ **Diarrhoe**

Durch Selbstmedikation sollten insbesondere bei Kindern nur kurzfristige unspezifische, akute Durchfallerkrankungen behandelt werden. Dauern diese länger als 3–4 Tage an, oder werden sie von Fieber begleitet, ist die Ursache unbedingt durch einen Arzt abzuklären. Primärmaßnahmen sind eine Flüssigkeits- und Elektrolytsubstitution und beim akuten Brechdurchfall Zufuhr einer 5%igen Glucoselösung als Tee oder als Glucose-Elektrolyt-Lösung, ergänzt durch ein Pektinpräparat. Behandlung mit Phytopharmaka s. S. 146 ff.

▲ **Habituelle chronische Obstipation**

Die bei Kindern häufig auftretende Obstipation kann durch Fehlernährung, falsche Eßgewohnheiten, Unterdrückung des Defäkationsreizes, durch Schmerzen bei der Defäkation infolge pathologischer Veränderungen im Analbereich (Rhagaden, Fissuren, Hämorrhoiden) und durch psychosomatische Faktoren bedingt sein. An erster Stelle sind hier Maßnahmen zur Beseitigung der Ursachen zu ergreifen. Nicht für die Selbstmedikation geeignet sind Anthranoid-Drogen. Im übrigen gelten die Empfehlungen zur Selbstmedikation beim Erwachsenen (s. S. 144 ff.).

- **Erkrankungen der Harnwege**

Harnwegsinfektionen bei Kindern sollten grundsätzlich nicht in Selbstmedikation behandelt werden. Erst nach ärztlicher Diagnose und der Durchführung entsprechender antibiotischer Maßnahmen kann zur Verhütung von Reinfekten und Rezidiven eine Durchspülungstherapie durchgeführt werden (s. S. 158ff.).

- **Psychosomatische Störungen**

Psychosomatische Störungen nehmen bei Kindern und Jugendlichen in gleicher Weise wie bei Erwachsenen stetig zu und äußern sich in allgemeiner Nervosität und Unruhe, Konzentrationsmangel, Angstzuständen, Einschlaf- und Durchschlafstörungen sowie nervösen Magenschmerzen mit Appetitlosigkeit. Phytopharmaka bieten eine gute Alternative zu Tranquilizern vom Typ der Benzodiazepine. Als pflanzliche Nervenberuhigungsmittel können Präparate aus Baldrianwurzel, Hopfenzapfen, Melissenblätter, Lavendelblüten, Passionsblumenkraut und Johanniskraut verwendet werden (s. S. 174ff.).

- **Schmerzen**

Bei Spannungskopfschmerzen können Einreibungen mit Pfefferminz- oder Minzöl Linderung bringen. Dabei blockiert das im Pfefferminz- und Minzöl enthaltene Menthol die Erregung der peripheren Schmerzrezeptoren. Einreibungen mit Pfefferminz- und/oder Minzöl können auch beim Wundschmerz und bei stumpfen Traumen verwendet werden. Beim akuten Zahnschmerz gilt Nelkenöl (Caryophylli aetheroleum DAB 01) als wirksames Hausmittel. Zu diesem Zweck werden 2–4 Tropfen Nelkenöl auf einen Wattebausch gegeben und dieser auf den kariösen Zahn aufgebracht.

3.11.2 Senioren

Der Anteil der über 65jährigen beträgt derzeit ca. 15% der Bevölkerung der Bundesrepublik und wird in den nächsten 10 Jahren auf voraussichtlich 24% ansteigen.

Die im Verlauf des natürlichen Alterns auftretenden Veränderungen der verschiedenen Körperorgane mit den daraus resultierenden funktionellen Störungen sind die Ursachen für die **Multimorbidität** älterer Menschen und die daraus resultierende Notwendigkeit entsprechender medikamentöser Maßnahmen. Probleme erwachsen dabei insbesondere aus der Tatsache, daß auch die Pharmakokinetik altersbedingte Veränderungen aufweist.

Der Alternsprozeß kann letztendlich auf eine Schädigung der die Biosynthese steuernden Desoxyribonucleinsäure zurückgeführt werden. Die Schädigungen der DNA resultieren aus der Einwirkung von energiereichen Strahlen, Radikalen und mutagenen chemischen Substanzen. Derartige Schäden sind für den jugendlichen Organismus zunächst ohne Folgen, da er über Reparationsmechanismen verfügt. Nehmen die zur Mutation des genetischen Materials führenden, schädigenden Einflüsse jedoch überhand, so wird die Lebensfähigkeit der Zelle und damit des gesamten Organismus reduziert. Nach de Duve steigt die Wahrscheinlichkeit, daß eine gegebene Zelle eine schädliche Mutation erleidet, bei konstanter mutagener Gefährdung mit ihrem Alter. Damit steigt mit zunehmendem Alter auch das Risiko lebensverkürzender Gewebsveränderungen.

Durch die im Alter auftretenden physiologischen bzw. pathophysiologischen Veränderungen sind die verschiedenen Organe des Menschen in sehr unterschied-

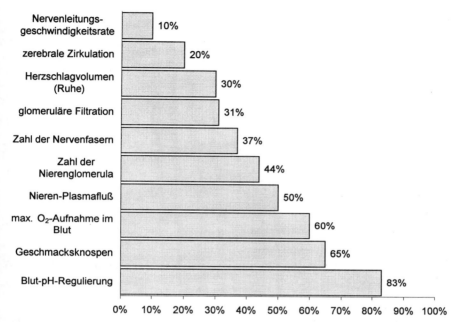

Abb. 15. Im Alter auftretende physiologische bzw. pathophysiologische Veränderungen der verschiedenen Organe (Abnahme gegenüber dem 30. Lebensjahr in Prozent).

lichem Maße betroffen. Nach Schütz (1991; Abb. 15) sind die stärksten Veränderungen bei den Blut-pH-Regulationsmechanismen, der Sauerstoffaufnahme im Blut, der Ventilationsrate und der Nierenfunktion zu beobachten.

3.11.2.1 Akute und chronische Erkrankungen im Alter

Die Art der Krankheiten hängt in starkem Maße vom Lebensalter ab. So nimmt der Anteil akuter Erkrankungen mit zunehmendem Alter allmählich ab und der Anteil chronischer Krankheiten zu (Abb. 16). Bei den akuten Erkrankungen stehen Allgemeinerkrankungen, Parasitenbefall, Infektionen der oberen Luftwege, Verdauungsbeschwerden und Verletzungen im Vordergrund. Nach amerikanischen Erhebungen treten chronische Erkrankungen mit zunehmendem Lebensalter häufiger und häufiger gleichzeitig auf. Danach leiden von den über 65jährigen etwa 27% an einer chronischen Krankheit, 20% an zwei chronischen Krankheiten und 30% an drei und mehr chronischen Krankheiten.

Bezüglich der Multimorbidität in der Allgemeinpraxis zeigt die Untersuchung von Trott (1973) bei 2141 Patienten, daß die Zahl der pro Patient diagnostizierten Krankheiten bis zum 15. Lebensjahr zwischen 1,7 und 2,0 liegt und dann in den Altersgruppen von 50–64, 65–74 und über 75 Jahren auf 2,5; 2,8 und 3,2 zunimmt. Untersuchungen eines Krankengutes der Medizinischen Poliklinik Würzburg 1968 und eines in der medizinischen Abteilung des Krankenhauses Würzburg 1968 stationär behandelter Patienten (Franke, 1973) kommen zu ähnlichen Ergebnissen, wobei allerdings die absoluten Diagnosenzahlen mit

212 3. Pflanzliche Drogen zur Behandlung von Krankheiten

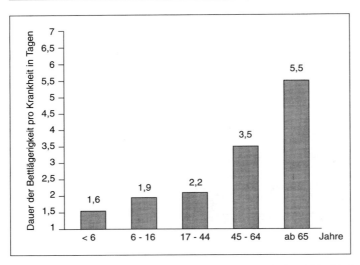

Abb. 16. Akute Erkrankungen im Alter (nach USA Vital and Health Statistics); Dauer der Bettlägerigkeit. Werte pro 100 Personen.

maximal 8 bzw. 9 Diagnosen wesentlich höher liegen. Diese Unterschiede sind durch die besseren diagnostischen Möglichkeiten einer Klinik gegenüber denen in der ärztlichen Praxis zu erklären.

Hinsichtlich der Art der chronischen Erkrankungen stehen nach den Unterlagen des Statistischen Bundesamtes Wiesbaden (1992) kardiovaskuläre Erkrankungen an der Spitze, gefolgt von Atemwegserkrankungen, Erkrankungen der Knochen und Gelenke sowie von gastrointestinalen Störungen.

Die im höheren Alter beobachteten Krankheitszustände sind Ausdruck degenerativer Veränderungen, die sich ganz allmählich entwickeln und über lange Zeit klinisch unauffällig bleiben. Sie führen früher oder später zu vorübergehender oder bleibender Invalidität. Interessanterweise werden von älteren Menschen Symptome wie Herzbeschwerden, Schmerzen, Schwächezustände und ähnliche Beschwerden nicht spezifischen Krankheiten zugeordnet, sondern als dem Alterungsprozeß zugehörig empfunden. Das führt unter Umständen dazu, daß ein Teil der Krankheiten älterer Patienten dem Arzt verborgen bleiben und vom Patienten selbst behandelt werden.

3.11.2.2 Medikamentenverbrauch

Zum Medikamentenverbrauch durch ältere Menschen liegen drei Studien vor, die vom Institut für Sozialmedizin und Epidemiologie des Bundesgesundheitsamtes analysiert wurden (Seniorenstudie und zwei Begleiterhebungen der Deutschen Herz-Kreislauf-Präventionsstudie im Rahmen des Nationalen Untersuchungs-Survey; Maier, 1991; Melchert, 1991).
Im Rahmen der sog. *Seniorenstudie,* einer repräsentativen Studie an 378 Personen

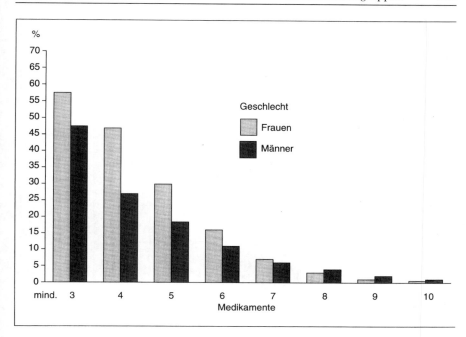

Abb. 17. Einnahme von Medikamenten durch 65- bis 74jährige Personen. Repräsentative Studie mit 378 Einwohnern der Städte Heidelberg, Michelstadt und Berlin. Zahl der innerhalb der letzten 7 Tage vor der Untersuchung eingenommenen Medikamente.

im Alter von 65-74 Jahren in den Orten Heidelberg, Michelstadt und Berlin, wurden als häufigste Erkrankungen

- Durchblutungsstörungen der Beine (37%),
- Arthritis, Arthrose, Gelenkrheuma (37%),
- Hypertonie (26%),
- Angina pectoris (20%),
- Gicht (7%)

angegeben.
91% der Frauen und 77% der Männer hatten innerhalb der letzten 7 Tage vor der Untersuchung mindestens ein Medikament eingenommen (Abb. 17). Dabei nahmen Kardiaka, Koronarmittel, Antihypertonika, durchblutungsfördernde Mittel, Psychopharmaka, Analgetika und Magen-Darm-Mittel die ersten Plätze ein.
Die beiden anderen Studien wurden an 200 Orten in der Bundesrepublik bei jeweils ca. 5 000 Personen durchgeführt.
Für die über 60jährigen ergab sich bezüglich der häufigsten Krankheiten die Reihenfolge

- Arthritis, Arthrose, Gelenkrheuma (33%),
- Hypertonie (27%),
- Durchblutunsgsstörungen der Beine (18%),

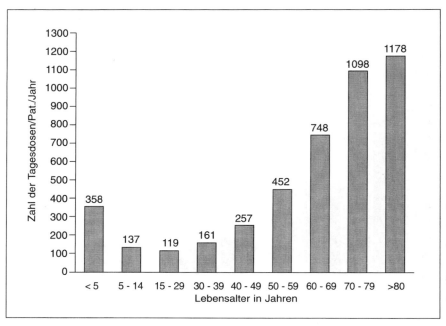

Abb. 18. Medikamente im Alter: Tagesdosen/Pat./Jahr. Quelle: Medikament und Meinung 15; No. 2, 5, 1992.

- Angina pectoris (18%),
- Gicht (6%).

An der Spitze der eingenommenen Präparate standen auch hier die Kardiaka und Koronarmittel, gefolgt von Antihypertonika, Psychopharmaka, Antihypotonika, Magen-Leber- und Gallemittel sowie Laxantien.

Eine in „Medikament und Meinung" veröffentlichte Analyse zeigt, daß die Zahl der pro Patient jährlich verordneten Tagesdosen von Arzneimitteln mit zunehmendem Alter exponentiell ansteigt (Abb. 18).

Schließlich soll noch auf eine im Auftrag des nordrhein-westfälischen Gesundheitsministeriums durchgeführte Studie der Allgemeinen Ortskrankenkasse hingewiesen werden (Glaeske, 1991). Eine Analyse dieser Daten zeigt, daß auf die 16% der über 65jährigen Gesamtbevölkerung rund 45% der gesamten Arzneikosten und rund 50% der Arzneiverordnungen entfallen. Im Durchschnitt erhält jede der untersuchten Personen nahezu 3 Medikamente in Dauertherapie. Etwa 13% der Patienten erhalten zwischen 40 und 60 Rezeptverschreibungen pro Jahr.

3.11.2.3 Häufige Erkrankungen bei Senioren

• **Atemwege**

Veränderungen der Lungenfunktion sind im wesentlichen bedingt durch die Verminderung der Elastizität des Lungengewebes. Das intrathorakale Gasvolumen nimmt mit zunehmendem Lebensalter signifikant zu, wodurch die Atemreserven inspiratorisch und exspiratorisch deutlich geringer werden. Mit zunehmendem Lebensalter nimmt im Mittel auch der Strömungswiderstand in den Atemwegen deutlich ab. Alle meßbaren Parameter der Lungenfunktion zeigen eine entsprechende Altersabhängigkeit. Folge der im Alter veränderten Atemmechanik ist eine Zunahme der Verteilungsstörungen (Zunahme der alveolärarteriellen pCO_2-Differenz). Entsprechend nimmt vom 15. zum 70. Lebensjahr der arterielle Sauerstoffdruck praktisch linear um 14 mm Hg ab (26).

Häufigste Erkrankung der Atmungsorgane im Alter ist die *chronische Bronchitis*. Etwa 55% der Fälle entfällt auf Männer mit einem Altersgipfel zwischen 45 und 65 Jahren, 45% der Fälle auf Frauen mit einem Altersgipfel zwischen 50 und 70 Jahren. Während die akuten Bronchitiden zu etwa 90% durch Viren verursacht sind, spielen bei der chronischen Bronchitis bakterielle Infektionen, Luftverschmutzung, Allergene und Rauchen, Klimafaktoren und beruflich bedingte Schadstoffexposition eine wesentliche Rolle. Im Alter ist insbesondere eine Verminderung der körpereigenen Abwehrkräfte und die daraus resultierende Anfälligkeit für rezidivierende Infekte eine wesentliche Ursache für die Entstehung der chronischen Bronchitis (s. auch Immunsystem). Hierbei führen Entzündungen mit Schleimhautödem und Infiltration der Mukosa mit Entzündungszellen mit Hyper- und Metaplasie des Schleimhautepithels zu erheblichen Störungen der mukoziliären Clearance.

- **Immunsystem**

Sowohl das humorale, als auch das zelluläre Immunsystem ist im Alter einem Aktivitätsverlust unterworfen. Infolgedessen kommt es bei Infektionen sehr viel seltener zu Temperaturanstiegen und zu einem verzögert auftretenden oder fehlenden Anstieg der Leukozyten. Während die Antikörperbildung gegen Fremdantigene abnimmt, kommt es im Alter paradoxerweise zum Auftreten von Autoantikörpern.

Die im Alter abnehmende Aktivität des Immunsystems bedingt eine höhere Inzidenz von Infektionskrankheiten, insbesondere der Atmungsorgane. Es erscheint daher sinnvoll, die unspezifischen Immunabwehrmechanismen durch geeignete Phytopharmaka zu unterstützen (immunstimulierende Drogen s. S. 192 ff.).

- **Herz- und Gefäßerkrankungen**

Mit zunehmendem Alter verringert sich die Anpassungsfähigkeit des Herzens. Dies zeigt sich in einer Abnahme des Schlagvolumens sowie einer unzureichenden Frequenzadaptation. Beim sog. „Altersherz" kann eine unter Belastung erforderlich werdende Steigerung des Herzzeitvolumens nur durch eine Frequenzsteigerung erzielt werden. Nach Schütz (1991) nimmt die Leistung des Herz-Kreislauf-Systems vom 30. Lebensjahr jährlich um etwa 1% ab, dürfte also beim 70jährigen auf etwa 60% abgefallen sein. Die zunehmende Anpassungsschwäche betrifft auch die Blutdruckregulation.

Im Bereich der Gefäße kommt es durch Störungen im Lipidstoffwechsel und durch eine erhöhte funktionelle Aktivität der Thrombozyten zu arteriosklerotischen Veränderungen, deren Häufigkeit und Stärke altersabhängig zunehmen. Als Folgen einer allgemeinen Arteriosklerose steigt mit zunehmendem Alter

auch die Häufigkeit von Angina pectoris, Herzinsuffizienz, Herzrhythmusstörungen, Herzinfarkt, Schlaganfall, peripheren Verschlüssen und venösen Thrombosen.
Häufigste Todesursache im höheren Lebensalter ist die *koronare Herzkrankheit* (Kober, 1988). Zwischen dem 70. und 80. Lebensjahr erreicht die Häufigkeit der Herzinfarkte bei beiden Geschlechtern ein Maximum. Risikofaktoren wie Bluthochdruck, Zigarettenrauchen, Störungen im Lipidstoffwechsel mit erhöhten Triglycerid- und Cholesterolspiegeln können zu einer erheblich früheren Manifestation führen.

Die Framingham-Studie (1984; Schmidt, 1991) hat gezeigt, daß bei Männern die Zahl der nicht erkannten Herzinfarkte nahezu linear von etwa 5 in der Altersgruppe 30–34 Jahre auf 60 pro 1000 Personen in der Altersgruppe der 75–84jährigen ansteigt. Bei Frauen liegt die Zahl der nicht erkannten Herzinfarkte in den beiden Altersgruppen bei 0 und ca. 33 pro 1000 Personen. Die Zahl der Myokardinfarkte insgesamt erreicht bei Männern in der Altersgruppe der 65–74jährigen mit etwa 140 pro 1000 Personen ein Maximum und fällt bis zum 75–84. Lebensjahr wieder auf etwa 110 ab. Bei Frauen steigt die Herzinfarktrate stetig, mit zunehmendem Alter schneller und erreicht ein Maximum bei den 75–84jährigen mit 113 pro 1000 Personen (Michel, 1988).

Interessanterweise werden Häufigkeit und Intensität der vom Patienten bemerkten Krankheitssymptome sowohl bei der koronaren Herzkrankheit als auch beim Herzinfarkt mit zunehmendem Lebensalter geringer. Der Myokardinfarkt verläuft im höheren Lebensalter viel häufiger „atypisch" als bei jüngeren Patienten. So kann beispielsweise der Infarktschmerz ganz fehlen oder eine atypische Lokalisation aufweisen. In einer retrospektiven Studie konnte Hager (1989) zeigen, daß bei über 75jährigen Patienten typische Infarktschmerzen seltener auftraten und andere Symptome wie Verwirrtheit, Kurzatmigkeit und schlechter Allgemeinzustand häufiger auftraten als bei jüngeren Patienten. Die Untersuchung zeigte weiter, daß die Gesamtletalität der über 75jährigen mehr als 4mal so hoch war wie bei den Patienten unter 65 Jahren. Bei den älteren Patienten standen als Komplikationen die kardiale Dekompensation, Ventrikelruptur, Thromboembolien und Infektionen im Vordergrund.
Bei der arteriellen Verschlußkrankheit überwiegen im Alter Verschlüsse im Becken- und Oberschenkelbereich (Schütz, 1991).
Die akute zerebrovaskuläre Insuffizienz wird bei den über 75jährigen in 80% der Fälle durch einen ischämischen Hirninfarkt und in ca. 15% der Fälle durch eine hypertoniebedingte Massenblutung hervorgerufen.
Die nebenwirkungsarmen Phytopharmaka eignen sich insbesondere zur Selbstmedikation chronischer, im Alter besonders häufiger Befindlichkeitsstörungen und Erkrankungen sowie zur Prophylaxe bestimmter altersbedingter Veränderungen, wie z. B. beim „Altersherz" (*Crataegus* und andere Kardiaka: s. S. 100), bei den peripheren Durchblutungsstörungen (*Ginkgo biloba*: s. S. 106) und der allgemeinen Arteriosklerose (*Allium sativum:* s. S. 108).

- **Gastrointestinaltrakt**

Im Gastrointestinaltrakt nimmt mit zunehmendem Alter der aktive Transport durch die Membran der Zellen signifikant ab. Gleichzeitig kommt es zur Verminderung der basalen und der histaminstimulierten Sekretion, häufig verbunden mit einer Achlorhydrie. Weitere, den Magen-Darm-Trakt betreffende Veränderungen sind die Abnahme der Magenmotilität und der Dünndarmperistaltik. Unter anderem resultieren aus diesen Veränderungen Obstipation und dyspeptische Beschwerden.

Unter den gastrointestinalen Störungen kommt den dyspeptischen Beschwerden, die infolge verminderter Gallebildung und/oder infolge Gallenwegsdyskinesien sowie exokriner Pankreasinsuffizienz auftreten, gerade bei älteren Patienten ein besonderer Stellenwert zu. Sie stellen eine bevorzugte Indikation für Phytopharmaka dar (s. Phytopharmaka bei dyspeptischen Beschwerden, S. 118ff.).

▲ **Toxisch-metabolische Leberschäden**

Das zentrale Stoffwechselorgan ist die Leber. Auch das Gewicht dieses Organs nimmt mit zunehmendem Alter ab, es kommt zur Einlagerung des „Alterspigmentes" Lipofuszin, die Konzentration der Skleroproteide in der Leber nimmt zu. Bei älteren Menschen finden sich vermehrt polyploide Zellpopulationen, Chromosomenaberrationen und Veränderungen an den Lebermitochondrien. Läsionen im Bereich der mikrosomalen Enzymsysteme bedingen beim älteren Menschen eine Verlangsamung der hepatischen Elimination. Schließlich ist eine signifikante Reduktion der Leberdurchblutung festzustellen.

Aufgrund der durch die Läsionen im Bereich der mikrosomalen Leberenzyme bedingte Leberfunktionseinschränkung sowie einer langdauernden Exposition gegenüber Umweltgiften, Alkohol und Medikamenten nimmt mit zunehmendem Alter die Häufigkeit toxisch-metabolischer Leberschäden zu. Sie stellen eine Indikation für Extrakte aus Mariendistelfrüchten dar (Mariendistel, s. S. 140). Wirksames Prinzip der Mariendistelextrakte ist der als Silymarin bezeichnete und aus den drei isomeren Flavanolignanen Silybin, Silydianin und Silychristin bestehende Wirkstoffkomplex. Wirkmechanismus des Silymarinkomplexes ist eine Membranstabilisierung durch Steigerung des intrazellulären Gehalts an cyclischem AMP (Reuter, 1992).

Auch die aus der Sojabohne *(Glycine soja)* isolierten essentiellen Phospholipide finden bei akuten und chronischen Hepatopathien Verwendung.

- **Urogenitalsystem**

▲ **Niere und Harnwege**

Altersbedingte renale Veränderungen sind die Abnahme des Nierengewichtes, die Verminderung der Zahl von Glomerula und Nephronen, die Verminderung des renalen Blutflusses und eine Zunahme pyelonephritischer Episoden. Die durch die morphologischen Veränderungen bedingten Funktionseinschränkungen manifestieren sich in einer Abnahme der Kreatinin-, Inulin- und PAH-Clearance sowie der Konzentrationsfähigkeit der Niere. So beträgt die glomeruläre Filtrationsrate eines über 70jährigen etwa 50% der Norm. Die aus den Einschränkungen der Nierenfunktion resultierende Abnahme des Gesamtkörperwassers und -kaliums sowie die Neigung zum renalen Natriumverlust machen den älteren Menschen besonders anfällig gegenüber Wasserverlusten. Der Salzverlust wiederum kann erhebliche negative Rückwirkungen auf die Nierenfunktion, den Zellstoffwechsel und die Herz-Kreislauf-Funktion haben. Die pathologisch eingeschränkte Nierenfunktion wirkt sich ebenfalls deutlich auf die Pharmakokinetik von Arzneimitteln aus, die vorwiegend durch die Niere ausgeschieden werden.

Bei entzündlichen Erkrankungen des Nierenbeckens, der Blase und der Harnröhre sowie bei Steinerkrankungen der ableitenden Harnwege, Miktionsbeschwerden und Reizblase ist eine Durchspülungstherapie mit Phytopharmaka indiziert. Phytopharmaka wie z. B. Goldrutenkraut *(Solidago virgaurea, S. gigantea, S. canadensis),* Birkenblätter *(Betula pendula),* Brennesselkraut *(Urtica dioica),* Orthosiphonblätter *(Orthosiphon spicatus),* Schachtelhalmkraut *(Equisetum arvense),* Wacholderbeeren *(Juniperus communis)* und weißes Sandelholz *(Santalum album)* zeichnen sich dadurch aus, daß sie den Mineralhaushalt praktisch nicht verändern, sondern eine Wasserausscheidung bewirken. Hinsichtlich der beim älteren Menschen bestehenden Neigung zum renalen Natriumverlust ist eine Durchspülungstherapie mit aquaretisch wirkenden Phytopharmaka besonders zu empfehlen. Verschiedene aquaretisch wirksame Phytopharmaka besitzen zusätzlich spasmolytische (sp.) und keimhemmende (kh.) Wirkungen, z. B. Goldrutenkraut (sp., kh.) Liebstöckelwurzel (sp.) und Orthosiphonblätter (sp.). Aquaretika s. S. 159 ff.

▲ **Prostata**

Wahrscheinlich im Zusammenhang mit hormonalen Veränderungen im Verlauf des Alternsprozesses kommt die gutartige Prostatahyperplasie bei etwa 50 % aller Männer vom 50.–60. Lebensjahr, bei 75 % der 60–70jährigen und bei über 80 % der 80–90jährigen Männer vor (Vahlensieck, 1995). Selbstmedikation mit Prostatamitteln: s. S. 151 ff.

• **Psyche**

Vor der Depression ist die *Demenz* die häufigste psychische Störung bei den über 60jährigen. Ihre Prävalenz wird in der Gruppe der 60–65jährigen auf 1 % geschätzt. Sie verdoppelt sich in jeder folgenden Fünfjahresgruppe und erreicht bei den 85–90jährigen 25 % (Cooper und Bickel, 1986). Unter Berücksichtigung auch der leichteren psychischen Störungen dürfte die Prävalenz sogar noch höher liegen (Evans et al., 1989). In Hinblick auf die Zunahme des Anteils alter Menschen in der Bevölkerung dürfte ein weiterer Anstieg der Demenzhäufigkeit durchaus realistisch sein. Während 1950 lediglich 8 % der Einwohner der Bundesrepublik Deutschland über 65 Jahre alt waren, betrug ihr Anteil 1980 bereits 15 % und wird im Jahr 2000 über 25 % liegen.

Zur Behandlung von Hirnleistungsstörungen mit *Ginkgo-biloba*-Spezialextrakten s. S. 106, zur Prävention der Arteriosklerose mit *Allium sativum* s. S. 108.

3.12 Anhang

3.12.1 Teerezepturen

Droge	Tagesdosis (Einzeldosis)	Drogenmenge, zerkleinert pro Tasse Wasser	Temperatur des Wassers	Extraktionszeit, Extraktionsbedingung	Tagesdosis Tee
Angelikawurzel	4,5 g	1 TL	kalt → aufkochen oder kochend (bedecktes Gefäß)	10–15 min zugedeckt	dyspeptische Beschwerden: vor den Mahlzeiten 1 T Atemwegserkrankungen: mehrmals tägl. 1 T
Anisfrüchte	3 g	1 gehäufter TL pulv.	kochend	10 min	mehrmals tägl. 1 T vor den Mahlzeiten 1 T
Artischockenblätter	6 g	1 TL	heiß	10 min	mehrmals tägl. 1 T
Baldrianwurzel	15 g	2 TL	heiß	5 min zugedeckt	mehrmals tägl. 1 T
Benediktenkraut	4–6 g	2 TL	kochend	30 min	bis zu 3 T vor den Mahlzeiten
Bibernellwurzel	6–12 g	2 EL	kalt → aufkochen o. kochend	5 min	mehrmals tägl. 1 T
Birkenblätter	6–10 g	2 EL	heiß	10 min	mehrmals tägl. 1 T warm
Bitterkleeblätter	1,5–3 g	1 TL	kochend oder kalt und kurz aufkochen	10 min	30 min vor den Mahlzeiten ungesüßt 1 T
Boldoblätter	4,5 g	2 TL	kochend	10 min	2–3× tägl. 1 T
Brennesselwurzel	4–6 g	1 TL grob pulv.	kalt → zum Sieden erhitzen	1 min zugedeckt	mehrmals tägl. 1 T
Brombeerblätter	4–5 g	1 geh. TL	kochend	10–15 min	mehrmals tägl. 1 T zwischen den Mahlzeiten
Buchweizenkraut	–	1 TL	kochend	10 min	2–3 T tägl. über 4–8 Wochen

3. Pflanzliche Drogen zur Behandlung von Krankheiten

Droge	Tagesdosis (Einzeldosis)	Drogenmenge, zerkleinert pro Tasse Wasser	Temperatur des Wassers	Extraktionszeit Extraktionsbedingung	Tagesdosis Tee
Condurangorinde	3–5 g	1 TL	kochend	10 min	vor den Mahlzeiten 1 T
Curcumawurzelstock	3–5 g	1 TL	kochend	10 min	vor den Mahlzeiten 1 T
Efeublätter	0,5–0,8 g	½ TL	heiß	10–15 min	bis 3× tägl. 1 T
Eibischblätter	3–5 g	1 EL	kalt	1–2 h Umrühren, dann schwach erwärmen	mehrmals tägl. 1 T
Eibischwurzel	3–5 g	1 TL	kalt	1–2 h Umrühren, dann schwach erwärmen	1 T über den Tag verteilt
Eichenrinde	3 g	½ TL	kalt → kurz aufkochen	5 min	mehrmals tägl. 1 T vor den Mahlzeiten warm
Enzianwurzel	2–4 g (1 g)	1 TL	kalt	5 h	30 min vor den Mahlzeiten trinken
			kochend	5 min	
Erdrauchkraut	6 g	2 TL	heiß	10 min	mehrmals tägl. 1 T zu den Mahlzeiten
Eukalyptusblätter	4–6 g	2 TL	heiß	10 min zugedeckt	mehrmals tägl. 1 T
Fenchelfrüchte	7,5 g	1 TL frisch gequetscht	heiß	5 min zugedeckt	mehrmals tägl. 1–2 T
Flohsamen	10–30 g	1 TL	kalt	30 min vorquellen	einnehmen und 2 T Wasser nachtrinken
Gänsefingerkraut	4–6 g	1 TL	heiß	10 min	mehrmals tägl. 1 T
Gartenbohnenhülsen	5–15 g	1 EL	kochend	10 min zugedeckt	zwischen den Mahlzeiten 1 T frisch zubereiteter Tee
Gelbwurz, Javanische	2 g	1 TL	kalt	1 h zugedeckt	vor den Mahlzeiten 1 T
Ginsengwurzel	1–2 g	1 TL	kochend	10 min zugedeckt	2× tägl. nach den Mahlzeiten
Goldrutenkraut	6–12 g	2 TL	heiß oder kalt → kurz aufkochen	10 min	mehrmals tägl. 1 T

3.12 Anhang

Guajakholz	4–5 g	1 TL grob zerkleinert	heiß	10 min	1 T nach den Mahlzeiten
Hauhechelwurzel	12 g	1 TL	kochend	30 min	mehrmals tägl. 1 T
Herzgespannkraut	4,5 g	1 TL	heiß	5 min	2 tägl. 1 T
Holunderblüten	10–15 g	2 TL	kochend	15 min	mehrmals tägl. 1 T heiß
Hohlzahnkraut	6 g	1 EL	aufkochen	10 min	tägl. 2 T
Hopfenzapfen	(0,5 g)	1 TL	heiß	10 min zugedeckt	M + A 1 T
Isländisches Moos	4–6 g	1,2 TL	kochend	10 min	mehrmals tägl. 1 T
Johanniskraut	2–4 g	1 TL	kochend	10 min zugedeckt	M + A 1 T
Kamillenblüten	10–15	1 TL	heiß	5–10 min zugedeckt	Erkrankungen des Gastrointestinaltraktes 3–4× tägl. 1 T
Kardamomen	1,5 g	2 TL angequetscht	heiß	1 min	warm zu den Mahlzeiten
Kiefernsprossen	9 g	1 TL	heiß	5 min zugedeckt	3× tägl. 1 T
Korianderfrüchte	3 g	2 TL zerstoßen oder angequetscht	kochend	10–15 min zugedeckt	mehrmals tägl. 1 T zwischen den Mahlzeiten
Kümmel	1,5–6 g	1 TL frisch zerkleinert	heiß	5 min zugedeckt	3× tägl. 1 T zu den Mahlzeiten
Liebstöckelwurzel	4–8 g	1–2 TL	kochend	10–15 min zugedeckt	3mal tägl. 1 T vor den Mahlzeiten warm
Lindenblüten	2–4 g	1 TL	heiß	15 min	mehrmals tägl. 1 T heiß
Löwenzahnwurzel mit Kraut	3 g	1 TL	kalt → kurz aufkochen	10 min	mehrmals tägl. 1 T
Malvenblätter	5 g	2 EL	kalt	5 min, dann kurz aufkochen	mehrmals tägl. 1 T.
Malvenblüten	5 g	1 EL	kalt	5 min, dann kurz aufkochen	mehrmals tägl. 1 T
Mate (*Ilex paraguariensis*)	3 g	1 TL	heiß	5 min	2× tägl. 2 T
Melissenblätter	8–10 g	2 TL	heiß	5 min zugedeckt	mehrmals tägl. 1 T

3. Pflanzliche Drogen zur Behandlung von Krankheiten

Droge	Tagesdosis (Einzeldosis)	Drogenmenge, zerkleinert pro Tasse Wasser	Temperatur des Wassers	Extraktionszeit, Extraktionsbedingung	Tagesdosis Tee
Orthosiphonblätter	6–12 g	3 TL	kochend	15 min zugedeckt	mehrmals tägl. 1 T
Passionsblumenkraut	4–8 g	1 TL	kochend	5 min	mehrmals tägl. 1 T oder A 2 T
Petersilienkraut/-wurzel	6 g	1–2 TL	kochend	10–15 min zugedeckt	mehrmals tägl. 1 T
Pfefferminzblätter	3–6 g	1 EL	kochend	10 min zugedeckt	mehrmals tägl. 1 T
Primelwurzelstock	1 g	¼ TL	kalt → zum Sieden erhitzen	5 min	alle 2–3 h 1 T
Queckenwurzelstock	6–9 g	2 TL	kochend	10–15 min	mehrmals tägl. 1 T
Rosmarinblätter	4–6 g	1 TL	heiß	5 min zugedeckt	warm 1 T vor den Mahlzeiten
Salbeiblätter	4–6 g	1 TL	heiß	10 min zugedeckt	vor den Mahlzeiten 1 T
Sandelholz, Weißes	10 g	2 TL	heiß	5 min zugedeckt	mehrmals tägl. 1 T
Schachtelhalmkraut	6 g	2 TL	kochend	15 min	mehrmals tägl. 1 T
Schafgarbenblüten	3 g	1 TL	heiß	5 min zugedeckt	mehrmals tägl. 1 T
Schafgarbenkraut	4,5 g	1 TL	heiß	5 min zugedeckt	mehrmals tägl. 1 T
Schlüsselblumenblüten	2–4 g	1 TL	heiß	5 min	mehrmals tägl. 1 T
Schöllkraut	2–5 g	1–2 TL	heiß	5 min	vor den Mahlzeiten 1 T
Spargelwurzelstock	45–80 g	2 TL	heiß	15 min	mehrmals tägl. 1 T und mit reichlich Flüssigkeit nachspülen
Spitzwegerichkraut	3–6 g	2 TL	heiß	5 min	mehrmals tägl. 1 T
Sternanisfrüchte	3 g	1 TL pulv.	kochend	10 min	mehrmals tägl. 1 T
Süßholzwurzel	5–15 g	½ TL	kochend oder kalt → aufkochen	15 min	mehrmals tägl. 1 T

3.12 Anhang

Taigawurzel	2–3 g	1 TL	kochend	15 min	mehrmals tägl. 1 T
Taubnesselblüten, Weiße	3 g	2 TL	kochend	10 min	mehrmals tägl. 1 T
Tausendgüldenkraut	6 g	2 TL	heiß	5 min	vor den Mahlzeiten 1 T
Teufelskrallenwurzel	4,5 g	1 EL (4,5 g)/2 T	kochend	8 h bei Raumtemperatur	Teemenge in 3 Portionen vor den Mahlzeiten warm
Thymiankraut	19 g (0,03% Phenole)	2 TL	heiß	5 min zugedeckt	mehrmals tägl. 1 T
Tormentillwurzelstock	4–6 g	1 TL	kalt → kurz zum Sieden erhitzen		3–4× tägl. 1 T warm
Traubensilberkerzen-Wurzelstock	3 g	1 TL	heiß	10 min	2–3× tägl. 1 T
Wacholderbeeren	4–max. 10 g	1 TL ausgequetscht	heiß	5 min zugedeckt	3× tägl. T
Weidenrinde	6–12 g	1 TL	kochend	20 min	mehrmals tägl. 1 T
Weißdornblätter mit -blüten	5 g	1 TL	kochend	15 min	mehrmals tägl. 1 T
Wermutkraut	3–5 g	1 TL	kochend	5 min zugedeckt	morgens und mittags vor den Mahlzeiten 2 T
Wollblumenblüten (Königskerzenblüten)	3–4 g	1 EL	kochend oder kalt → aufkochen	10–15 min	mehrmals tägl. 1 T

TL = Teelöffel, EL = Eßlöffel, T = Tasse.
Nach Fintelmann, Meußen u. Siegers 1993 und Monographien der Komm. E

3.12.2 Drogenübersicht mit Indikationsgebieten

Anmerkung: Es wurden nur solche Anwendungsgebiete aufgenommen, die für eine Selbstmedikation oder eine arztgestützte Selbstmedikation in Frage kommen.

Arzneipflanze	Droge	Anwendungsgebiete
Adonisröschen *Adonis vernalis*	Adoniskraut Adonis herba	– Herzinsuffizienz NYHA II – Nervöse Unruhe bei funktionellen Herzbeschwerden
Aloe, Kapaloe *Aloe barbadensis, A. capensis*	Curacao-Aloe Cap-Aloe Aloe (zur Trockne eingedickter Saft aus den Blättern)	– Obstipation – Defäkationserleichterung bei Analfisuren, Hämorrhoiden und nach rektoanalen Eingriffen – Vorbereitung diagnostischer Eingriffe im Gastrointestinaltrakt
Ananas *Ananas comosus*	Gemisch proteolytischer Enzyme Rohbromelain	– traumatische Ödeme
Andorn *Marrubium vulgare*	Andornkraut Marrubii herba	– Appetitlosigkeit – Erkältungskrankheiten
Anis *Pimpinella anisum*	Anisfrüchte Anisi fructus	– Katarrhe der Atemwege – dyspeptische Beschwerden
Arnika *Arnica montana*	Arnikablüten Arnicae flos	– traumatische Ödeme, Hämatome, Distorsionen, Prellungen – Muskelrheumatismus – Entzündungen der Mund- und Rachenschleimhaut – oberflächliche Hautentzündugen
Artischocke *Cynara scolymus*	Artischockenblätter Cynarae folium	– dyspeptische Beschwerden
Baldrian *Valeriana officinalis*	Baldrianwurzel Valerianae radix	– Nervöse Unruhezustände – Einschlafstörungen
Bartflechten *Usnea barbata, U. florida U. hirta, U. plicata*	Bartflechten Usnea species	– Entzündungen der Mund- und Rachenschleimhaut
Beinwell *Symphytum officinale*	Beinwellwurzel/-kraut/-blätter Symphiti radix/herba/folium	– Prellungen, Zerrungen, Quetschungen, Verstauchungen
Benediktenkraut *Cnicus benedictus*	Benediktenkraut Cnici benedicti herba	– Appetitlosigkeit – dyspeptische Beschwerden
Bibernelle *Pimpinella major*	Bibernellwurzel Pimpinellae radix	– Erkältungskrankheiten
Birke *Betula pendula*	Birkenblätter Betulae folium	– Durchspülungstherapie bei Harnwegsinfekten – Durchspülungstherapie bei Nierengrieß
Bitterklee *Menyanthes trifoliata*	Bitterkleeblätter Menyanthes folium	– Appetitlosigkeit – dyspeptische Beschwerden

Bockshorn *Trigonella foenum-graecum*	Bockshornsamen Foenugraeci semen	– Appetitlosigkeit – leichte oberflächliche Entzündungen der Haut
Boldo *Pneumus boldus*	Boldoblätter Boldo folium	– dyspeptische Beschwerden
Brennessel, Große und Kleine *Urtica dioica, U. urens*	Brennesselkraut/ -blätter Urticae folium/herba	– Durchspülungstherapie bei entzündlichen Erkrankungen der ableitenden Harnwege – zur Vorbeugung bei Nierengrieß – zur unterstützenden Behandlung bei rheumatischen Beschwerden
Brennessel, Große und Kleine *Urtica dioica, U. urens*	Brennesselwurzel Urticae radix	– Miktionsbeschwerden bei benigner Prostatahyperplasie
Buchweizen *Fagopyrum esculentum*	Buchweizenkraut Fagopyri herba	– Venenerkrankungen
Condurango *Marsdenia cundurango*	Condurangorinde Cundurango cortex	– Appetitlosigkeit
Dill *Anethum graveolens*	Dillfrüchte Anethi fructus	– dyspeptische Beschwerden
Efeu *Hedera helix*	Efeublätter Hederae helicis folium	– Reizhusten – Katarrhe der Atemwege – symptomatische chronisch-entzündliche Bronchialerkrankungen
Eibisch *Althea officinalis*	Eibischwurzel/-blätter Altheae radix/folium	– Katarrhe der Atemwege – Trockener Reizhusten – Schleimhautreizungen im Mund- und Rachenraum
Eiche *Quercus robur, Q. petraea*	Eichenrinde Cortex	– unspezifische akute Durchfallerkrankungen – leichte oberflächliche Entzündungen der Haut – Schleimhautentzündungen im Mund- und Rachenbereich
Engelwurz *Angelica archangelica*	Angelikawurzel Angelicae radix	– Appetitlosigkeit – dyspeptische Beschwerden
Gelbwurz *Curcuma longa*	Curcumawurzelstock Curcumae longae rhizoma	– dyspeptische Beschwerden
Enzian, Gelber *Gentiana lutea*	Enzianwurzel Gentianae radix	– Appetitlosigkeit – dyspeptische Beschwerden mit Meteorismus
Erdrauch *Fumaria offcinalis*	Erdrauchkraut	– krampfartige Beschwerden im Bereich der Gallenblase und der Gallenwege – krampfartige Beschwerden im Magen-Darm-Trakt

3. Pflanzliche Drogen zur Behandlung von Krankheiten

Arzneipflanze	Droge	Anwendungsgebiete
Eukalyptus *Eucalyptus globulus*	Eukalyptusblätter Eucalypti folium	– Erkältungskrankheiten
Eukalyptus *Eucalyptus globulus*	Eukalyptusöl Eucalypti aetheroleum	– Erkältungskrankheiten – rheumatische Beschwerden
Fenchel *Foeniculum vulgare*	Fenchelfrüchte Foeniculi fructus	– Katarrhe der Atemwege – dyspeptische Beschwerden mit Völlegefühl und Meteorismus
Fenchel *Foeniculum vulgare*	Fenchelöl Foeniculi aetheroleum	– dyspeptische Beschwerden – Katarrhe der Atemwege
Fichte *Picea abies, A. alba, A. sachalinensis, A. sibirica*	Fichtennadelöl Picaeae aetheroleum	– katarrhalische Infekte der Atemwege – zur Behandlung rheumatischer Schmerzen – Nervenschmerzen und Verspannungszustände
Fichte *Picea abies, A. alba, A. sachalinensis, A. sibirica*	Fichtenspitzen, frische Piceae turiones recentes	– Katarrhe der Atemwege – Muskel- und Nervenschmerzen
Flohsamenkraut *Plantago psyllium*	Flohsamen Psylli semen	– Obstipation – Colon irritabile – adjuvant bei Durchfallerkrankungen
Flohsamenkraut, indisches *Plantago psyllium*	Flohsamenschalen, indische Plantaginis ovatae testa	– Obstipation – Erkrankungen, bei denen weicher Stuhl erwünscht ist – adjuvant bei Durchfallerkrankungen
Gänsefingerkraut *Potentilla anserina*	Gänsefingerkraut Potentillae anserinae herba	– Dysmenorrhoe – unspezifische akute Durchfallerkrankungen
Gartenbohne *Phaseolus vulgaris*	Gartenbohnenhülsen, samenfreie	– Miktionsbeschwerden bei Reizblase und Prostata-Adenom
Gelbwurzel *Curcuma longa*	Curcumawurzelstock Curcumae longae rhizoma	– dyspeptische Beschwerden
Gewürznelkenbaum *Syzygium aromaticum*	Gewürznelken Caryophylli flos	– Entzündungen im Mund- und Rachenraum – Lokale Schmerzstillung (Zähne)
Ginkgobaum *Ginkgo biloba*	Ginkgoblätter Ginkgo biloba folium	– Hirnleistungsstörungen mit den Symptomen Ohrensausen, Schwindel, Kopfschmerzen – Konzentrations- und Gedächtnisschwäche im Rahmen eines organischen Psychosyndroms – arterielle periphere Durchblutungsstörungen infolge degenerativer Gefäßerkrankungen

3.12 Anhang

Ginseng *Panax ginseng*	Ginsengwurzel Ginseng radix	– Erschöpfungszustände – Rekonvaleszenz
Goldrute *Solidago virgaurea*	Goldrutenkraut Solidaginis herba	– entzündliche Erkrankungen der ableitenden Harnwege – Harnsteine – Nierengrieß
Guajakbaum *Guajacum officinale*	Guajakholz Guajaci lignum	– zur unterstützenden Behandlung rheumatischer Beschwerden
Hafer *Avena sativa*	Haferstroh Avenae stramentum	– entzündliche und seborrhoische Hauterkrankungen
Hamamelis *Hamamelis virginiana*	Hamamelisblätter/ -rinde Mamamelidis tollum/cortex	– leichte Verletzungen der Haut – leichte oberflächliche Entzündungen der Haut und Schleimhäute – Hämorrhoiden – Krampfaderbeschwerden
Hauhechel *Ononis spinosa*	Hauhechelwurzel Ononidis radix	– Durchspülungstherapie bei entzündlichen Erkrankungen der ableitenden Harnwege – Nierengrieß
Heidelbeere *Vaccinium myrtillus*	Heidelbeeren Myrtilli fructus	– unspezifische akute Durchfallerkrankung – Schleimhautentzündungen im Mund- und Rachenbereich
Herzgespannkraut *Leonurus cardiaca*	Herzgespannkraut Leonuri cardiacae herba	– nervöse Herzbeschwerden
Hirtentäschel *Capsella bursa pastoris*	Hirtentäschelkraut Bursae pastoris herba	– oberflächliche, blutende Hautverletzungen – Nasenbluten
Holunder *Sambucus nigra*	Holunderblüten Sambuci flos	– Katarrhe der Atemwege – Trockener Reizhusten
Hopfen *Humulus lupulus*	Hopfenzapfen Lupuli strobulus	– Einschlafstörungen – Angst- und Unruhezustände
Ingwer *Zingiber officinalis*	Ingwerwurzelstock Zingiberis rhizoma	– Appetitlosigkeit – dyspeptische Beschwerden – Prophylaxe der Reisekrankheit
Isländisches Moos *Cetraria islandica*	Isländisches Moos Lichen islandicus	– Schleimhautreizungen im Mund- und Rachenraum – Appetitlosigkeit
Johanniskraut *Hypericum perforatum*	Johanniskraut Hyperici herba	– psychovegetative Störungen – leichte depressive Verstimmungszustände – Angst- und Unruhezustände
Kaffeestrauch *Coffea arabica, C. liberica, C. canephora*	Kaffeekohle Coffeae carbo	– unspezifische akute Durchfallerkrankungen – leichte Entzündungen der Mund- und Rachenschleimhaut

Arzneipflanze	Droge	Anwendungsgebiete
Kamille *Chamomilla recutita* *(Matricaria recutita)*	Kamillenblüten Chamomillae flos (Matricariae flos)	– Entzündliche Erkrankungen des Gastroinfestinaltraktes mit spastischen Beschwerden – Haut- und Schleimhautentzündungen – Katarrhe der Atemwege
Kardamom *Elettaria cardamomum*	Kardamomen Cardamomi fructus	– dyspeptische Beschwerden
Kava-Kava *Piper methysticum*	Kava-Kava-Wurzelstock Piperis methystici rhizoma	– nervöse Angst- und Spannungszustände – Schlafstörungen
Keuschlamm *Vitex agnus-castus*	Keuschlammfrüchte Agni casti fructus	– prämenstruelles Syndrom
Kiefer *Pinus sylvestris,* *Pinus sylvestris, P. mugo,* *P. pumilio, P. nigra,* *P. pinaster, P. palustris*	Kiefernnadelöl Pini aetheroleum	– Katarrhe der Atemwege – rheumatische Beschwerden – Nervenschmerzen
Kiefer *Pinus sylvestris*	Kiefernsprossen Pini turiones	– Katarrhe der Atemwege – Muskel und Nervenschmerzen
Knoblauch *Allium sativum*	Knoblauchzwiebel Allii sativi bulbi	– Unterstützung diätischer Maßnahmen – bei Erhöhung der Blutfettwerte – Zur Vorbeugung altersbedingter Gefäßveränderungen
Königskerze (Wollblume) *Verbascum densiflorum*	Königskerzenblüten Verbasci flos	– Katarrhe der Atemwege
Koriander *Coriandrum sativum*	Korianderfrüchte Coriandri fructus	– Appetitlosigkeit – dyspeptische Beschwerden
Kümmel *Carum carvi*	Kümmelfrüchte/-öl Carvi fructus/ aetheroleum	– dyspeptische Beschwerden – Meteorismus
Kürbis *Cucurbita pepo*	Kürbissamen Cucurbitae peponis	– Reizblase – Miktionsbeschwerden bei Prostata-Adenom (Stadium I und II)
Lärche *Larix decidua*	Lärchenterpentin Terebinthina laricina	– Katarrhe der Atemwege – rheumatische und neuralgische Beschwerden
Lavendel *Lavandula angustifolia*	Lavendelblüten Lavandulae flos	– Unruhezustände – Einschlafstörungen – dyspeptische Beschwerden
Lein *Linum usitatissimum*	Leinsamen Lini semen	– wiederholt auftretende Obstipation – Colon irritabile – Gastritis und Enteritis

3.12 Anhang

Liebstöckel *Levisticum officinale*	Liebstöckelwurzel Levistici radix	– unspezifische entzündliche Erkrankungen der ableitenden Harnwege – Vorbeugung von Nierengrieß
Linde *Tilia cordata, T. platyphyllos*	Lindenblüten Tiliae flos	– Katarrhe der Atemwege – Trockener Reizhusten
Löwenzahn *Taraxacum officinale*	Löwenzahnwurzel mit -kraut Taraxaci radix cum herba	– dyspeptische Beschwerden – Appetitlosigkeit – entzündliche Erkrankungen der ableitenden Harnwege
Mäusedorn *Ruscus aculeatus*	Mäusedornwurzelstock Rusci aculeati rhizoma	– Beschwerden bei chronisch-venöser Insuffizienz – Hämorrhoiden
Malve *Malva silvestris*	Malvenblüten/-blätter Mavae flos/folium	– Schleimhautreizungen im Mund- und Rachenraum – Trockener Reizhusten
Mariendistel *Silybum marianum*	Mariendistelfrüchte Cardui mariani fructus	– dyspeptische Beschwerden – toxische Lebererkrankungen
Mate *Ilex paraguariensis*	Mateblätter Mate folium	– geistige und körperliche Ermüdung
Melisse *Melissa officinalis*	Melissenblätter Melissae folium	– Nervöse Unruhezustände – Einschlafstörungen – funktionelle Magen-Darm-Beschwerden mit Meteorismus – Herpes-simplex-Infektionen – Herpes labialis
Minze *Mentha arvensis*	Minzöl Menthae arvensis aetheroleum	– funktionelle Magen-Darm-Beschwerden mit Meteorismus – Katarrhe der Atemwege – Myalgien und neuralgiforme Beschwerden
Myrrhenstrauch *Commiphora molmol*	Myrrhe Myrrha	– Schleimhautentzündungen im Mund- und Rachenbereich
Odermennig *Agrimonia eupatoria*	Odermennigkraut Agrimoniae herba	– leichte unspezifische, akute Durchfallerkrankungen – Entzündungen der Mund- und Rachenschleimhaut – leichte oberflächliche Entzündungen der Haut
Orthosiphon *Orthosiphon aristatus*	Orthosiphonblätter Orthosiphonis folium	– Durchspülungstherapie bei entzündlichen Erkrankungen der ableitenden Harnwege – Harngrieß(prophylaxe)
Paprika *Capsicum annuum*	Paprikafrüchte Capsici fructus	– Erkrankungen des rheumatischen Formenkreises
Passionsblume *Passiflora incarnata*	Passionsblumenkraut Passiflorae herba	– Nervöse Unruhezustände

Arzneipflanze	Droge	Anwendungsgebiete
Perubalsambaum *Myroxylon balsamum*	Perubalsam Balsamum peruvianum	– Infizierte und schlecht heilende Wunden – Verbrennungen – Frostbeulen – Hämorrhoiden – Prothesendruckstellen
Petersilie *Petroselinum crispum*	Petersilienkraut/-wurzel petroselini herba/radix	– unspezifische Infekte der ableitenden Harnwege – Nierengrieß (prophylaxe)
Pfefferminze *Mentha piperita*	Pfefferminzblätter Menthae piperitae folium	– krampfartige Beschwerden des Gastroinfestinaltraktes und der Gallenwege
Pfefferminze *Mentha piperita*	Pfefferminzöl Menthae piperitae aetheroleum	– krampfartige Beschwerden des Gastroinfestinaltraktes und der Gallenwege – rheumatische Schmerzzustände
Primel *Primula veris, P. elatior*	Primelwurzel Primulae radix	– Katarrhalische Infekte der Atemwege
Quecke *Agropyron repens*	Queckenwurzelstock Graminis rhizoma	– entzündliche Erkrankungen der ableitenden Harnwege – Nierengrießprophylaxe
Ratanhia *Krameria triandra*	Ratanhiawurzel Ratanhiae radix	– Zahnfleischentzündungen – Entzündungen der Mund- und Rachenschleimhaut
Rettich *Raphanus sativus var. niger*	Rettichwurzel Raphani sativi radix	– dyspeptische Beschwerden – Katarrhe der Atemwege
Ringelblume *Calendula officinalis*	Ringelblumenblüten Calendulae flos	– Entzündungen im Mund- und Rachenraum – Wundheilungsstörungen – Wundreinigung
Rose *Rosa gallica, R. centifolia*	Rosenblüten Rosae flos	– leichte Entzündungen der Mund- und Rachenschleimhaut
Rosmarin *Rosmarinus officinalis*	Rosmarienblätter Rosmarini folium	– dyspeptische Beschwerden – rheumatische Beschwerden
Roßkastanie *Aesculus hippocastanum*	Roßkastaniensamen Hippocastani semen	– chronisch-venöse Insuffizienz – postthrombotisches Syndrom – posttraumatische und – postoperative Weichteilschwellungen
Sägepalme *Serenoa repens* *(Sabal serrulata)*	Sägepalmenfrüchte Sabalis serrulati fructus	– Miktionsbeschwerden bei Reizblase und Prostata-Adenom (Stadium I und II)
Salbei *Salvia triloba*	Salbeiblätter/-öl Saviae trilobae folium/ S. trilobae aetheroleum	– Hyperhidrosis – Entzündungen der Mund- und Rachenschleimhaut

Sandelholz *Santalum album*	Sandelholz, weißes Santali albi lignum	– entzündliche Erkrankungen der ableitenden Harnwege
Sojabohne *Glycine max*	Sojalecithin Lecithinum ex soja	– Fettstoffwechselstörungen, insbesondere Hypercholesterolämien – Arterioskleroseprophylaxe
Sonnenhut, purpurner *Echinacea purpurea*	Sonnenhutkraut Echinaceae purpureae herba	– chronisch-rezidivierende Atemwegsinfekte – chronisch-rezidivierende Harnwegsinfekte – oberflächliche Wunden mit schlechter Heilungstendenz
Steinklee *Melilotus officinalis*	Steinkleekraut Meliloti herba	– Symptome der chronisch-venösen Insuffizienz – Thrombophlebitiden – Postthrombotisches Syndrom – Hämorrhoiden – Lymphstauungen – Prellungen, Verstauchungen oberflächliche Blutergüsse
Stiefmütterchen *Viola tricolor*	Stiefmütterchenkraut Violae tricoloris herba	– Leichte seborrhoische Hauterkrankungen – Milchschorf der Kinder
Szygium *Szygium cumini*	Szygiumrinde Szygii cumini cortex	– unspezifische, akute Durchfallerkrankungen – Entzündliche Erkrankungen der Mund- und Rachenschleimhaut – leichte oberflächliche Entzündungen der Haut
Taubnessel, weiße *Lamium album*	Taubnesselblüten, Lamii albi flos	– Katarrhe der Atemwege – leichte Entzündungen im Mund- und im Rachenbereich – leichte oberflächliche Entzündungen der Haut
Teufelskralle, südafrikanische *Harpagophytum procumbens*	Teufelskrallenwurzel Harpagophyti radix	– Appetitlosigkeit – dyspeptische Beschwerden – adjuvant bei rheumatischen Beschwerden
Traubensilberkerze *Cimicifuga annuum*	Traubensilberkerzen-Wurzelstock Cimicifugae rhizoma	– Prämenstruelles Syndrom – Klimakterische Beschwerden – neurovegetative Störungen
Walnußbaum *Juglans regia*	Walnußblätter Juglandis folium	– leichte oberflächliche Entzündungen der Haut – Hyperhidrosis
Weidenarten *Salix spp.*	Weidenrinde Salicis cortex	– fieberhafte Erkrankungen – rheumatische Schmerzen

3. Pflanzliche Drogen zur Behandlung von Krankheiten

3.12.3 Handelspräparate

Die hier aufgeführten Präparate stellen eine begrenzte Auswahl der im Handel erhältlichen Phytopharmaka dar. Die Nichtaufnahme eines Präparates in das Verzeichnis ist kein Indiz für dessen mindere pharmazeutische und therapeutische Qualität. Grundsätzlich nicht aufgenommen wurden Kombinationen von Phytopharmaka mit synthetischen, partialsynthetischen oder homöopathischen Komponenten (einschließlich Urtinkturen) mit Ausnahme der aus Pflanzen isolierten bzw. pflanzenidentischen Verbindungen Campher, Menthol, Thymol, Ephedrin und Cumarin sowie der partialsynthetisch modifizierten Rutoside.

Zur Auswahl weiterer zur Selbstmedikation geeigneter Präparate sei auf die im Deutschen Apotheker Verlag Stuttgart erschienene *Selbstmedikationsliste 1996* des Bundesfachverbands der Arzneimittelhersteller e.V. (BAH), die *Gelbe Liste Pharmindex 1996* (IMP-Kommunikationsverlag Neu-Isenburg) und die *Rote Liste 1996* verwiesen.

- **Haut**

▲ **Mittel zur Behandlung entzündlicher Hauterkrankungen, leichter Verbrennungen und Frostbeulen**

Arnikablüten: Arniflor-N
Eichenrinde: Silvapin® Eichenrinden-Extrakt E
Hamamelisblätter oder -Rinde: Hamamelis-Hevert, haemo Duoform® Salbe, Hamamelis-Salbe N LAW, Hamasana®, Hametum®, Hametum® Extrakt, Hametum® Creme, Hamevis Tinktur, Virgamelis® Creme
Kamillenblüten/öl: Chamo® Bürger, Kamille Li-il Haut-Bad, Kamillen-Bad N Ritsert, Kamillosan® Heilcreme, Kamillosan® Konzentrat, Kamillosan® Salbe, Kamillosan® Wund- und Heilbad, Matmille-Bad, Matmille-Salbe, Schupp's Kamillen-Ölbad und Wundspülung
Ringelblumen: Calendula-Salbe
Kombinationen: Cesrasanol® (Kamillenblüten, Ringelblumenblüten, Arnikablüten, Schafgarbenkraut, Tausendgüldenkraut), derma-loges N (Perubalsam, Arnikatinktur, Hamamelisrindenwasser, Kamillenfluidextrakt), Kneipp® Johanniskraut-Öl N

▲ **Mittel zur Behandlung von Ekzemen und trockener Haut**

Hamamelisblätter: Hamamelis-Salbe
Kamillenblütenöl: Kamille Öl Li-iL Haut-Bad, Kamillosan® Creme, Kamillosan® Heilcreme, Kamillosan® Konzentrat, Kamillosan® Wund- und Heilbad, Klosterfrau Medizinal-Hautfunktionsbad N, Schupp's Kamillen Ölbad und Wundspülung
Kombinationen: Befelka®-Oel (Äth. Öle aus Johanniskraut, Ringelblumenblüten, Kamillenblüten und Stiefmütterchenkraut, Olivenöl)

▲ **Mittel zur Behandlung der Seborrhoe und seborrhoischer Hauterkrankungen**

Haferstroh: Haferstrohextrakt naturrein Dr. Schupp
Kombinationen: Befelka®-Oel (Äth. Öle aus Johanniskraut, Ringelblumenblüten, Kamillenblüten und Stiefmütterchenkraut, Olivenöl)

▲ **Mittel zur Behandlung von Milchschorf**

Befelka®-Oel (Äth. Öle aus Johanniskraut, Ringelblumenblüten, Kamillenblüten und Stiefmütterchenkraut, Olivenöl)

3.12 Anhang

▲ Mittel zur Behandlung von oberflächlichen Wunden

Hamamelisblätter/-rinde: Hamadest (Hamamelis), Venotonic® Hamamelis-Gel (Hamamelis)
Pappelknospen: tetesept Saniderm Wund Heilsalbe
Ringelblumenblüten: Calendula-Salbe, Dr. Theiss Ringelblumensalbe,
Kamillenblütenöl: siehe unter „Mittel zur Behandlung entzündlicher Hauterkrankungen, leichter Verbrennungen und Frostbeulen"

▲ Mittel zur Behandlung von Nasenbluten und oberflächlich blutenden Wunden

Hirtentäschelkraut: Styptysat® Bürger Dragees, Styptysat® Bürger Lösung

▲ Mittel zur Behandlung von Wundheilungsstörungen

Purpursonnenhutkraut: Echinacin®-Salbe,
Kombinationen: derma-loges Salbe (Perubalsam, Arnikatinktur, Hamamelisrindenwasser, Kamillenfluidextrakt)

▲ Mittel zur Behandlung von Herpes simplex

Melissenblätter: Lomaherpan®

▲ Mittel zur Behandlung von Hyperhydrosis

Salbeiblätter: Salvysat® Bürger Dragees, Salvysat Bürger Lösung, Sweatosan® N

▲ Mittel zur Behandlung posttraumatischer Ödeme, Hämatome, Muskelprellungen und Distorsionen

Ananas: Bromelain-POS®, Traumanase®/-forte, Phlogenzym, Wobenzym N Salbe
Arnikablüten: Arnica Kneipp® Gel, Arnica Kneipp® Salbe, arnica-loges Gel, Arnika Salbe S, Arnikatinktur „Hetterich", Arnikatinktur Apotheker Dobbelmann, Carmol Arnika-Franzbranntwein Gel, Vasotonin® Gel, tetesept Arnika Tinktur
Beinwellwurzel/-kraut/-blätter: Kytta-Plasma® f, Symphytum Lösung, Kytta-Salbe® f, Traumaplant®
Johanniskraut: Kneipp® Johanniskraut-Öl N
Roßkastaniensamen: Aescorin® N Filmtabletten, Aescusan® 20, Aescuven® forte, Concentrin N Gel, Concentrin Spezial Lösung, Essaven 50 Mono, Noricaven® novo, Plissamur® forte, Venen-Salbe N, veno-biomo-Dragees, Venogal® S, Venostasin® Gel Venostasin® N-Salbe
Minzöl: Kneipp® Minzöl, Minx®-med Heilpflanzenöl Japanische Minze, Rhenus Dragees
Kombinationen: Arnika-Balsam (Arnikatinktur, Rosmarinöl, Campher), Essaven® N Kapseln, Essaven® Ultra (Roßkastaniensamen, Trimethylhesperidinchalkon, essentielle Phospholipide), Franzbranntwein-Gel Klosterfrau (Campher, Latschenkieferöl, Pfefferminzöl u. a.), Leukona®-Rheumasalbe (Campher, Terpentinöl, Rosmarinöl), Olbas Spray (Pfefferminzöl, Latschenkieferöl, Wacholderbeeröl u. a.), Pin-Alcol® (Fichtennadelöl, Menthol), Silvapin® Franzbranntwein mit Fichtennadelöl 80 Vol% Äthanol (Äthanol, Fichtennadelöl, Edeltannenzapfenöl, Rosmarinöl, Campher), Syviman® N (Beinwellwurzel, Mistelkraut), Tiger Balm rot (Menthol, Campher, Nelkenöl, Pfefferminzöl, Cajeputöl), Trauma-cyl® Salbe (Arnikablüten, Hamamelisblätter, Roßkastaniensamen, Kamillenblütenöl, Salbeiöl), Varicylum® S-Salbe (Arnikablüten, Hamamelisblätter, Roßkastaniensamen, Kamillenöl, Salbeiöl), Venalot® (Steinkleekraut, Rutosid),

▲ Mittel zur Behandlung rheumatischer (Weichteilrheumatismus) und neuralgiformer Beschwerden

Arnikablüten: Arniflor-N, Arthrosenex® AR, Carmol Arnika-Franzbranntwein Gel, Hyzum® N, Vasotonin® Gel
Minzöl: Kneipp® Minzöl Trost®, tetesept Japanisches Heilpflanzenöl

Cayenne-Pfeffer: Kneipp® Rheuma Salbe Capsicum forte, Thermo Bürger®
Kombinationen: ABC Wärme-Pflaster N (Arnikablüten, Cayennepfeffer), Angocin® percutan (Campher, Eukalyptusöl, gereinigtes Terpentinöl), Arnika-Balsam (Arnikatinktur, Rosmarinöl, Campher), Cefarheumin® N (Rosmarinöl, Kiefernöl, Campher), Dolexamed® N Fluid (Eukalyptusöl, Pfefferminzöl, Rosmarinöl), Dolo-cyl® Öl- Muskel- und Gelenköl (Arnikaöl, Eukalyptusöl, Johanniskrautöl, Lavendelöl, Kiefernnadelöl, Rosmarinöl), Eucafluid N (Eukalyptusöl, Kiefernnadelöl, Pfefferminzöl, Rosmarinöl), Kneipp® Latschenkiefer-Franzbranntwein (Campher, Kiefernadelöl), Nervencreme Fides S (Pfefferminzöl, Eukalyptusöl), Nervfluid Fides S (Campher, Eukalyptusöl, Kiefernnadelöl), Nervpin® N-Salbe (Menthol, Fichtennadelöl), Pin-Alcol® (Fichtennadelöl, Menthol), Pinimenthol ® Liquidum N/-N Salbe (Eukalyptusöl, Kiefernnadelöl, Menthol), Tiger Balm rot (Menthol, Campher, Nelkenöl, Pfefferminzöl, Cajeputöl), Trauma-Salbe Rödler 302 N (Campher, Eukalyptusöl, gereinigtes Terpentinöl)
Tee-Kombinationen: Hevert®-Gicht-Rheuma-Tee sine (Weidenrinde, Holunderblüten, Birkenblätter, Wacholderbeeren u. a.), Kneipp® Rheuma Tee N (Bittersüßstengel, Weidenrinde, Holunderblätter, Wacholderbeeren, Sandelholz, rot), Salus® Rheuma-Tee Kräutertee Nr. 12 (Birkenblätter, Brennesselblätter, Fenchelfrüchte, Löwenzahnblätter, Ringelblumenblüten, Schachtelhalmkraut u. a.)

▲ **Mittel zur Balneotherapie rheumatischer Erkrankungen**

Kombinationen: Klosterfrau Medizinal-Aktiv-Rheuma-Bad (Wacholderbeeröl, gereinigtes Terpentinöl), Kneipp® Rheuma Stoffwechsel-Bad Heublumen-Aquasan® (Cumarin, Pfefferminzöl, Kümmelöl, Salbeiöl, Thymianöl), Kytta-Rheumabad N (Edeltannennadelöl, Fichtennadelöl), Pinimenthol-Bad N (Eukalyptusöl, Campher, Menthol), Schupp's Heublumen Ölbad (Salbeiöl, Lavendelöl, Thymianöl, Pfefferminzöl, Cumarin), Silvapin® Fichtennadel-Extrakt N (Fichtennadelöl)

• **Atemwege**

▲ **Mittel zur Behandlung von Husten und Reizhusten, Katarrhen der oberen Luftwege und Bronchitis**

Andornkraut: Angocin® Bronchialtropfen
Eibischwurzel: Phytobronchin® Sirup
Efeublätter: Bronchoforton® Saft, Cefapulmon® mono, Hedelix®, Naranopect P, Pöckinal, Prospan®/-Kinderzäpfchen, Kindersaft, Bronchial-Tabletten
Isländisches Moos: Isla-Mint®-Pastillen, Isla-Moos®-Pastillen
Königskerze: Eres® N Lösung
Minzöl: Infiminz®, Inspirol® Heilpflanzenöl, Kneipp® Minzöl Trost®
Sonnentaukraut: Makutussin® Drosera zuckerfrei, Makutussin® Tropfen Drosera
Spitzwegerichkraut: Broncho-Sern®, Kneipp® Hustensaft Spitzwegerich, Kneipp® Spitzwegerich-Pflanzensaft Hustentrost®, Spitzwegerich Hustensaft, tetesept Husten Saft, tetesept Husten Tropfen N
Thymiankraut: tetesept Erkältungskapseln, Thymiansirup, Thymiverlan® Lösung, Tussamag Hustensaft N/Hustensaft N zuckerfrei/Hustentropfen N
Kombinationen: Biotuss® N (Thymiankraut, Eibischwurzel, Sonnentaukraut), Bronchicum Pflanzlicher Husten-Stiller (Thymiankraut, Sonnentaukraut), Heumann Bronchialtee Solubifix® (Eibischwurzel, Süßholzwurzel, Primelwurzel, Anisöl, Thymianöl), Bronchipret® (Thymiankraut, Efeublätter), Bronchocedin® N (Eukalyptusöl, Anisöl, Pfefferminzöl), Brust- und Husten-Tee Stada® N (Fenchelfrüchte, Spitzwegerichkraut, Süßholzwurzel, Thymiankraut), Drosithym®-N Bürger Lösung (Primelwurzel, Thymiankraut, Sonnentaukraut), Kneipp® Kräuter Hustensaft (Anisöl, Fichtennadelöl, Latschenkieferöl, Schlüsselblumenblüten, Thymiankraut), Mintetten Truw® (Primelwurzel, Sonnentaukraut, Thymiankraut), Pulmotin®-N (Anisöl, Campher, Eukalyptusöl, Thymianöl, Koniferenöl,

3.12 Anhang 235

Thymol), tetesept Bronchial-activ Bonbons N (Anisöl, Pfefferminzöl, Kiefernnadelöl, Fenchelöl, Natriumascorbat), tetesept Husten Lindinetten C (Pfefferminzöl, Anisöl, Fenchelöl, Ascorbinsäure), Tussiflorin® forte (Efeublätter, Primelwurzeln, Thymiankraut)

▲ Mittel zur Behandlung von Husten und zur Expektoration

Eukalyptusöl: Bronchodural® Eucalyptusöl-Tropfen, Eucalyptrol L
Fenchelöl: Makatussin Sternbiene Fenchelhonig
Primelwurzel: Bonchitussin® 100
Thymiankraut: Menthymin®-Sirup N (Thymiankraut + Thymol), Mirfusot® 25 Sirup/-50 Tropfen
Kombinationen: A + B Balsam N (Menthol, Campher, Eukalyptusöl), Aerosol® Spitzner N (Kiefernnadelöl, Eukalyptusöl, Edeltannenöl, Latschenkieferöl, Edeltannenzapfenöl), Angocin® percutan (Campher, Eukalyptusöl, gereinigtes Terpentinöl), Aspecton® Balsam (Campher, Thymianöl, Eukalyptusöl), Aspecton® N (Thymiankraut, Saponin aus Gysophila-Arten), Bronchicum Elixir Plus (Thymiankraut, Spitzwegerichkraut, Primelwurzel), Bronchicum Sekret-Löser (Eukalyptusöl, Primelwurzel, Thymiankraut), Bronchicum Thymian Tropfen Forte (Primelwurzel, Thymiankraut), Bronchicum Tropfen N (Quebrachorinde, Seifenwurzel, Thymiankraut), Bronchoforton® Kapseln, Heumann Bronchialtee Solubifix® (Eibischwurzel, Süßholzwurzel, Primelwurzel, Anisöl, Thymianöl), Bronchicum Elixir N (Grindeliakraut, Bibernellwurzel, Primelwurzel, Quebrachorinde, Thymiankraut), Emser Erkältungsgel (Latschenkiefernöl, Eukalyptusöl, Campher), Eufimenth® N mild (Eukalyptusöl, Fichtennadelöl), Eupatal® Saft/Tropfen mit Anis und Thymian (Sternanisöl, Thymiankraut), Kneipp® Kräuter Hustensaft (Anisöl, Fichtennadelöl, Latschenkieferöl, Schlüsselblumenblüten, Thymiankraut), Kretussot Truw® (Fenchelöl, Primelwurzel, Thymiankraut, Süßholzsaft), Melrosum® Hustensirup N (Grindeliakraut, Bibernellwurzel, Primelwurzel, Rosenblüten, Thymiankraut), Night-Care Hustenlöser (Latschenkieferöl, Thymianöl, Eukalyptusöl, Menthol), Perdiphen® phyto (Primelwurzel, Thymiankraut), Phytobronchin® Lutschtabletten (Primelwurzel, Thymiankraut), Pinus-Strath® (Kiefernnadeln, Spitzwegerichkraut, Thymiankraut), Primotussan® T (Primelwurzel, Thymiankraut), Pulmocordio mite SL (Anisöl, Fenchelöl, Süßholzwurzel, Thymiankraut), Salus® Bronchial-Tee Kräutertee Nr. 8 (Fenchelfrüchte, Isländisches Moos, Wollblumenblüten, Lindenblüten, Primelwurzeln u. a.)
Teekombinationen: Kneipp Husten- und Bronchial-Tee (Fenchelfrüchte, Schlüsselblumenblüten, Thymiankraut, Spitzwegerichkraut)

▲ Mittel zur Behandlung von Schleimhautentzündungen und Infektionen im Mund- und Rachenraum

Arnikablüten: Hyzum® N
Spitzwegerichkraut: florabio naturreiner Heilpflanzensaft Spitzwegerich
Kamillenblüten/-öl: Chamo®, Kamillenextrakt Steierl, Kamillosan® Konzentrat
Salbeiblätter/-öl: Salbei Curarina®, Salbei-Bonbons mit Vitamin C Dollmann's® Salvysat® Bürger, Salus Salbei-Tropfen, Viru-Salvysat®
Thymiankraut: Cevitect® Thymian Pastillen
Kombinationen: Ad-Muc® (Kamillenblüten, myrrhentinktur), Echtrosept® -GT (Arnicatinktur, Nelkentinktur, Kamillentinktur, roter Sonnenhutsaft, Pfefferminzöl u. a.), Helago®-Öl N (Kamillenblüten, Salbeiblätter), Kamillan® plus (Schafgarbenkraut, Kamillenblüten), Kamillosan® Mundspray N (Kamillenblüten, Pfefferminzöl, Anisöl), Repha-Os® Mundspray, Retterspitz® Aerosol (Kiefernnadelöl, Fichtennadelöl, Thymianöl, Eukalyptusöl, Menthol, Ephedrin), Salviathymol® N (Salbeiöl, Eukalyptusöl, Pfefferminzöl, Zimtöl, Nelkenöl, Fenchelöl, Anisöl, Menthol, Thymol)

▲ Mittel zur Behandlung der Bronchitis und Sinusitis

Kombinationen: Bronchoforton® Kapseln (Eukalyptusöl, Anisöl, Pfefferminzöl), Sinuforton® (Anisöl, Primelwurzel, Thymiankraut), Sinupret®-Dragees/Tropfen (Enzianwurzel, Primelblüten, Sauerampferkraut, Holunderblüten, Eisenkraut)

▲ **Mittel zur Balneotherapie grippaler Infekte**

Kombinationen: Bronchodural®-Bad (Eukalyptusöl, Menthol), Bronchodurat Bad, (Eukalyptusöl, Menthol), Bronchoforton® infant (Eukalyptusöl, Kiefernnadelöl, Rosmarinöl), Eucabal®-Balsam S (Eukalyptusöl, Kiefernnadelöl), Kneipp® Erkältungs-Balsam N (Eukalyptusöl, Rosmarinöl, Kiefernnadelöl, Thymianöl, Terpentinöl), Kneipp® Tonikum-Bad Fichtennadel-Aquasan (Fichtennadelöl, Eukalyptusöl, Terpentinöl), Leukona-Eukalpin-Bad® (Eukalyptusöl, Fichtennadelöl), Nasivin® gegen Erkältung Intensiv-Bad (Eukalyptusöl, Fenchelöl, Thymianöl, Salbeiöl, Campher), Nasivin® gegen Erkältung Intensiv Balsam (Eukalyptusöl, Campher, Menthol), Nasivin® gegen Erkältung Kinderbad (Eukalyptusöl), Pinimenthol® Bad N (Eukalyptusöl, Campher, Menthol), Pinoidal® Erkältungs-Bad (Fichtennadelöl, Campher, racemisches Menthol), Silvapin Fichtennadel Extrakt N Badeextrakt

▲ **Mittel zum Einreiben von Brust und Rücken sowie zur Inhalation bei katarrhalischen Atemwegserkrankungen**

Minzöl: Minx®-med Heilpflanzenöl Japanische Minze
Pfefferminzöl: Inspirol® Heilpflanzenöl, Leukona®-Mintöl
Kombinationen: Aspecton® Balsam (Campher, Thymianöl, Eukalyptusöl), Babiforton® Inhalat (Eukalyptusöl, Kiefernnadelöl, Pfefferminzöl), Babix®-Inhalat N (Eukalyptusöl, Fichtennadelöl), Baby-Transpulmin® (Eukalyptusöl, Fichtennadelöl), Bronchicum Balsam mit Eukalyptusöl (Eukalyptusöl, Campher, Kiefernnadelöl), Bronchiforton® Kinderbalsam (Eukalyptusöl, Kiefernnadelöl), Bronchodurat N.-Salbe (Eukalyptusöl, Menthol), Bronchoforton® N (Eukalyptusöl, Kiefernnadelöl, Menthol), Divinal®-Broncho-Balsam (Campher, Eukalyptusöl, gereinigtes Terpentinöl), Erkältungs-Balsam (Thymianöl, Eukalyptusöl, Menthol), Eucabal®-Balsam S (Eukalyptusöl, Kiefernnadelöl), Eufimenth® N mild (Eukalyptusöl, Fichtennadelöl), Hustagil® Erkältungsbalsam (Thymianöl, Kiefernnadelöl, Eukalypusöl, Nelkenöl), Hustagil® Inhalationsöl (Thymianöl, Eukalyptusöl, Latschenkieferöl, Kiefernnadelöl, Nelkenöl), Kneipp® Erkältungs-Balsam N (Eukalyptusöl, Rosmarinöl, Kiefernnadelöl, Thymianöl, Terpentinöl), Liniplant Inhalat (Eukalyptusöl, Cajeputöl), Logomed® Erkältungsbalsam (Campher, Eukalyptusöl, Kiefernnadelöl, gereinigtes Terpentinöl), Lyobalsam® Truw (Campher, Eukalyptusöl), Makatussin® Balsam Menthol (Eukalyptusöl, Menthol, Thymianöl), Makatussin® Balsam Mild (Eukalyptusöl, Thymianöl), Makatussin® Inhalat Menthol (Eukalyptusöl, Pfefferminzöl, Thymianöl), Makatussin® Inhalat Mild (Eukalyptusöl, Thymianöl), Melrosum Inhalationstropfen für Kinder (Eukalyptusöl, Kiefernnadelöl), Menthol-Balsam (Minzöl, Nelkenstielöl, Campherbaumöl), Mentholon Original® N (Menthol, Campher, Eukalyptusöl), Pinimenthol® Liquidum N/-N Salbe (Eukalyptusöl, Kiefernnadelöl, Menthol), Piniol® Balsam N (Campher, Eukalyptusöl, Kiefernnadelöl), Pulmoton®-N (Anisöl, Campher, Eukalyptusöl, Thymianöl, Koniferenöl, Thymol), stas® Erkältungs-Salbe (Campher, Eukalyptusöl, Kiefernnadelöl), stas Erkältungs-Salbe mild (Eukalyptusöl, Kiefernnadelöl), Terpestrol® H (gereinigtes Terpentinöl), Thymipin® N Erkältungsbalsam (Thymiankraut, Campher, Eukalyptusöl), Tiger Balm weiß (Campher, Menthol, Nelkenöl, Pfefferminzöl, Cjeputöl), Transpulmin® Kinderbalsam S (Eukalyptusöl, Kiefernnadelöl), Tumarol®-N-Balsam/-Creme (Eukalyptusöl, Campher, Menthol), Tumarol® Kinderbalsam (Eukalyptusöl, Kiefernnadelöl)

▲ **Mittel zum adjuvanten Einsatz bei grippalen Infekten/Diaphoretisch wirkende Mittel**

Kombinationen: Galama Fieber- und Erkältungs-Arzneitee (Holunderblüten, Lindenblüten, Weidenrinde), Grippe-Tee Stada® N (Holunderblüten, Lindenblüten, Weidenrinde), Hevert-Erkältungs-Tee (Holunderblüten, Thymiankraut, Weidenrinde)

- **Herz-Kreislauf-System**

▲ **Mittel zur Behandlung der Herzinsuffizienz, funktioneller Herzbeschwerden und des Altersherzens**

Weißdornblätter/-blüten: Adenylocrat® Herztropfen, Arte-Rutin® C Dragees/Lösung, Basticrat® Hartgelatine-Kapseln, Bomacorin 300/-mono, Born®/-Tropfen, Chronocard® forte, Cordapur®, Coronator® herzaktiv, Crataegus Twardypharm®, Crataegus Verla®, Crataegutt® novo/-forte, Crataegysat® Bürger, Crataepas 100/ -Tropfen, Crataesan, Crataezyma® Mono, Cratamed® novo, Craviscum® mono, Esbericard®, Faros® 300, Geripuran® Herz-Dragees, Kneipp Pflanzendragees Weißdorn, Kneipp® Weißdorn-Pflanzensaft Sebastianeum, Kytta-Cor® forte Lösung/-Dragees, Kytta-Cor®, Logomed® Herz-Kapseln, Naranocor, Neo-Cratylen®, Normotin® V1, Orthangin® N/N forte Kapseln/N forte Tropfen, Orthangin® novo Tropfen, Orthocordon®-N, Poikilocard N, Regulacor, Rephacratin, Senicor Kapseln, Tensitruw® N, Weißdorn-Kapseln von ct, Weißdorn-Phyton®
Kombinationen: Cardiacum I-Pascoe® S (Maiglöckchenkraut, Weißdornblüten), Convallacor SL 100 (Weißdornblüten, Maiglöckchenkraut), Cor-Vel® novo/-forte (Maiglöckchenkraut, Weißdornblätter/-blüten), Corguttin® N plus (Adoniskraut, Maiglöckchenblätter, Weißdornblätter/-blüten), Crataegus-Ginkgo Ziethen Kapeln (Ginkgoblätter, Weißdornblätter/-blüten), Nephrisan P Kapseln (Meerzwiebel, Weißdornblätter/-blüten), Szillosan® forte (Meerzwiebel, Weißdornblätter/-blüten), Viscorapas® duo (Maiglöckchenkraut, Weißdornblätter/-blüten)

▲ **Mittel zur Behandlung nervöser Herzbeschwerden**

Kombinationen: Kneipp Herz- und Kreislauf-Tee (Rosmarinblätter, Weißdornbeeren, Hergespannkraut, Johanniskraut, Mateblätter, grün), Kneipp® Herzsalbe Ungt. Cardiacum Kneipp® (Rosmarinöl, Menthol, Campher), Tornix (Weißdornblätter/-blüten, Baldrianwurzel, Passionsblumenkraut, Rutosid), Zirkulin Herz-Zirkulation (Weißdornblätter, Melissenblätter)

▲ **Mittel zur Behandlung von Konzentrationsschwäche und Hirnleistungsstörungen**

Ginkgoblätter: Craton forte, Kaveri® forte Filmtabletten, Kaveri® forte Tropfen, Rökan® Tropfen, Tebonin® forte
Ginseng: Alsi-Ginseng® Kapseln, Ardey aktiv, Biopharma Ginseng Kapseln, Ginsana/-Tonic/-G115, Kneipp® Ginseng Dragees/-Tonic, Korea Ginseng extra stark, Tai Ginseng Dragees/-flüssig/-forte
Eleutherokokkwurzel: Eleutheroforce/-Kapseln, Kraft Wein

▲ **Mittel zur Behandlung von peripheren Durchblutungsstörungen**

Ginkgoblätter: Craton forte, Kaveri® forte Filmtabletten, Kaveri® forte Tropfen, Rökan®, Rökan® Tropfen, Tebonin® forte
Knoblauchzwiebel: Kwai® N, Tegra® (Knoblauchzwiebelöl), Vitagutt® Knoblauch 300 (ätherisches Knoblauchöl)

▲ **Mittel zur Prävention und Behandlung arteriosklerotischer Läsionen und zur Senkung erhöhter Blutfettwerte**

Artischockenblätter: Hepar SL® forte
Knoblauchzwiebel: Carisano®, Kwai® N, Sapec®, Tegra® (Knoblauchzwiebelöl), Vitagutt® Knoblauch 300 (ätherisches Knoblauchöl)
Soja-Phospholipide: Buerlecithin®, Buerlecithin® compact, Buerlecithin® Granulat-Doppelherz Lecithin-Kapseln, Lipostabil® 300 forte, Lipostabil® 500 flüssig

3. Pflanzliche Drogen zur Behandlung von Krankheiten

▲ Mittel zur Behandlung der Veneninsuffizienz und des postthrombotischen Syndroms

Arnikablüten: Arnica Kneipp® Salbe
Buchweizenkraut: Fagorutin Buchweizen-Tee
Roßkastaniensamen: Aescorin® N Filmtabletten, Aescusan® 20, Aescuven® forte, Concentrin N Gel, Concentrin Spezial Lösung, Essaven 50 Mono, Fagorutin Buchweizen-Tabletten, Hämos®-Tropfen-S, Noricaven® novo, Plissamur® forte, Rexifluven® S, Rhenus, Vasoforte® N, Venen-Fluid, Venen-Salbe N, veno-biomo-Dragees, Venogal® S, Venoplant® retard, Venopyronum® N forte, Venostasin® retard Retardkapseln/N forte Dragees/S Tropfen, Venotrulan® N Dragees/N Tropfen
Steinkleekraut: Clemenzil® ST, Meli Rephastasan®
Kombinationen: (Roßkastaniensamen, Hydroxyäthylrutoside), Essaven® N Kapseln, Essaven® Ultra (Roßkastaniensamen, Trimethylhesperidinchalkon, essentielle Phospholipide), Hewedon P3 Dragees (Hamamelisrinde, Roßkastaniensamen, Aescin), Lindigoa® S, Medivarsin® forte/-N (Roßkastaniensamen, Steinkleekraut), Phlebodril® N (Mäusedornwurzelstock, Steinkleekraut), Salus® Venen Kräuter-Dragees N (Roßkastaniensamen, Steinkleekraut), Sklerovenol® N (Roßkastaniensamen, Rutosidschwefelsäureester), Venalot® (Steinkleekraut, Rutosid)

▲ Mittel zur Behandlung des varikösen Symptomenkomplexes und des Ulcus cruris

Roßkastaniensamen: Aescorin® N Filmtabletten, Aescusan® 20, Aescuven® forte, Essaven 50 Mono, Hämos®-Tropfen-S, Noricaven® novo, Plissamur® forte, Rexifluven® S, Vasotonin®, veno-biomo-Dragees, Venogal® S, Venoplant® retard, Venopyronum® N forte, Venotrulan® N Dragees/N Tropfen
Ringelblumenblüten: Dr. Theiss Ringelblumensalbe
Hamamelisblätter/-rinde: Hamadest, Hametum® Extrakt
Kombinationen: Essaven® N Kapseln, Essaven® Ultra (Roßkastaniensamen, Trimethylhesperidinchalkon, essentielle Phospholipide), Hewedon P3 Dragees (Hamamelisrinde, Roßkastaniensamen, Aescin), Intradermi® forte Tropfen N/Salbe N, Fluid N (Troxerutin, Roßkastaniensamen, Besenginster), Lindigoa® S (Roßkastaniensamen, Hydroxyäthylrutoside), Medivarsin® forte/-N (Roßkastaniensamen, Steinkleekraut), Pascovenol® novo (Roßkastaniensamen, Steinkleekraut, Hamamelisblätter), Rhenus, Sklerovenol® N (Roßkastaniensamen, Rutosidschwefelsäureester), Trauma-cyl®-Salbe (Kamillenöl, Salbeiöl, Arnikablüten, Roßkastaniensamen, Hamamelisblätter), Varicylum® S-Salbe (Arnikablüten, Hamamelisblätter, Roßkastaniensamen, Kamillenöl, Salbeiöl), Venalot® (Steinkleekraut, Rutosid)

▲ Mittel zur Behandlung von Hämorrhoiden und Analfissuren

Hamamelisblätter: haemo Duoform® Salbe, Hamadest, Hamamelis-Hevert, Hamamelis-Salbe N LAW, Hamasana®, Hametum®, Hametum® Salbe, Hamevis Tinktur, Posterine®, Venotonic® Hamamelis-Gel, Infiproct, Nona-Heilmittel Hamamelis, Venotonic® Hamamelis-Gel
Roßkastaniensamen: Hämos®-Tropfen-S, Varicylum® S-Salbe (Arnikablüten, Hamamelisblätter, Roßkastaniensamen, Kamillenöl, Salbeiöl), Vasotonin®, Venoplant® retard
Steinkleekraut: Clemenzil® ST, Meli Rephastasan®
Kombinationen: derma-loges N (Perubalsam, Arnikatinktur, Hamamelisrindenwasser, Kamillenfluidextrakt), Hamametum®-N (Roßkastaniensamen, Hamamelisrinde), Hämos® N (Menthol, Roßkastanienextrakt), Hewedon P3 Dragees (Hamamelisrinde, Roßkastaniensamen, Aescin), Lindigoa® S (Roßkastaniensamen, Hydroxyäthylrutoside), Medivarsin® forte/-N (Roßkastaniensamen, Steinkleekraut), Varicylum® S-Salbe (Arnikablüten, Hamamelisblätter, Roßkastaniensamen, Kamillenöl, Salbeiöl), Varicylum® S-Salbe (Arnikablüten, Hamamelisblätter, Roßkastaniensamen, Kamillenöl, Salbeiöl)

▲ Mittel zur Behandlung von Phlebitiden und Entzündungen oberflächlicher Venen

Arnikablüten: Arnica Kneipp® Gel, Vasotonin® Gel

Kombinationen: Trauma-cyl®-Salbe (Kamillenöl, Salbeiöl, Arnikablüten, Roßkastaniensamen, Hamamelisblätter), Medivarsin® forte/-N (Roßkastaniensamen, Steinkleekraut), Varicylum® S-Salbe (Arnikablüten, Hamamelisblätter, Roßkastaniensamen, Kamillenöl, Salbeiöl)

- **Gastrointestinaltrakt**

▲ **Mittel zur Behandlung der Appetitlosigkeit**

Enzianwurzel: Digestivum-Hetterich S
Schafgarbenkraut/-blüten: florabio naturreiner Heilpflanzensaft Schafgarbe, Kneipp® Schafgarbenkraut-Tee Purapressan (r)
Wermutkraut: florabio naturreiner Pflanzensaft Wermut
Kombinationen: Anorex® (Enzianwurzel, Kalmuswurzel, Angelikawurzel, Wermutkraut), Dravent N (Pfefferminzblätter, Kamillenblüten, Kümmel, Angelikawurzel, Wermutkraut), Heilpunkt-Enzian-Perlen (Enzianwurzel, Wermutkraut)

▲ **Mittel zur Behandlung funktioneller gastrointestinaler Störungen (dyspeptische Beschwerden)**

Folgen verminderter Magensaftsekretion
Kombinationen: Esberigal® N (Benediktenkraut, Mariendistelfrüchte, Schöllkraut, Kamillenblüten)
Siehe auch Mittel zur Behandlung der Appetitlosigkeit

Folgen verminderter Gallebildung bzw. von Gallenwegsdyskinesien
Artischockenblätter: Carminagal N, florabio naturreiner Heilpflanzensaft Artischocke, Löwenzahnkraut mit -wurzeln: florabio naturreiner Heilpflanzensaft Löwenzahn, Galama Gallen-Arzneitee mit Löwenzahn-Ganzpflanze, Kneipp® Löwenzahn Pflanzensaft, Kneipp® Löwenzahn-Tee Cholapressan®
Schwarzer Rettich: florabio naturreiner Heilpflanzensaft Schwarzrettich, Kneipp® Rettich Pflanzensaft
Kombinationen: Aristochol® N Tropfen (Schöllkraut, Schafgarbenkraut, Löwenzahnkraut/-wurzel, Ruhrkrautblüten, Wermutkraut), Cholosan (Schwarzrettichwurzel, Angelikatinktur), Cholosom SL (Schöllkraut, Gelbwurz, Löwenzahnwurzel mit -kraut), Cholosom-Tee (Kümmelfrüchte, javanische Gelbwurz, Löwenzahnwurzel mit -kraut, Mariendistelfrüchte, Pfefferminzblätter), Cynarzym® N (Artischockenblätter, Boldoblätter, Schöllkraut), Divalol W Tropfen Curcumawurzelstock, Pfefferminzöl), Gallen-Leber-Tee Stada® N (javanische Gelbwurz, Löwenzahnwurzel mit -kraut, Pfefferminzblätter, Schafgarbenkraut), Gallen-Tee Cholaflux S (Löwenzahnwurzel/-kraut, javanische Gelbwurz, Schafgarbenkraut), Gallexier® (Artischockenblätter, Löwenzahnblätter, javanische Gelbwurz, Mariendistelfrüchte, Benediktenkraut, Bitterkleeblätter, Schafgarbenkraut, Enzianwurzel, Wermutkraut, Kalmuswurzel, Kamillenblüten, Fenchelfrüchte), Kneipp® Galle- und Leber-Tee N Skretokneipp (Pfefferminzblätter, javanische Gelbwurzel, Löwenzahnkraut mit -wurzel), Pascopankreat novo Tropfen (Kümmelöl, Kamillenöl, Condurangorinde; Mariendistelfrüchte, Fenchelfrüchte), Salus Gallexier Kräuter-Dragees (Curcumawurzelstock, Artischockenblätter, Mariendistelfrüchte, Löwenzahnwurzel mit -kraut, Kamillenblüten, Pfefferminzblätter), Salus Leber-Galle-Tee Kräutertee Nr. 18 (Artischockenblätter, Fenchelfrüchte, Kamillenblüten, Löwenzahnkraut, Pfefferminzblätter, Ringelblumenblüten, Ruhrkrautblüten, Schafgarbenkraut), Salus Leber-Galle-Tee Kräutertee Nr. 18 (Artischockenblätter, Fenchelfrüchte, Kamillenblüten, Löwenzahnkraut, Pfefferminzblätter, Ringelblumenblätter, Ruhrkrautblüten)

Krampfartige Beschwerden und Blähungen
Artischockenblätter: Carminagal N
Erdrauchkraut: Bilobene®, Bomagall mono, Oddibil®,
Pfefferminzöl: Mentacur®

Minzöl: tetesept Japanisches Heilpflanzenöl
Fenchelfrüchte: florabio naturreiner Frischpflanzenpreßsaft Fenchel, roha Fenchel Tee tassenfertig
Schöllkraut: Chelidophyt, Panchelidon® N/-Tropfen

Kombinationen: Agamadon® N Kräutertabletten (Kamillenblüten, Pfefferminzblätter, Kümmel), Aspasmon N (Pfefferminzöl, Anisöl, Kümmelöl), Carminativum Babynos Blähungstropfen (Fenchelfrüchte, Kamillenblüten, Korianderfrüchte), Carminativum-Hetterich N (Kamillenblüten, Pfefferminzblätter, Kümmelfrüchte, Pomeranzenschalen), Carminativum Pascoe (Pfefferminzblätter, Kamillenblütenextrakt, Kümmelfrüchte), Chelidonium-Echtroplex® (Schöllkraut, Curcumawurzelstock, Artischockenblätter), Pascopankreat novo Tropfen (Kümmelöl, Kamillenöl, Condurangorinde; Mariendistelfrüchte, Fenchelfrüchte) Cholagogum F Nattermann (Schöllkraut, Curcumawurzelstock), Cholagogum N Nattermann (Schöllkraut, Curcumawurzelstock, Pfefferminzöl), Cholosom SL (Schöllkraut, javanische Gelbwurz, Löwenzahnwurzel mit -kraut), Cholosom-Tee (Kümmelfrüchte, javanische Gelbwurz, Löwenzahnwurzel mit-kraut, Mariendistelfrüchte, Pfefferminzblätter), H & S Fenchel-Anis-Kümmel (Fenchelfrüchte, Anisfrüchte, Kümmelfrüchte), H & S Galle- und Lebertee (Pfefferminzblätter, Schöllkraut, javanische Gelbwurzel, Kümmelfrüchte), Kneipp Flatuol® Tabletten (Fenchelfrüchte, Kümmelfrüchte, Pfefferminzblätter, Enzianwurzel), Legastol Neu (Artischockenblätter, Löwenzahntinktur, Pfefferminzblätter), Majocarmin-Tee (Anisfrüchte, Fenchelfrüchte, Kümmelfrüchte, Kamillenblüten, Pfefferminzblätter), Neo-Ballistol® Kapseln (Pfefferminzöl, Anisöl, Kümmelöl), Paverysat forte® (Schöllkraut, Curcumawurzelstock), Stovalid® N (Pfefferminzblätter, Wermutkraut, Römische Kamille, Fenchelfrüchte, Anisfrüchte, Kümmelfrüchte, Angelikawurzel, Kalmuswurzel, Enzianwurzel)

▲ **Mittel zur Behandlung der akuten Gastritis**

Kamillenblüten: Matmille, tetesept Kamillen Konzentrat
Leinsamen: Linusit Magenschutz Leinsamen
Schafgarbenkraut: Schamill Schafgarbe-Extrakt
Kombinationen: Gastritol® „Dr. Klein" (Gänsefingerkraut, Wermutkraut, Benediktenkraut, Süßholzwurzel, Angelikawurzel, Kamillenblüten, Johanniskraut), Iberogast® (Bittere Schleifenblume, Angelikawurzel, Kamillenblüten, Kümmelfrüchte, Mareindistelfrüchte, Melissenblätter, Pfefferminzblätter, Schöllkraut, Süßholzwurzel), Ulcotruw® N (Kamillenblüten, Pfefferminzblätter, Süßholzwurzel), Ulcu-Pasc® (Süßholzwurzel, Kamillenblüten), Ullus® Kapseln N (Süßholzwurzel, Kamillenblüten), Ullus® Magen-Tee N (Fenchelfrüchte, Pfefferminzblätter)

▲ **Mittel zur Behandlung des irritablen Kolons**

Kombinationen: Abdomillon® N (Angelikawurzel, Enzianwurzel, Kalmuswurzel, Melissenblätter, Wermutkraut)

▲ **Mittel zur Behandlung der Obstipation**

Flohsamen: Bekunis Plantago zur Verdauung
Flohsamenschalen, indische: Divinal Lax plus, Kneipp Lax, Kneipp® Abführ Herbagran Granulat Psyllium, Kneipp® Abführ Herbagran® Trink Psyllium, Meetamucil® kalorienarm Citrus/-Orange, Pascomucil
Leinsamen: Linusit® Creola, Linusit Darmaktiv, Ramend Abführ-Kapseln Rizinol
Rizinusöl: Laxopol, Laxopol mild

▲ **Mittel zur Behandlung von Sommer- und Reisediarrhoen sowie von Diarrhoen im Zusammenhang mit Lebensmittelvergiftungen**

Eichenrinde: Silvapin® Eichenrinden-Extrakt E
Uzarawurzel: Uzara® Dragees/-Lösung

3.12 Anhang   241

- **Urogenitaltrakt (Mann)**

▲ **Mittel zur Behandlung der benignen Prostatahyperplasie**

Brennesselwurzel: Bazoton® N/-uno, Cletan, Granufink Brennesselwurzeltee
Kürbissamen: Granufink Kürbiskern Granulat/Kürbiskerne/Kürbiskernkapseln N, Prostalog®, Turiplex®
Roggenpollen: Cernilton® Kapseln
Sägepalmenfrüchte: Eviprostat-S Sabal serrulatum, Horphagen uno, Prosta Fink® N, Prosta-Urgenin®, Prostagutt® mono, Prostagutt mono, Prostamol uno, Remigeron®, Sita® Kapseln, Steiprostat® Kapseln, Strogen S, Strogen uno, Talso®/-Uno, Cefasabal®
Kombinationen: Prostagalen N (Sägepalmenfrüchte, Brennesselwurzel, Hauhechelwurzel, Hamamelisrinde), Prostagutt® forte (Sägepalmenfrüchte, Brennesselwurzeln), Prostagutt® Tropfen (Sägepalmenfrüchte, Zitterpappeltinktur, Brennesseltinktur), Prostata-Kürbis-Kapseln S (Kürbissamen, Kürbissamenöl, Sägepalmenfrüchte), Saburlan® (Kürbissamen, Sägepalmenfrüchte)

▲ **Mittel zur Behandlung von Miktionsbeschwerden bei Reizblase und benigner Prostatahyperplasie**

Brennesselwurzel: Cletan, Granufink Brennesselwurzeltee,
Kürbissamen: Granufink Kürbiskern Granulat/Kürbiskerne/Kürbiskernkapseln N, Prostalog®, Turiplex®, Uvirgan® mono
Kombinationen: Nephroselect® M (Birkenblätter, Schachtelhalmkraut, Hauhechelwurzel, Sabalfrüchte, Liebstöckelwurzel, Goldrutenkraut, Kapuzinerkressenkraut), Prostagutt® forte (Sägepalmenfrüchte, Brennesselwurzeln), Prostagutt® Tropfen (Sägepalmenfrüchte, Zitterpappeltinktur, Brennesseltinktur)

▲ **Mittel zur Behandlung von entzündlichen Erkrankungen der ableitenden Harnwege und von Harnwegsinfektionen (Durchspülungstherapie)**

Birkenblätter: Kneipp® Birkenblätter-Pflanzensaft
Kombinationen: Blasen-Nieren-Tee Uroflux S (Bärentraubenblätter, Birkenblätter, Queckenwurzel), Canephron® novo (Birkenblätter, Orthosiphonblätter, Goldrutenkraut), Cystinol (Birkenblätter, Schachtelhalmkraut, Goldrutenkraut, Bärentraubenblätter), Etmoren (Birkenblätter, Orthosiphonblätter, Riesengoldrutenkraut), Harntee Steiner (Birkenblätter, Orthosiphonblätter, Goldrutenkraut), Heumann Blasen- und Nierentee Solubitrat® N (Birkenblätter, Orthosiphonblätter, Goldrutenkraut, Fenchelöl), Hevert®-Blasen- und Nieren-Tee (Orthosiphonblätter, Bärentraubenblätter, samenfreie Gartenbohnenhülsen, Birkenblätter, Schachtelhalmkraut, Hauhechelwurzel, Heweberberol-Tee (Birkenblätter, Goldrutenkraut, Hauhechelwurzel, Orthosiphonblätter, rotes Sandelholz, Süßholzwurzel), Kneipp Nieren- und Blasen-Tee N (Bärentraubenblätter, Hibiscusblüten, Birkenblätter, Zinnkraut), Nephropur® tri (Birkenblätter, Orthosiphonblätter, Goldrutenkraut), Nephroselect® M (Birkenblätter, Schachtelhalmkraut, Hauhechelwurzel, Sabalfrüchte, Liebstöckelwurzel, Goldrutenkraut, Kapuzinerkressenkraut), Nephrubin®-N (Birkenblätter, Orthosiphonblätter), Nierentee 2000 (Birkenblätter, Orthosiphonblätter, Wacholderbeeröl, Fenchelöl), Nieron® Blasen- und Nieren-Tee VI (Birkenblätter, Hauhechelwurzel, Orthosiphonblätter, Riesengoldrutenkraut, Pfefferminzblätter, Süßholzwurzel), Nieron®-Tee N (Birkenblätter, Schachtelhalmkraut, Löwenzahnwurzel- mit -kraut, Hauhechelwurzel), Salus® Nieren-Blasen-Tee Kräutertee Nr. 23 (Bärentraubenblätter, Birkenblätter, Goldrutenkraut, Kornblumenblüten, Orthosiphonblätter, Ringelblumenblüten, Schachtelhalmkraut, Wacholderfrüchte), Urodil phyto (Birkenblätter, Goldrutenkraut, Orthosiphonblätter), Uro Fink® Nieren- und Blasentee (Fol. Betulae, Goldrutenkraut, Orthosiphonblätter, schwarze Johannisbeerenblätter, Bärentraubenblätter)

242   3. Pflanzliche Drogen zur Behandlung von Krankheiten

▲ **Mittel zur Behandlung von Nierengrieß und Nierensteinen**

Kombinationen: Kneipp® Blasen- und Nieren-Tee (Schachtelhalmkraut, Riesengoldrutenkraut, Birkenblätter, Hauhechelwurzel) Nephro-Pasc® (Goldrutenkraut, Birkenblätter, Orthosiphonblätter), Nephronorm Med (Birkenblätter, Goldrutenkraut, Hauhechelwurzel, Orthosiphonblätter, Hagebuttenschalen, Kornblumenblüten, Ringelblumenblüten), Nephropur® tri (Birkenblätter, Orthosiphonblätter, Goldrutenkraut), Nieron® Blasen- und Nieren-Tee VI (Birkenblätter, Hauhechelwurzel, Orthosiphonblätter, Riesengoldrutenkraut, Pfefferminzblätter, Süßholzwurzel), Nieron®-Tee N (Birkenblätter, Schachtelhalmkraut, Löwenzahnwurzel- mit -kraut, Hauhechelwurzel), Urodil phyto (Birkenblätter, Goldrutenkraut, Orthosiphonblätter), Urodil phyto (Birkenblätter, Goldrutenkraut, Orthosiphonblätter)

- **Urogenitaltrakt (Frau)**

▲ **Mittel zur Behandlung der Reizblase**
siehe die gleiche Indikation unter Urogenitaltrakt (Mann)

▲ **Mittel zur Behandlung der Dysmenorrhoe**

Gänsefingerkraut: Cefadian®, Natudolor
Traubensilberkerzen-Wurzelstock: Cefakliman® mono

▲ **Mittel zur Behandlung des prämenstruellen Syndroms**

Keuschlammfrüchte (Mönchspfefferfrüchte): Agnolyt® Kapseln/-Lösung, Agnucaston®, Castufemin® N, Cefanoparm® forte, Gynocastus-Lösung, Strotan/-40
Traubensilberkerzen-Wurzelstock: Cefakliman® mono

▲ **Mittel zur Behandlung klimakterischer Beschwerden**

Traubensilberkerzen-Wurzelstock: Cefakliman® mono, Klimadynon®, Klimadynon® Lösung

- **ZNS Psyche**

▲ **Mittel zur Behandlung von Einschlaf- und Durchschlafstörungen**
siehe auch unter Mittel zur Behandlung von Angst-, Spannungs- und Unruhezuständen
Baldrianwurzel: Baldrian Dispert stark, Baldrian-Phyton® 250, Baldrian-Phyton® Tropfen, Baldriantinktur „Hetterich", Baldriantinktur Apotheker Dobbelmann, Baldrianwurzelkapseln, Baldrisedon® mono, Kneipp Baldrian Tabletten, Re Valysat® Bürger, Sedalint® Baldrian, tetesept Beruhigungs- und Einschlaftropfen,
Hopfenzapfen: Lactidorm (Hopfenzapfen)
Melissenblätter: Kneipp® Melisse Pflanzensaft
Kombinationen: Baldrian-Nervenentspannungs-Perlen (Baldrianwurzel, Hopfenzapfen, Melissenblätter), Baldrigoa (Baldrianwurzel, Hopfenzapfen), Domarist Schlafkapseln® (Baldrianwurzel, Melissenblätter), Galama Nerven- und Beruhigungs-Arzneitee (Baldrianwurzel, Hopfenzapfen, Melissenblätter), H & S Nerven- und Schlaftee (Baldrianwurzel, Hopfenzapfen, Melissenblätter, Rosmarinblätter), Habstal-Nerv N (Passionsblumenkraut, Baldrianwurzel), Hopfen-Perlen (Hopfenzapfen, Melissenblätter), Kneipp® Kräuter-Taschenkur Nerven und Schlaf A (Baldrianwurzel, Johanniskraut, Melissenblätter), Klosterfrau Melissengeist® (Melissenblätter, Alantwurzel, Angelikawurzel, Ingwerwurzel, Nelkenblüten, u. a.), Leukona®-Sedativ-Bad sine Chloralhydrat (Baldrianwurzel, Hopfenblüten, Pascosedon S/-Tropfen (Baldrianwurzel, Hopfenzapfen, Melissenblätter), Phytonoctu® (Melissenblätter, Passionsblumenkraut, Baldrianwurzel), Zirkulin Baldrian Dragees mit Hopfen

3.12 Anhang

▲ Mittel zur Behandlung von Angst-, Spannungs- und Unruhezuständen
siehe auch unter Mittel zur Behandlung von Einschlaf- und Durchschlafstörungen

Baldrianwurzel: Brobalil® Baldrian Beruhigungs-Bad, florabio naturreiner Heilpflanzensaft Baldrian, Funktional Baldriantinktur, Kneipp® Baldrian Pflanzensaft Nerventrost, Kneipp® Baldrianwurzel-Tee Herbipolis®, Kneipp® Beruhigungsbad
Melissenblätter: florabio naturreiner Heilpflanzensaft Melisse, Kneipp® Melissentee Nervopressan®, Kneipp® Nerven- und Schlaf-Tee N (Melissenblätter, Baldrianwurzel, Orangenschalen süß)
Hopfenzapfen: Bonased L, Nervenruh forte N
Johanniskraut: Divinal Seda Kapseln
Kava-Kava-Wurzel: Aigin®, Antares® 120, Ardeydystin® forte, Cefakava® 150, kava von ct, Kava-Hevert, Kavasedon®, Kavatinbo®, Kavosporal® forte, Laitan 100, Nervonocton N
Kombinationen: Baldriparan® N Entspannungs-Dragees, Baldriparan® stark N Beruhigungsdragees (Baldrianwurzel, Hopfenzapfen, Melissenblätter), Boxocalm (Hopfenzapfen, Baldrianwurzel), Calmidorm® (Baldrianwurzel, Melissenblätter, Passionsblumenkraut), Galama Nerven- und Beruhigungs-Arzneitee, Hewepsychon duo® (Kava-Kava-Wurzelstock, Johanniskraut), Hyposedon® N (Kava-Kava-Wurzelstock, Passionsblumenkraut), Kavasporal® comp. (Kava-Kava-Wurzelstock, Baldrianwurzel), Klosterfrau Beruhigungs-Kapseln forte (Baldrianwurzel, Hopfenzapfen), Klosterfrau Medizinal Entspannungsbad (Lavendelöl, Linalool), Luvased® Dragees/-Tropfen (Baldrianwurzel, Hopfenzapfen), Moradorm S (Badrianwurzel, Passionsblumenkraut, Hopfenzapfen), Nerventee Stada® N (Baldrianwurzel, Melissenblätter, Passionsblumenkraut, Pfefferminzblätter), Pascosedon S/-Tropfen (Baldrianwurzel, Hopfenzapfen, Melissenblätter), Passiorin® N Dragees/-Saft (Weißdornblätter/-blüten, Passionsblumenkraut), Phytogran-Dragees (Hopfendrüsen, Johanniskraut), Psychoatonin®-sed, Sedariston® Konzentrat (Johanniskraut, Baldrianwurzel), Sedariston® Tropfen (Johanniskaut, Baldrianwurzel, Melissenblätter), Solaguttae Baldrian-Hopfen Dragees (Baldrianwurzel, Hopfenzapfen), Somnuvis® S (Baldrianwurzel, Hopfenzapfen, Kava-Kava-Wurzelstock), tetesept Beruhigungskapseln Spezial (Baldrianwurzel, Hopfenzapfen), Valeriana comp.-Hevert® SL (Baldrianwurzel, Kava-Kava-Wurzelstock), Valeriana mild – Hevert (Baldrianwurzel, Passionsblumenkraut), Visinal® (Baldrianwurzel, Passionsblumenkraut, Hopfenzapfen), Vivnox Beruhigungstropfen/Beruhigungsdragees (Baldrianwurzel, Hopfenzapfen, Passionsblumenkraut)

▲ Mittel zur Behandlung depressiver Verstimmungszustände und leichter Depressionen

Johanniskraut: Aristoforat®, Biopharma Johanniskraut Kapseln, Cesradyston® 200, Divinal® Seda Kapseln, Esbericum®/-forte, florabio naturreiner Heilpflanzensaft Johanniskraut, Hyperforat®, Jarsin®, Jocapsan®, Kira®, Kneipp® Johanniskraut Pflanzensaft N, Kneipp® Johanniskraut-Tee N Wöripressan®, Kneipp® Pflanzendragees Johanniskraut 300, Neuroplant forte, Neurotisan 300, Psychatrin® N/-Tropfen, Psychotonin® M, Rephahyval®, Turineurin®
Kombinationen: Hewepsychon duo (Kava-Kava-Wurzelstock, Johanniskraut), Psychotonin®-sed. Kapseln, Valena N (Johanniskraut, Passionsblumenkraut, Baldrianwurzel)

▲ Mittel zur Behandlung von Kinetosen (Reisekrankheit)
Ingwerwurzelstock: Zintona®

• Immunsystem

▲ Mittel zur Anregung des Immunsystems

Purpursonnenhutkraut bzw. -wurzel: Cevitect® Echinacea Pastillen, Contra Infekt/-C, Echiherb Tabletten/Tropfen, Echinacea Hevert purp. Forte, Echinacin® Madaus Liquidum/Capsetten® Echinatruw®, Esberitox® mono, Immunopret®, naturreiner Pflanzensaft Sonnenhut-Echinacea-(florabio-Linie), Salus Echinacea-Tropfen, Resplant

Siehe auch Ginseng- und Eleutherokokk-Präparate unter „Mittel zur Behandlung von Konzentrationsschwäche und Hirnleistungsstörungen" und „Mittel zur Steigerung der körperlichen und geistigen Leistungsfähigkeit und Stärkung der Widerstandskräfte"

Kombinationen: Esberitox® N Lösung/-Tabletten/-Zäpfchen (Lebensbaumkraut, Purpursonnenhutwurzel, wilde Indigowurzel)

- **Anpassungsmechanismen**

▲ **Mittel zur Steigerung der körperlichen und geistigen Leistungsfähigkeit und Stärkung der Widerstandskräfte**

Eleutherokokk-Wurzel: Eleu-Kokk Lösung/-Dragees, Eleukokk M Lösung, Eleutherococcus Curarina Tropfen, Eleutherococcus Lomapharm, Eleutheroforce/-Kapseln, Eleutherokokk-Aktiv-Kapseln Sentico Mega, Konstitutin®/-forte, Kraft Wein

Ginseng-Wurzel: AlsiGinseng® pur, Ardey aktiv, Biopharma Ginseng Kapseln, Doppelherz Ginseng Stärkungskapseln, Gerivit®, Ginroy® forte, Ginsana, Ginsana Tonic, Ginsana® G115 (Kapseln und Lösung), Ginsavita-Dragees V, Ginseng Aktiv, Kneipp® Ginseng Dragées, Kneipp® Ginseng, Korea Ginseng extra stark, Kumsan Ginseng Much (Kapseln und flüssig), Orgaplasma, Solaguttae Ginseng Kapseln N, Tai Ginseng forte (Pastillen und flüssig).

Anmerkung: Bezüglich der Arzneidrogen, für die keine Handelspräparate verfügbar sind, sei auf die im Textteil aufgeführten Zubereitungsvorschriften sowie auf die Tabelle Teerezepte verwiesen.

Literatur

Albus, G. A.: Rezidivierende Kniegelenksergüsse als fragmentäres Zeichen eines prämenstruellen Syndroms. Med. Welt 17 (1966), 1921–1923.

Amann, K., Maiwald, L.: Wie beeinflussen Bitterstoffe die Pepsin- und Säuresekretion im Magen? natura med 1/2, 38 (1988).

Ammon, H. P. T.: Möglichkeiten und Grenzen der Selbstmedikation mit Phytopharmaka. Z. Phytother. 10 (1989), 167–174.

Ammon, H. P. T., Kaul, R.: Crataegus: Herz-Kreislauf-Wirkung von Crataegusextrakten, Flavonoiden und Procyanidinen. Teil 2. Wirkungen auf das Herz. Dtsch. Apoth. Ztg. 134 (1994), 2521–2535.

Ammon, H. P. T., Kaul, R.: Crataegus: Herz-Kreislauf-Wirkung von Crataegusextrakten, Flavonoiden und Procyanidinen. Teil 3. Wirkungen auf den Kreislauf Dtsch. Apoth. Ztg. 134 (1994), 2631–2636

Attelmann, H., Bends, K, Hellenkemper, H., Reichert, J., Warkalla, H. J.: Ergebnisse der Behandlung von Frauenkrankheiten mit Agnolyt®. Z. präklin. Geriatrie 2 (1972), 239–243.

Bahner, U., Heidland A.: Erkrankungen der Harnwege, der Nieren und der Blase. In: M. Classen, V. Diehl, K. Kochsiek (Hrsg.): Innere Medizin. Urban & Schwarzenberg, München, Wien, Baltimore (1991), 1250–1264

Batz, H., Busanny-Caspari, E., Viehmann, P.: Eine Multicenterstudie mit Gitoformat, dem pentaformylierten Ester des Gitoxins. Medizinische Klinik & Praxis, Sondernummer 2, 61 (1980)

Bauer, R.: Phytotherapie-Tagung 1992. Z. Phytother. 14 (1993), 23.

Bauer, R., Czygan, F.-Ch., Franz, G., Ihrig, M., Nahrstedt, A., Sprecher, E.: Pharmazeutische Qualität, Standardisierung und Normierung von Phytopharmaka. Z. f. Phytother. 15 (1994), 82–91.

Bauer, R., Remiger, P., Jurcic, K., Wagner, H.: Beeinflussung der Phagozytose-Aktivität durch Echinacea-Extrakte. Z. f. Phytother. 10 (1989), 43–48.

Bauer, R., Wagner, H.: Echinacea. Handbuch für Ärzte, Apotheker und andere Naturwissenschaftler. Wissenschaftliche Verlagsgesellschaft mbH Stuttgart, 1990.

Baumann, J. Ch., Heintze, K., Muth, H.-W.: Klinisch-experimentelle Untersuchungen der Gallen-, Pankreas- und Magensekretion unter den phytocholagogen Wirkstoffen einer Carduus-marianus-Chelidonium-Curcuma-Suspension. Arzneim.-Forsch. 20 (1971), 98–101.

Baumann, J. CH.: Über die Wirkung von Chelidonium, Curcuma, Absinth und Carduus marianum auf die Galle- und Pankreassekretion bei Hepatopathien. Med. Mschr. 29 (1975), 173–180.

Bayer, H., Frei-Kleiner, S., Schreiber, H.: Da hilft die Passionsblume, Erfahrungsbericht. Ärztl. Praxis 21. (1991), 13–16.

Becker, H.: Hemmung der Prolaktinsekretion. T. W. Gynäkologie 6. (1991), 2–10.

Becker, H., Ebeling, L.: Konservative Therapie der benignen Prostata-Hyperplasie (BPH) mit Cernilton forte. Urologe B 28 (1988), 301–306.

Belcaro, G., Rulo, A., Candiani, C.: Evaluation of the microcirculatory effects of Venuroton in patients with chronic venous hypertension by laserdoppler flowmetry trancutaneous

PO$_2$ and PCO$_2$ measurements, leg volumetry and ambulatory venous pressure measurements. Vasa. 18 (1989), 146–151.

Bendel, R., Bendel, V., K. Renner, V. Carstens, K. Stolze: Zusatzbehandlung mit Esberitox N bei Patientinnen mit chemo-strahlentherapeutischer Behandlung eines fortgeschrittenen Mammakarzinoms. Onkologie 12 (1989), Beilage zu No. 3, 32–38.

Beuscher, N., Scheit, K.H., Bodinet, C., Kopanski, L.: Enhanced release of interleukin-1 from mouse macrophages by glycoproteins and polysaccharides from Baptisia tinctoria and Echinacea species. Planta Med. 55 (1989), 660.

Bierhoff, E., Vogel, J., Vahlensieck, W.: Begleitkongestion bei benigner Prostatahyperplasie (BPH). In: W. Vahlensieck, G. Rutishauser (Hrsg.) Benigne Prostatopathien. Thieme Verlag, Stuttgart, New York 1992.

Block, T., Breul, J., Schmid, F., Hartung, R., Rotter, M., Busch, R.: Einfluß entzündlicher Prostataveränderungen auf PSA-Serumkonzentrationen. Z. Urologie 4 (1992), 199–201.

Blockhorst, H., Gollnick, N., Guran, S., Heinrich, H. J., Misic, B., Potthast, B., Vöpel, H.: Therapie des Herpes simplex in der Praxis. Ein Bericht zur Behandlung des Herpes simplex labialis mit Esberitox®. Zeitschr. Allgemeinmed. 58 (1982), 1795–1798.

Blumenröder, von W. O.: Angina lacunaris: Eine Untersuchung zum Thema „Steigerung der körpereigenen Abwehr". Zeitschr. Allgemeinmed. 61 (1985), 271–273.

Blunck, K. D.: Infektanfälligkeit im Kinderheim – Abwehrkräfte steigern. der kinderarzt 14 (1983), 991–992.

Bock, H. E.: Die Phytotherapie und ihre medizinische Relevanz. In: H. G. Menßen (Hrsg.) Phytotherapeutische Welt, pmi-pharm & medical inform. Verlags-GmbH, Frankfurt/Main, (1983), S. 5–14.

Böhm, K.: Untersuchungen über choleretische Wirkungen einiger Arzneipflanzen. Arzneim. Forsch. 9 (1959), 376–378.

Boesel, R., Schilcher, H.: Composition of the essential oil of Agropyrum repens rhizoma. Planta Med. 55 (1989), 399–401.

Bohn, B., Nebe, C. T., Birr, C.: Flow-cytometric studies with Eleutherococcus senticosus extract as an immunomodulatory agent. Arzneimittelforsch./Drug Res. 37 (1987), 1193–1196.

Bohn, I. U.: Pimpinella saxifraga und Pimpinella major – Die Kleine und große Bibernelle. Z. f. Phytother. 12 (1991), 98–104.

Boucard, M., Delonca, H.: Synergie ou antagonisme d'action du nebulisat de Fumeterre vis-a-vis du sodium dehydrocholate. Ann. Pharm. Fr. 24 (1966), 681–685.

Brand, N.: Cynara scolymus L. – Die Artischocke. Z. f. Phytother. 11 (1990), 169–175.

Brasseur, T.: Études botaniques, phytochimiques et pharmacologiques consacrées au Thym. J. Pharm. Belg. 38 (1983), 261–272.

Braun, R., Dittmar, W., Hübner, G. E., Maurer, H. R.: In-vivo Einfluß von Valtrat/Isovaltrat auf Knochenmarkzellen der Maus und auf die metabolische Aktivität der Leber. Planta Med. 42, (1984), 1–4.

Brekhman, I. I.: Man and Biologically Active Substances. Pergamon Press, Kronberg/Taunus 1980.

Breu, W., Stadler, F., Hagenlocher, M., Wagner, H.: Der Sabalfrucht-Extrakt SG 291. Ein Phytotherapeutikum zur Behandlung der benignen Prostatahyperplasie. Z. f. Phytother. 13 (1992), 107–115.

Brieskorn, C. H.: Salbei – seine Inhaltsstoffe und sein therapeutischer Wert. Z. f. Phytother.12 (1991), 61–69.

Briley, M., Carilla, E., Fauran, F.: Permixon, a new treatment for benign prostatic hyperplasie, acts directly at the cytostolic androgen receptor in rat prostate. Br. J. Pharmac. 79 (1983), 327.

Broucke, C. O. van den, LEMLI, J. A.: Pharmacological and chemical investigations of Thyme liquid extracts. Planta Med. 39 (1980), 253–254.

Broucke, C. O. van den, LEMLI, J. A.: Pharmacological and chemical investigations of Thyme liquid extracts. Planta Med. 41 (1981), 129–135.

Buck, A. C., Cox, R., Rees, R. W. M., Ebeling, L., John, A.: Treatment of outflow tract obstruction due to benign prostatic hyperplasia with the pollen extract Cernilton. Brit. J. Urology 66 (1990), 398–404.
Busanny-Caspari, E., Rietbrock, N., Trense, U., Ulbrich, M.: Indikationen: Funktionelle Herzbeschwerden, Hypotonie und Wetterfühligkeit. Eine Multicenterstudie der Phase IV zur Wirkung und Verträglichkeit von Diacard. Therapiewoche 36. (1986), 2545–2550.
Caine, M., Pfau, A., Perlberg, S.: The use of alpha adrenergic blockers in benign prostatic obstruction. Br. J. Urol. 48 (1976), 255–263.
Caine, M., Raz, S., Ziegler, M.: Adrenergic and cholinergic receptors in the human prostate, prostatic capsule, and bladder neck. Br. J. Urol. 27 (1975), 193–202.
Cappelli, R., Nicora, M., Di Perri, T.: Use of extract of Ruscus aculeatus in venous disease in the lower limbs. Drugs Exp. Clin. Res.14 (1988), 277–283.
Carilla, E., Briley, M., Fauran, F., Sultan, Ch., Duvilliers, C.: Binding of permixon, a new treatment for prostatic benign hyperplasia, to the cytostolic androgen receptor in the rat prostate. J. Steroid Biochem. 20 (1984), 521–523.
Carle, R.: Pflanzliche Antiphlogistika und Spasmolytika. Z. f. Phytother. 9 (1988), 67–76.
Carle, R., Isaac, O.: Die Kamille – Wirkung und Wirksamkeit: Ein Kommentar zur Monographie Matricaria flos (Kamillenblüten). Z. f. Phytother. 8 (1987), 67–77.
Casarosa, C., Cosco di Coscio, M., Fratta, M.: Lack of effects of a lycosterolic extract of Serenoa repens on plasma levels of testosterone, follicle-stimulating hormone, and luteinizing hormone. Clin. Terap. 5 (1988), 585–588.
Champault, G., Bonnard, A. M., Caquil, J., Patel, J. C.: Traitement médical de l'adenome prostatique. Ann. Urol. 18 (1984), 407–410.
Chang, Y. S., Lee, J. Y., Kim, C. W.: The effect of ginsenoside-triol on the postoperative recovery in gynecological patients. In: Korea Ginseng Research Institue (ed.): Proceedings 2nd Internat. Ginseng Symposium, Seoul, Korea (1978), 79–86.
Chang, Y. S., Park, C. I., Noh, H. I.: The effect of Panax ginseng on the postoperative radiation complication in cervical cancer patients. In: Korea Ginseng Research Institue (ed.): Proceedings 3rd Internat. Ginseng Symposium, Seoul, Korea (1980), 197–205.
Cioca, C., Margianu, C., Cucu, V.: The saponins of Hedera helix with antibacterial activity. Pharmazie 33 (1978), 609–610.
Coeugniet, E., Kühnast, R.: Rezidivierende Candidiasis – Adjuvante Immuntherapie mit verschiedenen Echinacin-Darreichungsformen. Therapiewoche 36 (1986), 3352–3358.
Cohen, R. A., Kucera, L. S., Herrmann, E.-C. jr.: Antiviral activity of Melissa officinalis extract. Proc. Soc. exp. Biol. Med. 120 (1964), 431–434.
Cooper, B., Bickel, T.: Prävalenz und Inzidenz von Demenzerkrankungen in der Altenbevölkerung. Ergebnisse einer populationsbezogenen Längsschnittstudie in Mannheim. Nervenarzt 60 (1989), 472–482.
Creutzig, A.: Krankheiten der Gefäße. In: M. Classen, V. Diehl, K. Kochsiek (Hrsg.): Innere Medizin. Urban & Schwarzenberg, München, Wien, Baltimore (1991), 913–920.
Czygan, F.-C.: Foeniculum vulgare – Der Fenchel. Z. f. Phytother. 8 (1989), 82–85.
Czygan, F.-C.: Taraxacum officinale WIGGERS – Der Löwenzahn. Z. f. Phytother. 11 (1990), 99–102.
Czygan, F.-C.: Anis (Anisi fructus DAB 10) – Pimpinella anisum L. Z. f. Phytother. 13 (1992), 101–106.
Czygan, F.-C., Hänsel, R.: Thymian und Quendel – Arznei- und Gewürzpflanzen. Z. f. Phytother. 14 (1993), 104–110.
de Duve, Ch.: Das Altern der Zelle. In: Zyma (Ed.): Interdisziplinäre Gerontologie. Forum Medici, Zymae AG, Nyon, Switzerland 1979, S. 8–18.
Deininger, R.: Gewürznelken (Syzygium aromaticum) und Nelkenöl – aktuelle Phytopharmaka. Z. f. Phytother. 12 (1991), 205–212.
Demling, L., Steger, W.: Zur Rechtfertigung der Volksmedizin: Pfefferminze und Zwiebel. Fortschr. Med. 37 (1969) 1305–1306.

Dew M. J., Evans, B. K., Rhodes, J.: peppermint oil: a multicentre trial. Br. J. Clin. Pract. 38 (1984), 394–395.
Dittmar, F. W., Böhnert, K.-J., Peeters, M., Albrecht, M., Lamertz, M., Schmidt, U.: Prämenstruelles Syndrom. Behandlung mit einem Phytopharmakon. TW Gynäkologie 5 (1992), 60–68.
Dorn, M.: Pharmakologische Wirkungen und therapeutischer Einsatz von Curcuma xanthorrhiza [Curcumen]. therapeutikon 5 (Sonderheft 1991), 21–24.
Dorsch, W., Loew, D., Meyer, E., Schilcher, H.: Empfehlungen von monographierten Arzneidrogen und ihren Zubereitungen. Kooperation Bonn (Hrsg.) 1993.
Düker, E. M., Kopanski, L., Jarry, H., Wuttke, W.: Effects of extracts from Cimcifuga racemosa on gonadotropin release in menopausal women and ovariectomized rats. Planta Med. 57 (1991), 420–424.
Ecker-Schlipf, Wie hoch ist das allergene Potential des Perubalsams einzuschätzen? Z. f. Phytother. 13 (1992), 196–197.
Eichenholz, A.: Experimentelle Untersuchung über pflanzliche Cholagoga. Inauguraldissertation München 1949.
Emili, E., Lo Cigno, M., Petrone, U.: Risultati clinici su un nuovo farmaco nella terapia dell'ipertrofia della prostata (Permicon). Urologia 50 (1983), 1042–1049.
Ernst, E.: Die Artischocke – eine Heilpflanze mit Geschichte und Zukunftsperspektiven. natura med 10 (1995), 30–35.
Evans, D. A., Funkenstein, H. H., Albert, M. S., Scherr, A., Cook, N. R., Chown, M. J., Herbert, L. E., Hennekens, C. H., Taylor, J. O.: Prevalence of Alzheimer's disease in a community population of older persons. Higher than previously reported. JAMA 262 (1989), 2551–2556.
Fang, J., Proksch, A., Wagner, H.: Immunology active polysaccharides of Acanthopanax senticosus. Phytochem. 24 (1985), 2619–2622.
Fassl, H.: Vor- und Nachteile offener Feldstudien. In: Victor, N., J. Dudeck, E.P. Broszio (Hrsg.): Therapiestudien 33: 26. Jahrestagung der GMDS, Gießen 1981, Proceedings.
Fassl, H.: Biometrische Bewertung von Studien der Phase IV. In: Platt, D. (Hrsg.): Betablocker in der Geriatrie. MMW Medizin, München 1984.
Faust, V., Hole, G., Wolfersdorf, M.: Depressionen. In: V. Faust (Hrsg.):Psychiatrie. Ein Lehrbuch für Klinik, Praxis und Beratung. Gustav Fischer Verlag, Stuttgart, Jena, New York 1995, S. 111–142.
Fauve, R. M.: Inflammation and host resistance against pathogens. In: G. H. Werner, F. Flocch (eds.) The Pharmacology of Immunoregulation. Academic Press, London/New York/San Francisco 1978, S. 319–334.
Feldmann, H. U., Albrecht, M., Lamertz, M., Böhnert, K.-J.: Therapie bei Gelbkörperschwäche bzw. prämenstruellem Syndrom mit Vitex-agnus-castus-Tinktur. gyne 11 (1990), 421–425.
Fintelmann, V.: Möglichkeiten und Grenzen der Phytotherapie in der Klinik. Z. f. Phytother. 8 (1987), 1–5.
Fintelmann, V.: Möglichkeiten und Grenzen der Phytotherapie bei Magen-Darm-Krankheiten 10 (1989), 29–30.
Fintelmann, V.: Befund und Befindlichkeit. Zeitschr. f. Phytotherapie 11 (1990a), 10–13.
Fintelmann, V.: Moderne Phytotherapie am Beispiel gastroenterologischer Erkrankungen. Z. f. Phytother. 11 (1990b), 161–166).
Fintelmann, V.: Klinisch-ärztliche Bedeutung des Hopfens. Z. f. Phytother. 13 (1992), 165–168.
Fintelmann, V., Menßen, H. G., Siegers, C.-P.: Phytotherapie Manual. Pharmazeutischer, pharmakologischer und therapeutischer Standard. 2. Aufl. Hippokrates Verlag, Stuttgart 1993.
Fischer, H.: Phytotherapie der Venenerkrankungen. Z. f. Phytother. 6 (1985), 33–38.
Forster, H. B., Niklas, H., Lutz, S.: Antispamodic effects of some medical plants. Planta Medica 35 (1979), 309–319.

Forth, H., Beuscher, N.: Beeinflussung der Häufigkeit banaler Erkältungsinfekte. Zeitschr. Allgemeinmed. 57 (1981), 2272–2275.
Frank, D.: Die Selbstmedikation. Behandlung auf eigene Faust? medizin heute 3/94 (1994), 15–20.
Franke, H.: Das Wesen der Polypathie bei Hundertjährigen. In: R. Schubert, A. Stoermer: Multimorbidität. Werkverlag Dr. E. Banaschewski, München-Gräfelfing 1973.
Freitag, U., Stammwitz, U.: Reduzierte Krankheitsdauer bei Pertussis durch unspezifisches Immunstimulans. der kinderarzt 15 (1984), 1068–1071.
Friederich, H. C., Vogelsberg, H., Neiss, A.: Ein Beitrag zur Bewertung von intern wirksamen Venenpharmaka. Z. Hautkr. 53 (1978). 369–374.
Fröhlich, S.; Die antibakterielle und fungizide Wirkung verschiedener ätherischer Öle. Naturheilpraxis 35 (1982), 1118–1119.
Gäbler, H.: Curcuma xanthorrhiza ROXBURGH. Die Heilkunst 90 (1977), 378.
Gebhardt, R.: Artischockenextrakt – In-vitro-Nachweis einer Hemmwirkung auf die Cholesterinbiosynthese. Med. Welt 46 (1995), 348–350.
Gebhardt, R.: Protektive antioxidative Wirkungen von Artischockenextrakt an der Leberzelle. Med. Welt 46 (1995), 393–395.
Glaeske, G.: Studie der AOK zur Arzneiverordnung 1991. DAZ Apotheker Zeitung 7, No. 49 (1991), 3.
Gleason, P. E., Jones, A., Regan, J. S., Salvas, D. B., Eble, J. N., Lamph, W. W., Vlahos, W. J., Huang, W.-L., Falcone, J. F., Hirsch, K. S.: Platelet derived growth factor (PGDF), androgens and inflammation: possible etiologic factors in the developement of prostatic hyperplasia. J. Urol. 149 (1993), 1586–1592.
Göhring, E.: Wie Fieber die Immunabwehr anregt. Ärztliche Praxis 28 (1986), 1089.
Goetz, P.: Die Behandlung der benignen Prostatahyperplasie mit Brennesselwurzeln. Z. f. Phytother. 10 (1989), 175–178.
Gohla, S., Neth, R.-D.: Gezielte Immunstimulation durch eine Polysaccharidfraktion aus Thuja occidentalis L. therapeutikon 2 (1988), 717–725.
Goldberg, A. S., Mueller, E.C., Eigen, E., DeSalva, S. J.: Isolation of the anti-inflammatory principle from Achillea millefolium (compositae). J. Pharmac. Sc. 58 (1969), 938–941.
Gross, W. L., Maerker-Alzer, G.: Die Erkrankungen des rheumatischen Formenkreises. In: M. Classen, V. Diehl, K. Kochsiek: Innere Medizin. Verlag Urban & Schwarzenberg, München–Wien–Baltimore 1991.
Hänsel, R.: Pflanzliche Sedativa: Informierte Vermutung zum Verständnis ihrer Wirkweise. Z. f. Phytother. 11 (1990), 14–19.
Hänsel, R.: Phytopharmaka: Grundlagen und Praxis. 2. völlig überarbeitete Auflage. Springer Verlag, Berlin, Heidelberg, New York 1991, S. 37.
Hänsel, R., Keller, K., Rimpler, H., Schneider, G. (Hrsg.): Hagers Handbuch der Pharmazeutischen Praxis Band 6 (1994).
Hänsel, R., Schulz, J.: Beitrag zur Qualitätssicherung von Baldrianextrakten. Pharm. Ind. 47 (1985), 531–533.
Hänsel, R., Woelk, H.: Arzneimitteltherapie heute. Phytopharmaka Bd. 6, Spektrum Kava-Kava. Aesopus-Verlag Basel 1994.
Hänsel, R., Wohlfahrt, R., Coper, H.: Versuche, sedativ-hypnotische Wirkstoffe im Hopfen nachzuweisen. Z. Naturforsch. 35c (1980), 1096–1097.
Hagenlocher, M., Romalo, G., Schweikert, H. U.: Spezifische Hemmung der 5α-Reduktase durch einen neuen Extrakt aus Sabal serrulata. Aktuelle Urologie 34 (1993), 147–150.
Hager, K., et al.: Der Myokardinfarkt im Alter – Besonderheiten und Prognose. med. welt. 40 (1989), 1206–1210.
Haller, J.: Testierung von Gestagenen. Therapiewoche 9 (1959), 481–484.
Haller, J.: Das Eingreifen von Pflanzenextrakten in die hormonellen Wechselbeziehungen zwischen Hypophyse und Ovar. Z. Geburtsh. Gynäkol. 156 (1961), 276–302.
Haller, J.: Kerngrößenveränderungen in Milzovund und Hypophyse. Z. Geburtsh. Gynäkol., 158 (1962), 1–15.

Hamacher, H., Krauss, A. H.-P.: Efeu-Monographie im Rahmen der Aufbereitung nach § 25 Abs. 7 AMG. Kooperation Phytopharmaka, Köln, Bonn, Frankfurt, Oberursel 1986.
Hammersen, F., Fischer, H., Bräuer H.: Blutfluß Venen und Oedeme. Zur Pathophysiologie des Niederdrucksystems. Müller & Steinicke, München 1985.
Harnischfeger, G., Stolze, H.: Bewährte Pflanzendrogen in Wissenschaft und Medizin. Notamed Verlag GmbH Homburg–Melsungen 1983, S. 30–39.
Helbig, G.: Unspezifische Reizkörpertherapie zur Infektprophylaxe. Med. Klinik 56 (1961), 1512–1514.
Helbig, L., Maiwald L.: Stimulation der Pankreassekretion. Z. f. Allgemeinmed. 60 (1984), 1082.
Hendriks, H., Bos, R., Woerdenbag, H. J., Koster, A. Sj.: Central nervous depressant activity of valerenic acid in the mouse. Planta Medica 51 (1985), 28–31.
Henschler, D., Hempel, K., Schultze, B., Maurer, W.: Zur Pharmakokinetik von Aescin. Arzneimittelforsch./Drug Res. 21 (1971), 1682–1692.
Herberg, K.-W.: Zum Einfluß von Kava-Spezialextrakt WS 1490 in Kombination mit Äthylalkohol auf sicherheitsrelevante Parameter. Blutalkohol 30 (1993), 96–105.
Hillebrand, M.: Die Behandlung de prämenstruellen Stomatitis aphthosa ulcerosa mit Agnolyt®. Z. Allg. Med. 43 (1967), 1577.
Hiller, K., Keipert, M., Linzer, B.: Triterpensaponine. Pharmazie 21 (1966), 713–751.
Hitzenberger G.: Die therapeutische Wirksamkeit des Roßkastaniensamenextraktes. Wiener Med. Wschr. 139 (1989), 385–389.
Hölzl, J.: Inhaltsstoffe und Wirkmechanismen des Johanniskrautes. Z. f. Phytother. 14 (1993), 255–264.
Holder, G. M.: The metabolism and excretion of Cucurmin (1,7-Bis-[4-hydroxy-3-methoxyphenyl]-1,6-heptadiene-3,5-dione) in the rat. Xenobiotica 8 (1978), 761–768.
Holm, E., Kowollik, H., Reinecke, A., v. Henning, G. E., Behne, F., Scherer, H.-D.: Vergleichende neurophysiologische Untersuchungen mit Valtratum/Isovaltratum und Extractum Valerianae an Katzen. Med. Welt 31 (1980), 982–990.
Hryb, D. J., Khan, M. S., Romas, N. A., Rosner, W.: The effect of extracts of the root of the stinging nettle (Urtica dioica) on the interaction of SHBG with ist Receptor on human prostatic membranes. Planta Med. 61 (1995), 31–32.
Hunold, W.: Klinische Erfahrungen mit dem Amphocholeretikum Oddibil bei primär und sekundär organischen sowie funktionellen Cholezysto- und Cholangiohepatopathien. Z. f. Allgemeinmed. 5 (1975), 237–241.
Inoue, H., Saito, K., Koshihara, Y., Murota, S.: Inhibitory effect of glycyrrhetinic acid derivatives of lipoxygenase and prostaglandin synthetase. Chem. Pharm. Bull. 34 (1986), 897–901.
Isaac, O.: Die Ringelblume. Wissenschaftl. Verlagsges. mbH, Stuttgart 1992.
Isaac, O.: Calendula officinalis L. – Die Ringelblume. Z. f. Phytother. 16 (1994), 357–370.
Jarry, H., Harnischfeger, G.: Untersuchungen zur endokrinen Wirksamkeit von Inhaltsstoffen aus Cimicifuga racemosa. Einfluß auf die Serumspiegel von Hypophysenhormonen ovariektomierter Ratten. Planta Medica 51 (1985) 46–49.
Jarry, H., Harnischfeger, G., Düker, E.: Untersuchungen zur endokrinen Wirksamkeit von Inhaltsstoffen aus Cimicifuga racemosa. In-vitro-Bindung von Inhaltsstoffen an Östrogenrezeptoren. Planta Medica 51 (1985), 316–319.
Jarry, H., Leonhardt, S., Wuttke, W., Behr, B., Gorkow, Ch.: Agnus castus als dopaminerges Wirkprinzip im Mastodynon® N. Z. Phytother. 12 (1991), 77–82.
Janssen, A. M., Scheffer, J. J. C., Svendsen, A. B.: Antimicrobal activity of essential oils. Pharm. Weekbl. (Sci.) 9 (1987), 193–197.
Jesdinski, H. J. (Hrsg.): Arzneimittelprüfrichtlinien – Klinische Prüfung. Schattauer Verlag, Stuttgart, New York 1983.
Jordan, E.: Chemische und immunologische Untersuchungen von Polysacchariden und anderen hochmolekularen Inhaltsstoffen aus Viscum album. Inauguraldissertation München 1985.

Karsten, H.: Der Einfluß der Duft-Farb-Ton-Therapie bei psychosomatischen Erkrankungen. Haug Verlag, Heidelberg 1975.
Kartnig, Th.: Cetraria islandica – Isländisches Moos. Z. f. Phytother. 8 (1987), 127–130.
Kasper, S., Ruhrmann, S.: Angst und Panikstörung: Arzneimitteltherapie. 11 (1993), 118–127.
Kastner, U., Sosa, S., Tubaro, A., Breuer, J., Rücker, G., Della Loggia, R., Jurenitsch, J.: Antiedematous activity of sesquiterpene lactones from different taxa of the Achillea millefolium group. Planta Medica 59, Suppl. A (1983), 669.
Kaufmann, S. H. E. (Ed.): Heat Shock Proteins and Immunresponse. Springer Verlag, Berlin, Heidelberg–New York 1991.
Kirchhoff, R., Beckers, C., Kirchhoff, G., Trinczek-Gärtner, H., Petrowicz, O., Reimann, H. J.: Steigerung der Cholerese durch Artischockenextrakt – Ergebnisse einer Plazebokontrollierten Doppelblindstudie. Ärztl. Forschung 40 (1993), 1–12.
Kirchhoff, R., Beckers, C., Kirchhoff, G., Trinczek-Gärtner, H., Petrowicz, O., Reimann, H. J.: Increase in choleresis by means of artichoke extract. Phytomedicine 1 (1994), 107–115.
Kleist, S. V., et al.: Klinische Studie zur Therapie des peptischen Ulkus mit deglycyrhiziniertem Succus liquiritiae (Caved-S) bei bestehender relativer Kontraindikation gegen Carbenoxolon-Natrium. Akt. Gastrologie 7 (1978), 175–180.
Knof, M., Maiwald, L.: Zur Wirkungsweise eines pflanzlichen Kombinationspräparates. Z. f. Allgemeinmed. 60 (1984), 1082–1085.
Kober, G.: Die koronare Herzkrankheit. In: E. Lang (Hrsg.): Praktische Geriatrie, Enke Verlag, Stuttgart 1988, S. 213–217.
Koch-Heitzmann, I.: Marsdenia cundurango. Z. f. Phytother. 8 (1987), 38–41.
Kolodziej, H.: Sesquiterpenlactone – Biologische Aktivitäten. Dtsch. Apoth. Ztg. 133 (1993), 1795–1805.
Konopa, J., Privett, O. S., Jenkin, H. M., Goldin, A.: In: Current Chemotherapy. Proceedings of the 10th Int. Congr. of Chemotherapy, Vol. II, Ed.: W. Siegenthaler und R. Lüthy (1978).
Korting, H. C., Schäfer-Korting, M., Hart, H., Laux, P., Schmid, M.: Antiinflammatory activity of hamamelis destillate applied topically to the skin. Eur. J. Clin. Pharmacol. 44 (1993), 315–318.
Krieg, H.: Urologisches Werkstattgespräch, Pollen und Prostata. Fortschr. Med. 106, 50. Suppl. (1988), 1–18.
Krieglstein, J.: Pharmaka zur Dämpfung des Zentralnervensystems (Sedativa, Hypnotika, Narkotika). In: C.-J. Estler (Hrsg.) Pharmakologie und Toxikologie, Schattauer Verlag Stuttgart, New York 1995, S. 154–176.
Kuppermann, H., Wetchler, B. B., Blatt, M. H. G.: Contemporary therapy of the meopausal syndrom. J. Amer. Med. Ass. 171 (1959), 1627–1637.
Lane C. G., et al.: Arch. Derm. Syph., 54 (1946), 497–501.
Lauressergues, G., Vilain, P.: Pharmacological activities of Ruscus extract on venous smooth muscle. Inter. Angio 3, Suppl. 1 (1984), 70–73.
Laux, P., Oschmann, R.: Die Zaubernuß – Hamamelis virginiana L. Z. f. Phytother. 14 (1993), 155–166.
Leathwood, P. D., Chauffard, F., Heck, E., Munoz-Box, R.: Aqueous extract of valerian root (Valeriana officinalis) improves sleep quality in man. Pharmacolog Biochemistry Behaviour 17 (1982), 65–71.
Leathwood, P. D., Chauffard, F.: Quantifying the effects of mild sedatives. J. Psychiatr. Res. 17 (1982/3), 115–22.
Leathwood P. D., Chauffard F.: Aqueous extract of valerian reduces latency to fall asleep in man. Planta Med. 32 (1985), 144–148.
Legowski, S. H.: Röntgenologische Objektivierung karminativer Wirkung. Ärztl. Praxis 23 (1968), 1066–1068.
Leicester, R. J., Hunt, R. H.: Peppermint oil to reduce colonic spasm during endoscopy (letter). Lancet 2/8305 (1982), 989.

Leskow, P.: Behandlung bronchialer Erkrankungen mit dem Phytotherapeutikum Prospan. Z. f. Phytother. 6 (1985), 54–61.
Liesen, H., Kleiter, K., Mücke, S., Order, U., Widenmayer, W., Riedel, H.: Leukozyten und Lymphozytenpopulationen bei den Spielern der Feldhockeymannschaft während der Olympiavorbereitung 1988. Dtsch. Z. Sportmed. 40 (1989), Sonderheft, 1–8.
Loew, D. A., Loew, A. D.: Pharmakokinetik von herzglykosidhaltigen Pflanzenextrakten. Z. f. Phytother. 15 (1994), 197–202.
Loschen, G., Ebeling L.: Hemmung der Arachidonkaskade durch einen Extrakt aus Roggenpollen. Arzneimittelforsch./Drug Res. 41 (1991), 162–170.
Maier, M.: Ältere Menschen bekommen zu viele Medikamente. Deutsche Apotheker Zeitung 131(1991), 2176–2177.
Maiwald, L., Schwantes, P. A.: Curcuma xanthorrhiza Roxb. Eine Heilpflanze tritt aus dem therapeutischen Schattendasein. Z. f. Phytother. 12 (1991), 35–45.
Masaki, H., Atsumi, T., Sakurai, H.: Protective activity of hamamelitannin on cell damage induced by superoxide anion radicals in murine dermal fibroblasts. Biol. Pharmac. Bull. 18 (1995a), 59–63.
Masaki, H., Sakaki, S., Atsumi, T., Sakurai, H.: Active-oxygen scveging activity of plant extracts. Biol. Pharmac. Bull. 18 (1995b), 162–166.
Mattei, F. M., Capone, M., Acconcia, A.: Medikamentöse Therapie der benignen Prostatahyperplasie mit einem Extrakt der Sägepalme. Therapiewoche Urologie, Nephrologie 2 (1990), 346–350.
Matzkies, F., Frühwirth, I.: Sonographische Untersuchung der Wirkung eines Pflanzenauszuges auf die Gallenblasenkinetik. Z. f. Phytother. 9 (1988), 171–173.
May, G., Willuhn G.: Antivirale Wirkung wäßriger Pflanzenextrakte in Gewebekulturen. Arzneimittel-Forsch./Drug Res. 28 (1978), 1–7.
Mayr, A., Raettig, H., Stickl, H., Alexander, M.: Paramunität, Paramunisierung und Paramunitätsinducer I u. II. Fortschr. Med. 97 (1979), 1159–1166 und 1205–1210.
Meier, B., Liebi, M.: Salicinhaltige pflanzliche Arzneimittel. Überlegungen zur Wirksamkeit und Unbedenklichkeit. Z. f. Phytother. 11 (1990), 50–58.
Melchart, D., Linde, K., Worku, F., Bauer, R., Wagner, H.: Immunmodulation mit Echinaceahaltigen Arzneimitteln. Forschende Komplementärmedizin 1 (1994), 27–36.
Melchert, H.-U.: Der tatsächliche Medikamentenkonsum alter Menschen. Geriatrie Praxis 3, No. 3 (1991), 28–36.
Meyer-Wegener, J., Liebscher, K., Hettich, M., Kastner H.-G.: Efeu versus Ambroxol bei chronischer Bronchitis. Eine Doppelblindstudie zum Vergleich der klinischen Wirksamkeit und Verträglichkeit von Efeublätterextrakt und Ambroxol. Z. Fallg. Med. 69 (1993), 61–66.
Michel, D.: Der Myokardinfarkt. In: E. Lang (Hrsg.): Praktische Geriatrie, Enke Verlag, Stuttgart 1988, S. 218–222.
Misra, V., Misra, R. N., Unger, W. S.: Role of nutmeg in prostaglandin biosynthesis. Ind. J. Med. Res. 67 (1978), 482–484.
Möse, J. B.: Zur Wirkung von Echinacin auf Phagozytoseaktivität und natural kiiller cells. Med. Welt 34 (1983), 1463–1467.
Moorhead, L. D.: Contributions to the physiology of the stomach. XXVIII. Studies on the action of bittertonics on the secretion of the gastric juice. J. Pharmacol. Exp. Ther. 7 (1955), 577.
Mutschler, E.: Sachverständigengutachten zu Prospan. Universität Frankfurt/Main 1982.
Nahrstedt, A.: Drogen und Phytopharmaka mit sedierender Wirkung. Z. f. Phytother. 6 (1985), 101–109.
Neumann-Mangoldt, P.: Erfahrungen bei der Behandlung von Gallenwegserkrankungen mit Panchelidon. Med. Welt 28 (1977), 181–185.
Oyen, R. H.: Contemporary imaging of the prostate. In: Z. Petrovich, L. Baert (Eds.) Benign Prostate Hyperplasia. Springer Verlag, Berlin, Heidelberg, New York 1994, p. 1–16.

Paris, R.: Sur l'action tranquillisante de quelques plants medicinales. Ann. Pharm. Fr. 21 (1963), 389–397.
Pasechnik, I. K.: Analysis of choleretic properties specific to flavonoid compounds obtained from mentha piperita. Farmakol. Toksikol. 29 (1966), 735–737.
Pauschinger, P.: Klinisch experimentelle Untersuchungen zur Wirkung von Venostasin® retard auf die transkapilläre Filtration und das intravasale Volumen an Patienten mit chronisch venöser Insuffizienz. Phlebologie und Proktologie 16 (1987), 57–61.
Pethö, A.: Oft hilft schon Wanzenkraut. Ärztl. Praxis 39 (1987), 1551.
Pfister, R.: Zur Problematik der Behandlung und Nachbehandlung chronischer Dermatosen. Fortschr. Med. 99 (1981), 1264–1268.
Pohl, P.: Zur Therapie der strahlenbedingten Leukopenie mit Esberitox®. Ther. Gegenw. 109 (1970), 902–906.
Propping, D., Böhnert, K.-J., Peeters, M., Albrecht, M., Lamertz, M.: Vitex agnus-castus. Behandlung gynäkologischer Krankheitsbilder. therapeutikon 5 (1991), 581–585.
Quadripur, S. A.: Medikamentöse Beeinflussung der Phagozytosefähigkeit der Granulozyten. Ther. Gegenw. 115 (1976), 1072.
Ratishauser, G., Spitteler, G., Bartsch, W., Wichtl, M., Friesen, A.: 3. Klinisch-experimentelle Konferenz zu Fragen der benignen Hyperplasie, Sevilla, 1.–4. November 1990.
Rauwald, H. W., Janssen, B.: Desglucorucin und Desglucorutosid als Leitstoffe des Ruscus-aculeatus-Wurzelstocks. Pharm. Z. Wiss. 1 (1988), 61–68.
Rees, W. D. W., Evans, B. K., Rhodes, J.: Treating irritable bowel syndrome with peppermint oil. Brit. Med. J., II (1985), 835–838.
Reiter, M., Brand, W.: Relaxant effects of essential oils on tracheal and ileal smooth muscles of the guinea pig. Arzneim.-Forsch./Drug Red. 21 (1985), 408–414.
Reuter, H. D.: Spektrum Weißdorn und andere herzwirksame Phytopharmaka. Arzneimitteltherapie heute. Phytopharmaka Bd. 3. Aesopus Verlag, Basel 1991.
Reuter, H. D.: Spektrum Allium sativum L. Arzneimitteltherapie heute. Phytopharmaka Bd. 1, 2. aktual. Auflage. Aesopus Verlag, Basel 1991b.
Reuter, H. D.: Spektrum Mariendistel und andere leber- und gallewirksame Phytopharmaka. Arzneimitteltherapie heute: Phytopharmaka Bd. 4, Aesopus-Verlag Basel 1992.
Reuter, H. D.: Hypericum als pflanzliches Antidepressivum. Z. f. Phytother. 14 (1993), 239–254.
Reuter, H. D.: Spektrum Ginkgo biloba. Arzneimitteltherapie heute. Phytopharmaka Bd. 5. Aesopus, Basel 1993.
Reuter, H. D.: Crataegus als pflanzliches Kardiakum. Z. f. Phytother. 15 (1994a), 73–81.
Reuter, H. D.: Spektrum pflanzliche Erkältungsmittel. Arzneimitteltherapie heute. Phytopharmaka Bd. 7. Aesopus, Basel 1994b.
Reuter, H. D.: 5. Phytotherapiekongreß in Bonn. Z. f. Phytother. 15 (1994c) 17–27.
Reuter, H. D.: Pflanzliche Gallentherapeutika (Teil II). Gemeinsames Symposium der Gesellschaft für Arzneipflanzenforschung und der Gesellschaft für Phytotherapie, 11.–12. November 1994. Z. Phytother. 16 (1995), 81.
Reuter, H. D.: Allium sativum and Allium ursinum: Part 2. Pharmacology and medicinal application. Phytomed. 2 (1995b), 73–91.
Reuter, H. D., Sendl, A.: Allium sativum and Allium ursinum: Chemistry, pharmacology and medicinal applications. In: H. Wagner, N. R. Farnsworth (Eds.): Economic and Medicinal Plant Research Vol. 6. Academic Press, London, San Diego, New York 1994d.
Riedel, E., Hänsel, R., Ehrke, G.: Hemmung des γ-Aminobuttersäureabbaus durch Valerensäurederivate. Planta medica 46 (1982), 219–220.
Römmelt, H., Drexel, H., Dirnagl, K.: Wirkstoffaufnahme aus pflanzlichen Badezusätzen. Die Heilkunst 91 (1978), 249–256.
Römmelt, H., Zuber, A., Dirnagl, K., Drexel H.: Zur Resorption von Terpenen aus Badezusätzen. Münch. Med. Wochenschrift 11 (1974), 537–540.
Roth, L., Daunderer, M., Kormann, K.: Giftpflanzen und Pflanzengifte. 2. Aufl. Ecomed Verlagsges. m.b.H. Landsberg/München 1984.

Rudkowski, Z., Latos, T.: Hedera Helix: Wirksam bei Bronchitis im Kindesalter. Ärztl. Praxis 80 (1980), 2561–2562.
Sartor, K. J.: Zur Wirksamkeit von Esberitox® in der Behandlung strahlenbedingter Leukopenien. Ther. Gegenw., 111 (1972), 1147–1150.
Sauter, M.: Phytochemische und andere Untersuchungen von cucurbita Pepo L. convar. citrullilina I. GREB. var. *styriaca* I. GREB. – Samen mit Hinblick auf mögliche prostatrop wirksame Inhaltsstoffe. Dissertation, Freie Universität Berlin (1984).
Schalla, W., et al.: Dermale und transdermale Absorption, Wiss. Verlagsgesellschaft Stuttgart, Bd. 4 (1982), S. 41.
Schilcher, H.: Die Kamille. Handbuch für Ärzte, Apotheker und andere Naturwissenschaftler. Wissenschaftliche Verlagsanstalt Stuttgart 1987.
Schilcher, H.: Phytotherapie in der Kinderheilkunde. Handbuch für Ärzte und Apotheker. Wissenschaftliche Verlagsges. mbH Stuttgart 1992.
Schilcher, H.: Kleines Heilkräuter-Lexikon, Walter Haedecke-Verlag, Weil der Stadt 1995.
Schilcher, H., Boesel, R., Effenberger, St., Segebrecht, S.: Neuere Untersuchungsergebnisse mit aquaretisch, antibakteriell und prostatotrop wirksamen Arzneipflanzen. Pharmakologische und phytochemische Untersuchungen von Goldrutenkraut, Birkenblättern, Wacholderbeeren, Gewürzsumachrinde, Liebstöckelwurzel, Queckenwurzel und Medizinalkürbissamen. Z. f. Phytother. 10 (1989), 77–82.
Schilcher, H.; Dunzendorfer, U., Ascali, F.: Delta-7-sterole, das prostatotrope Wirkprinzip in Kürbissamen. Urologe B 27 (1985), 2746–2748.
Schilcher, H., Elzer, M.: Drosera – Der Sonnentau: ein bewährtes Antitussivum. Z. f. Phytother. 14 (1993), 50–54.
Schilcher, H., Gärtner, Ch.: Blütenpollen. Was sagt die Wissenschaft dazu? Z. f. Phytother. 11 (1990), 77–80.
Schilcher, H., Heil, B. M.: Nierentoxizität von Wacholderbeerzubereitungen. Eine kritische Literaturauswertung von 1844 bis 1993. Z. f. Phytother. 15 (1994), 205–213.
Schilcher, H., Rau, H.: Nachweis der aquaretischen Wirkung von Birkenblätter- und Goldrutenkrautauszügen im Tierversuch. Urologe B 28 (1988), 274–280.
Schimmer, O., Merz, J.: Valepotriate in Baldrianpräparaten. Pharm. Ztg. 129 (1984), 56–58.
Schlemmer, F.: Deutsches Arzneiprüfungs-Institut: Tätigkeitsbericht für das Jahr 1968. Pharm. Ztg. 58 (1968), 1666–1667.
Schlesinger, M. J., Santoro, M. G., Garaci, E. (Eds.): Stress Proteins – Induction and Function. Springer Verlag, Berlin–Heidelberg, New York 1990.
Schmidt, J.: Besonderheiten der koronaren Herzkrankheit im Alter. Periskop. 21 (1991), 12–14.
Schmidt, K.: Die Wirkung eines Radix Urticae-Extrakts und einzelner Nebenextrakte auf das SHGB des Blutplasmas bei der benignen Prostatahypertrophie. Fortschr. Med. 101 (1985), 713–716.
Schmidt, U., Albrecht, M., Schenk, N.: Wirksamkeit eines pflanzlichen Immunstimulans doppelblind bestätigt. Der Allgemeinarzt 16 (1990), 984–987.
Schmidt, U., Harrer, G., Kuhn, U., Berger-Deinert, W., Luther, D.: Wechselwirkung von Hypericum-Extrakt mit Alkohol. Plazebo-kontrollierte Doppelblindstudie mit 32 Probanden. Z. f. interdiszplin. Fortbildung Nervenheilkunde 12 Sonderausg. 6a (1993) 314–319.
Schneider, E.: Avena sativa – Hafer als Heilpflanze? Z. f. Phytother. 6 (1985), 165–167.
Schütz, R.-M.: Geriatrie. In: M. Classen, V. Diehl, K. Kochsiek: Innere Medizin, Urban & Schwarzenberg München 1991, S. 1301–1316.
Seel, H.: In: Seel-Flamm-Kroeber: Pharmakodynamik deutscher Heilpflanzen, Stuttgart 1940: zit. nach Braun: Melissa officinalis – die Melisse. Z. Therapie 5 (1964), 297–302.
Selye, H.: A syndrome by diverse nocuous agents. Nature, 138 (1936), 32.
Selye, H.: Studies on adaptation. Endocrinology 21/2 (1937), 169-188.
Semon, F.: Über die Einwirkung des Wacholderbeer-Oeles auf den thierischen Organismus. Medizinische Zeitung 13 (1844), 85–87.

Shibata, S., Nishikawa, Y., Tanaka, M., Fukuoka, F., Nakanishi, M. Zeitschr. f. Krebsforschung 71 (1968), 102.
Siegers, C.-P.: Charakteristische Eigenschaften pflanzlicher Drogen – Bedeutung des Metabolismus ihrer Inhaltsstoffe, Vortrag Symposium Pflanzliche Gallentherapeutika 11.–12. Nov. 1994 Marburg/Lahn ref. in Reuter, H. D.: Pflanzliche Gallentherapeutika (Teil 1). Z. Phytother. 16 (1995),18–19.
Sonnenborn, U., Ginseng-Nebenwirkungen: Fakten oder Vermutungen? Med. Mon. Pharm. 12 (1989), 47–53.
Sonnenborn, U., Proppert, Y.: Ginseng (Panax ginseng C. A. Meyer). Z. f. Phytother. 11 (1990), 35–49.
Sorkin, B.: Hametum Salbe, eine kortikoidfreie antiinflammatorische Salbe. Phys. Med. u. Reh. 21 (1980), 53–57.
Speroni, E., Minghetti, A.: Neuropharmacological activity of extracts from passiflora incarnata. Planta med. 6 (1988), 488–491.
Staak, M., Weiser, A.: Klinische Prüfung von Arzneimitteln. Enke Verlag Stuttgart 1978, S. 18.
Stahl, H. P.: Die Therapie prostatischer Nykturie. Z. f. Allgemeinmed. 60 (1984), 128–132.
Steidle, H.: Naunyn-Schmiedeb. Archiv 161 (1931), 154.
Steinegger, E., Hänsel, R.: Pharmakognosie, 5. Auflage, Springer Verlag Berlin, Heidelberg, New York 1992.
Steinhart, G. P.: Anorektale Beschwerden: Viele Symptome und was tun? Hamamelis-Salbe bewährt sich als entzündungshemmendes Externum zur Langzeittherapie. Ärztl. Praxis 25 (1982), 963–964.
Stiegelmeier, H.: Der Kassenarzt 18 (1978), 3605.
Stoll, W.: Phytotherapeutikum beeinflußt atrophisches Vaginalepithel. Therapeutikon 1 (1987), 23–31.
Stolze, H., H. Forth: Eine Antibiotikabehandlung kann durch zusätzliche Immunstimulierung optimiert werden. Kassenarzt 23 (1983), 43–48.
Strian, F.: Angst und Angstkrankheiten. Beck-Verlag München 1995.
Stüttgen, G.: Dermale und transdermale Absorption, Wiss. Verlagsgesellschaft Stuttgart Bd. 4, (1982), S. 27.
Sturm, E.: Pflanzliches Sekretin – Wirkung auf exkretorische Galle- und Pankreassekretion bei intraduodenaler Applikation. Inauguraldissertation Würzburg 1977.
Sultan, Ch., Terraza, A., Devillier, C., et al.: Inhibition of androgen metabolism and binding by a liposterolic extract of „Serenoa repens B" in human foreskin fibroblasts. J. Steroid Biochem. 20 (1984), 515–519.
Swoboda, M., Meurer, J.: Therapie von Neurodermitis mit Hamamelis-virginiana-Destillat in Salbenform. Z. f. Phytother. 12 (1991), 114–117.
Tasca, A., Barulli, M., Cavazzana, A. Zattoni, F., Artibani, W., Pagano, F.: Trattamento della sintomatologia ostruttiva da adenoma con estratto de Serenoa repens. Min. Urol. Nefr. 37 (1985), 87–90.
Tewari, S. N., Wilson, A. K.: Deglycyrrhizinated liquorice in duodenal ulcer. The Practitioner 210 (1973), 820–823.
Thomas, K. H.: Pharmakologie ätherischer Öle. Parf. Kosm. 39 (1958), 766–768.
Tisserand, R. B.: Aromatherapie. Hermann Bauer Verlag, Freiburg (1980) S. 347.
Troschke, J. von, Hofmann, R., Küpper, K., Model, A., Riemann, K., Schmidt, R.: Untersuchung zum Wirksamkeitsnachweis bei pflanzlichen Arzneimitteln (Phytotherapeutika) im Bereich der primärärztlichen Versorgung. Bericht zum Forschungsprojekt im Auftrag des Bundesministers für Jugend, Familie und Gesundheit, Freiburg 1983.
Trott, J. W.: Multimorbidität in der Allgemeinpraxis. In: H. Franke: Das Wesen der Polypathie bei Hundertjährigen. In: R. Schubert, A. Stoermer: Multimorbidität. Werkverlag Dr. E. Banaschewski, München-Gräfelfing 1973.
Tschaikowski, K. L.: Konservative Behandlung der Magenbeschwerden. Ärztl. Praxis 23 (1970), 1531.

Tschesche, R., Wulff, G.: Über die antimikrobielle Wirksamkeit von Saponinen. Z. Naturforsch. 20 b (1965), 543–565.
Vahlensieck, W.: Blickpunkt Benigne Prostatahyperplasie (BPH) Berliner Reihe, Aesopus-Verlag Basel (1995).
Vahlensieck, W., Dworak, O.: Abgrenzung der rezidivierenden Prostatakongestion von der chronischen Prostatitis. Helv. Chir. Acta 55 (1988), 293–296.
Veit, M.: Wirkungen der Glycyrrhetinsäure auf den Steroidstoffwechsel. Z. f. Phytother. 14 (1993), 43–45.
Vergin, F.: Pflanzliche Therapie der Leber- und Gallengangserkrankungen mit Panchildon. Med. Welt 28 (1977), 181–185.
Vogel, G.: Zur Pharmakologie von Saponinen. Planta Medica 11 (1963), 362–376.
Vogel, G., Marek, M.-L., Oertner, R.: Untersuchungen zum Mechanismus der therapeutischen und toxischen Wirkung des Roßkastaniensaponins Aescin. Arzneimittelforsch./Drug Res. 20 (1970), 699–703.
Vogt, H.-J., Tausch I., Wölbling, R.H., Kaiser, P. M.: Melissenextrakt bei herpes simplex (Eine placebo-kontrollierte Doppelblind-Studie). Der Allgemeinarzt 13 (1991), 832–841.
Vollmann, C.: Levisticum officinale – Der Liebstöckel. Z. f. Phytother. 9 (1988), 128–132.
Vontobel, H. P., R. Herzog, R., Rutishauser, G., Kress, H.: Ergebnisse einer Doppelblindstudie über die Wirksamkeit von ERU-Kapseln in der konservativen Behandlung der benignen Prostatahyperplasie. Urologe (A) 24 (1985), 49–51.
Vorberg, G.: Bei Erkältung unspezifische Immunabwehr stimulieren: Doppelblindstudie zeigt: Das bewährte Phytotherapeutikum Esberitox verkürzt die Dauer der Symptomatik. Ärztl. Praxis 36 (1984), 97–98.
Vorberg, G., Schneider, B.: Pflanzliches Immunstimulans verkürzt grippalen Infekt. Ärztl. Forschung 36 (1989), 3–8.
Wagner, B., Otto, U., Becker, H., et al.: Experimentelle Therapiestudien mit Cernilton N an humaner Prostatahyperplasie. In: W. Vehalensieck, G. Rutishauser (Hrsg.) Benigne Prostatopathien. Georg Thieme Verlag, Stuttgart, New York, (1992), S. 129–133.
Wagner, H.: Neue Untersuchungen über die immunstimulierende Wirkung einiger pflanzlicher Homöopathika. Biol. Med. 2 (1985), 399–407.
Wagner, H.: Immunstimulantien und Phytotherapeutika. Z. f. Phytother. 7 (1986a), 91–98.
Wagner, H.: Zum Wirksamkeitsnachweis antiphlogistisch wirksamer Arzneidrogen. Z. f. Phytother., 8 (1987a), 135–140.
Wagner, H.: Zum Wirknachweis antiphlogistisch wirksamer Arzneidrogen. Z. f. Phytother., 8 (1987b), 135–140.
Wagner, H.: Phytopräparate zur Immunstimulierung. Internist 29 (1988a), 472–478.
Wagner, H.: Pharmazeutische Biologie Band 2. Drogen und ihre Inhaltsstoffe. 5. Auflage, Gustav Fischer Verlag, Stuttgart/New York (1993), S. 440.
Wagner, H., Jurcic, K., Bauer, R., Kreher, B.: Immunologische In-vitro- und In-vivo-Untersuchungen von Arzneipräparaten. Z. f. Phytother. 8 (1987), 180–183.
Wagner, H., Jurcic, K., Doenicke, A., Rosenhuber, E., Behrens, N.: Die Beeinflussung der Phagozytosefähigkeit von Granulozyten durch homöopathische Arzneipräparate. In vitro-Tests und kontrollierte Einfachblindstudien. Arzneimittelforsch./Drug Res. 36 (1986b), 1421–1425.
Wagner, H., Knaus, U., Jordan, E.: Pflanzeninhaltsstoffe mit Wirkung auf das Komplementsystem. Z. f. Phytother. 8 (1987), 148–149.
Wagner, H., Kreutzkamp, B., Jurcic, K.: Die Alkaloide von Uncaria tomentosa und ihre Phagozytose-steigernde Wirkung. Planta Medica 51, (1985a), 419–423.
Wagner H., Nörr, H., Winterhoff, H.: Drogen mit „Adaptogenwirkung" zur Stärkung der Widerstandskräfte. Z. f. Phytotherapie 13 (1992), 42–54.
Wagner, H., Proksch, A.: Immunstimulatory drugs of fungi and higher plants. In: Economic and Medicinal Plant Research Vol. 1, Academic Press, London/New York/San Francisco (1985), S. 113.
Wagner, H., Proksch, A., Riess-Maurer, I., Vollmar, A., Odenthal, S., Stuppner, H., Jurcic, K.,

Le Turdu, M., Fang, J. N.: Immunstimulierend wirkende Polysaccharide (Heteroglykone) aus höheren Pflanzen. Arzneim. Forsch./Drug Res. 35 (1985b), 1069–1075.
Wagner, H., Proksch, A., Vollmar, A., Keutzkamp, B., Bauer, J.: In vitro-Phagozytose-Stimulierung durch isolierte Pflanzenstoffe gemessen im Phagozytose-Chemolumineszenz-(CL)-Modell. Planta Medica 51 (1985c), 139–144.
Wagner, H., Sprinkmeyer, L.: Über die pharmakologische Wirkung von Melissengesit Deutsch. Apoth. Ztg. 30 (1973), 1159–1166.
Wagner, H., Stuppner, H., Schäfer, W., Zenk, M. H.: Immunologically active polysaccharides of Echinacea purpurea – tissue cultures. Phytochemistry 27 (1988), 119–126.
Wagner, H., Wiesenauer, M.: Phytotherapie – Phytopharmaka und pflanzliche Homöopathika. Gustav Fischer Verlag, Stuttgart, Jena, New York 1995.
Wagner, H., Willer, F.: Chemie und Pharmakologie von Urtica-Präparaten. Natur- und Ganzheits-Medizin 3 (1990), 309–312.
Wahlström, B., Blennow, G.: A study on the fate of curcumin in the rat. Acta Pharmacol. Toxicol. 43 (1978), 86–92.
Warncke, D.: Petrosilenum crispum – Die Gartenpetersilie. Z. f. Phytother. 15 (1994), 50–58.
Warnecke, G.: Beeinflussung klimakterischer Beschwerden durch ein Phytotherapeutikum, erfolgreiche Therapie mit Cimcifuga-Monoextrakt. Med. Welt 36 (1985), 25–26.
Warnecke, G., Pfaender, H., Gerster, G., Gracza, E.: Wirksamkeit von Kawa-Kawa-Extrakt beim klimakterischen Syndrom. Eine Doppelblindstudie mit einem neuen Monopräparat. Z. f. Phytother. 11 (1990), 81–86.
Wegener, T.: Zur therapeutischen Wirkung von Artischockenextrakt. Z. f. Phytother. 16 (1995), 81.
Wegener, T., Schmidt, M.: Artischockenextrakt – Lipidsenkung auf pflanzlicher Basis. Ärztezeitschrift f. Naturheilverf. 36 (1995), 378–389.
Weischer, M. L.: Eine einfache Versuchsanordnung zur quantitativen Beurteilung von Motilität und Neugierverhalten bei Mäusen. Psychopharmacol. 50 (1976), 275–279.
Weischer, M. L., Okpanyi, S. N.: Pharmakologie eines pflanzlichen Arzneimittels. Z. f. Phytother. 15 (1994), 257–262.
Weiß, R. F.: Lehrbuch der Phytotherapie, 7. Auflage. Hippokrates Verlag, Stuttgart (1991).
Wenzel, P., Wegener, T.: Teufelskralle. Ein pflanzliches Antirheumatikum. Dtsch. Apoth. Ztg. 135 (1955), 1131–1144.
Weyers, W., Brodbeck, R., Letzke, A.: Möglichkeiten der Lokalbehandlung von Schmerzzuständen mit ätherischen Ölen. Therapiewoche Schweiz 3 (1988), 265–269.
Wichtl, M. (Hrsg.): Teedrogen. Ein Handbuch für die Praxis auf wissenschaftlicher Grundlage. 2. Auflage, Wissenschaftliche Verlagsanstalt, Stuttgart 1989.
Wichtl, M.: Phytopharmaka bei Herz-Kreislauf-Beschwerden. Dtsch. Apoth. Ztg. 130 (1990), 1551–1526.
Widman, D.: Erfahrungen mit Oddibil in der Praxis. Erfahrungsheilkunde 29 (1980), 509–511.
Wijnsma, R., Woerdenbag, H. J., Busse, W.: Die Bedeutung von Arnika-Arten in der Phytotherapie. Z. f. Phytother. 16 (1995), 48–62.
Winterhoff, H., Gorkow, Ch., Behr, B.: Die Hemmung der Laktation bei Ratten als indirekter Beweis für die Senkung von Prolaktin durch Agnus castus. Z. f. Phytother. 12 (1991), 175–179.
Winterhoff, H.: Arzneipflanzen mit endokriner Wirksamkeit. Auswirkungen auf Schilddrüsen- und Ovarfunktion. Z. f. Phytother. 14 (1993), 83-94.
Winterhoff, H.: Pharmakologische Untersuchungsmethoden bei dyspeptischen Beschwerden, Vortrag Symposium Pflanzliche Gallentherapeutika 11.–12. Nov. 1994 Marburg/Lahn ref. in Reuter, H. D.: Pflanzliche Gallentherapeutika (Teil 7). Z. f. Phytother. 16 (1995), 17–18.
Wölbling, R. H., Milbradt, R.: Klinik und Therapie des Herpes simplex, Vorstellung eines neuen phytotherapeutischen Wirkstoffes. Therapiewoche 34 (1984), 1193–1200.

Wölbling, R. H., Rapprich, K.: Herpes simplex. Zur Verträglichkeit von Lomaherpan Creme bei der Behandlung des Herpes simplex. Therapiewoche 35 (1985), 4057–4058.

Zacharewicz, M., Chorazy, W., Mossor, St., Zacharewicz, M., jr.: Fumaria-Nebulisat zur Behandlung von Gallenwegserkrankungen. Wiener Med. Wschr. 51 (1979), 221–224.

Zadowsky, L.: Klinische Erfahrungen mit dem Amphocholeretikum Oddibil. Wiener Med. Wschr. 124 (1974), 677–680.

Zimmer, W.: Gezielte konservative Therapie der akuten Sinusitis in der HNO-Praxis. Therapiewoche 35 (1985), 4024–4028.

Zitzewitz, K., Ullmann, P., Ledermann, W., Resch, K.-F.: Multizentrische Untersuchung zur Effektivität, Wirksamkeit und Analyse des Verträglichkeitsprofils einer aquaretischen Therapie mit der pflanzlichen Wirkstoffkombination aus Rhiz. Asparagus und Herba Petroselini. Ärztezeitschr. F. Naturheilverf. 35 (1994), 902–908.

Zünglein, A., Schultze, W.: Ilicium verum – Sternanis. Z. f. Phytother. 10 (1989), 191–202).

Zung, W. W. K.: A rating instrument for anxiety disorders. Psychosomatics 12 (1971), 371–379.

Sachregister

Achillea millefolium 129
Ackerminze 51
Ackerschachtelhalm 165
Adonis vernalis 97
Adonisröschen 97
Aesculus hippocastanum 41, 114
Ätherisch-Öl-Drogen 29, 69, 88, 120, 123, 177
Ätherische Öle 44, 58
Agrimonia eupatoria 26
Agropyron repens 164
Alkaloiddrogen 119, 120
Allium sativum 108
Altersherz 96
Althaea officinalis 65
Alzheimer-Demenz 103
Ananas 38
Ananas comosus 38
Angelica archangelica 124
Angsterkrankungen 184
Anis 70, 123
Anpassungsmechanismen 202
Anthroposophie 11
Antitussiva 59
Anwendungsgebiete 224
Aquarese 159
Aquaretika 159
Arnica montana 39, 47
Arnika 39, 47
Artemisia absinthium 139
Arteriosklerose 104
Artischocke 106, 134
Arzneimittelbegriff 11
Arzneimittelgesetz 11
Ascorbinsäure 92
Asparagus officinalis 166
Atemwegsentzündungen 79
Atemwegserkrankungen 56
Avena sativa 30

Bacillus cereus 147
Baldrian 177
Balsambaum 33

Baptisia tinctoria 92, 193
Befinden 17
Befindlichkeit 17
Befund 17
Begleitstoffe, inerte 12
Beinwell 40
Benediktenkraut 135
Bergkiefer 50
Betula pendula 159
Bibernelle 60
Birke 159
Bitterfenchel 73
Bitterklee 136
Bitterrezeptoren 134
Bitterstoffdrogen 120, 132
Bitterwert 133
Blütenpollen 155
Blutwurz 87, 148
Bockshornklee 28
Boldo-Baum 119
Brennessel 160
–, Große 47, 152
–, Kleine 47, 152
Brombeere 80, 148
Buchweizen 113

Calendula officinalis 34, 92
Camellia sinensis 149
Capsella bursa pastoris 31
Capsicum annuum 51
Capsicum frutescens 52
Carum carvi 126
Centaurium erythrea 138
Cereus grandiflorus 99
Cetraria islandica 67
Chamomilla recutita 29, 89, 142
Chelidonium majus 122
Chinondrogen 78
Cholagoga 119
Cholekinetika 119
Choleretika 119
Cimicifuga racemosa 170, 173
Clostridium botulinum 147

Sachregister

Clostridium perfringens 147
Cnicus benedictus 135
Codein 59
Coffea arabica 150
Commiphora molmol 90
Condurango 136
Convallaria majalis 97
Crataegus laevigata 100
Crataegus monogyna 100
Cucurbita pepo 154
Curcuma longa 131
Curcuma xanthorrhiza 130
Cynara scolymus 106, 134

Demenz 103
Depressionen 186
Dermatitis 23
Diaphorese 91
Digitaloiddrogen 96
Distorsionen 38
Droge-Extrakt-Verhältnis 12
Drogenkombinationen, gallewirksame 141
Drosera intermedia 79
Drosera longifolia 79
Drosera ramentacea 78
Drosera rotundifolia 79
Durchblutungsstörungen
–, periphere, arterielle 102
–, zentrale 102
Dysmenorrhoe 169
Dyspepsie 118

Echinacea purpurea 35, 92, 195
Efeu 61
Eibisch 65
Eiche 24, 81, 148
Ekzem 23
Elettaria cardamomum 125
Eleutherococcus senticosus 92, 203
Engelwurz 124
Enzian, Gelber 137
Ephedrin 58
Equisetum arvense 165
Erdrauch 121
Erkältung 56
Essigrose 84
Eucalyptus globulus 48, 72
Eukalyptus 72
Eukalyptusbaum 48
Expektoration 59

Fagopyrum esculentum 113
Feldstudien 19
Fenchel 73, 144

Fichte 48, 74
Fieberklee 136
Flavonoid-Drogen 140
Flohsamenkraut 144
–, Indisches 145
Flohsamenschalen, Indische 144
Foeniculum vulgare 73
Frostbeulen 31
Fumaria officinalis 121

Galeopsis segetum 75
Gänsefingerkraut 82, 149, 170
Gartenbohne 153
Gastritis, akute 142
gastrointestinale Störungen, funktionelle 118
Gelbwurz, Javanische 130
Gelbwurzel 131
Gentiana lutea 137
Gerbstoffdrogen 24, 80, 81, 148
Gewürznelkenbaum 88
Ginkgo 106
Ginkgo biloba 106
Ginseng 201
Glycine max 111
Glycyrrhiza glabra 63
Goldrute 160
Guajacum officinale 49
Guajakbaum 49

Hämatome 38
Hämorrhoiden 112
Hafer 30
Hamamelis 24, 31, 41, 113
Hamamelis virginiana 24, 31, 41, 113
Harnwegsinfektionen 158
Harpagophytum procumbens 53
Hauhechel 161
Hauterkrankungen
–, entzündliche 23
–, seborrhoische 29
Headsche Zonen 45
Hedera helix 61
Heidelbeere 83, 149
Herpes simplex 35
Herzbeschwerden, nervöse 102
Herzdrogen, nicht-glykosidische 99
Herzgespannkraut 99
Herzinsuffizienz 94
Hirnleistungsstörungen 102
Hirtentäschelkraut 31
Hohlzahn 75
Holunder 76, 91
Homöopathie 11

Sachregister

Hopfen 179
Humulus lupulus 179
Hustentherapie 59
Hyperhidrosis 37
Hypericum perforatum 187

Ilex paraguariensis 205
Illicium verum 71
Immunfunktionsstörungen 189
Immunmodulatoren 92
Immunregulation 192
Immunstimulantien 190, 192
Indigo 92
–, wilder 92, 193
Infekt, grippaler 56
Irritantien 44

Johanniskraut 187
Juglans regia 27, 37
Juniperus communis 166

Kaffee 150
Kamille 29, 89, 142, 144
Kardamom 125
Katzenbart 163
Kava-Kava 173, 185
Keuschlamm 171
Kiefer, Gemeine 50
Kinder 206
Kinderdosierungen 206
Klimakterium 172
Knackweide 54
Knoblauch 108
Kolabaum 204
Kolon, irritables 143
Königin der Nacht 99
Königskerze 65
Korbweide 54
Koriander 125
Krameria triandra 83
Kümmel 126, 144
Kürbis 154

Lärche 50
Lamium album 27, 69
Larix decidua 50
Latschenkiefer 76
Lavandula angustifolia 180
Lavendel 180
Lebensbaum 194
Lebensmittelvergiftung 146
Leinsamen 144
Leonurus cardiaca 99
Levisticum officinale 162
Liebstöckel 162

Linde 91
Liquor pectoralis DRF 66
Listeria monocytogenes 147
Löwenzahn 138

Maggikraut 162
Maiglöckchen 97
Malva sylvestris 68
Malve 68
Mariendistel 140
Marsdenia cundurango 136
Mate 205
Mäusedorn 114
Meerzwiebel 98
Melilotus officinalis 41, 116
Melissa officinalis 36, 143, 181
Melisse 36, 143, 181
Mentha arvensis 51
Mentha piperita 127, 143
Menyanthes trifoliata 136
Mercatio althea DRF 66
Milchschorf 29
Minze 51
Mönchspfeffer 171
Moos, Isländisches 67
Mucilaginosa 65
Multiinfarktdemenz 103
Muskelprellungen 38
Myroxylon balsamum 33
Myrrhenstrauch 90

Neurodermitis 25
NYHA-Stadien 95
Nierengrieß 167
Nierensteine 167
Normierung 13

Obstipation 144
Ödeme, posttraumatische 38
Odermennig, Kleiner 26
Ononis spinosa 161
Orthosiphon aristatus 163
OTC-Präparate 21

Panax ginseng 201
Paprika 51
Passiflora incarnata 182
Passionsblume 182
Penetration, transdermale 46
Petersilie 163
Petroselinum crispum 163
Pfeffer, Spanischer 52
Pfefferminze 127, 143
Phaseolus vulgaris 153

Phytopharmaka 11
Picea abies 48, 74
Pimpinella anisum 70, 123
Pimpinella major 60
Pinus mugo 50, 76
Pinus nigra 52
Pinus palustris 52
Pinus pinaster 52
Pinus sylvestris 50, 52
Piper methysticum 173, 185
Plantago indica 144
Plantago lanceolata 68
Plantago ovata 145
Pneumus boldus 119
Potentilla anserina 82, 149, 170
Potentilla erecta 87, 148
Prämenstruelles Syndrom 171
Primel 62
Primula veris 62
Prostatahyperplasie, benigne 151
Prunus spinosa 86
Purpurweide 54

Quecke 164
Quercus petraea 81
Quercus robur 24, 81, 148

Raphanus sativus 132
Ratanhia 83
Rauschpfeffer 185, 173
Reisediarrhoe 146
Reizblase 169
Reizkolon 143
REM-Phasen 175
Rettich, Schwarzer 132
Rheuma 43
Ringelblume 34, 92
Roggen 155
Roggenpollen 155
Rohbromelain 38
Rosa gallica 84
Roßkastanie 41, 114
Rosmarin 128
Rosmarinus officinalis 128
Rotdorn 100
Rottanne 74
Rubefazientien 44
Rubus fruticosus 80, 148
Ruscus aculeatus 114

Sägezahnpalme 156
Salbei 85
Salix alba 54
Salix caprea 54

Salix daphenoides 54
Salix fragilis 54
Salix purpurea 54
Salix viminalis 54
Salmonellen 147
Salvia triloba 85
Salweide 54
Sambucus nigra 76, 91
Saponindrogen 59
Schafgarbe 129
Scharfstoffdrogen 130
Schimmelweide 54
Schlafstörungen 174
Schlehdorn 86
Schleimdrogen 28, 65
Schlüsselblume 62
Schöllkraut 122
Schwitzkuren 91
Seborrhoe 29
Secale cereale 155
Sedativa 177
Selbstmedikation 21
Selenicereus grandiflorus 99
Senioren 210
Serenoa repens 156
Silberweide 54
Silybum marianum 140
Sojabohne 111
Solidago virgaurea 160
Sommerdiarrhoe 146
Sommerlinde 91
Sonnenhut, Purpurfarbener 35, 92, 195
Sonnentau 78
Spargel 166
Spezialextrakt 13
Spitzwegerich 68, 86
Standardisierung 13
Staphylococcus aureus 147
Steinklee 41, 116
Sternanis 71
Stiefmütterchen 30
Studien, klinische 19
Süßfenchel 73
Süßholz 63
Symphytum officinale 40
Syndrom, postthrombotisches 111
Syzygium 27, 86
Syzygium aromaticum 88
Syzygium cumini 27, 86

Taigawurzel 92, 203
Taraxacum officinale 138
Taubnessel, Weiße 27, 69, 87
Tausendgüldenkraut 138

Teerezepte 219
Teestrauch 149
Terebenthinae aetheroleum rectificatum 52
Terpentinöl, gereinigtes 52
Teufelskralle 53
Thuja occidentalis 194
Thymian 78
Thymus vulgaris 78
Tilia cordata 91
Tilia platyphyllos 91
Tormentill 87, 148
Tranquilizer 177
Traubensilberkerze 170, 173
Trigonella foenum-graecum 28

Ulcus cruris 112
Unterschenkelgeschwüre 112
Urginea maritima 98
Urogenitaltrakt
–, Frau 169
–, Mann 151
Urtica dioica 47, 152, 160
Urtica urens 47, 152, 160

Vaccinium myrtillus 83, 149
Valeriana officinalis 177

Veneninsuffizienz 111
Venenthrombose 112
Verbascum densiflorum 65
Verbascum phlomoides 65
Verschlußkrankheit, chronische, arterielle 103
Verstimmungszustände, depressive 186
Viola tricolor 30
Virusgrippe 57
Vitamin C 92
Vitex agnus-castus 171

Wacholder 166
Waldkiefer 50
Walnuß 27, 37
Weichteilrheumatismus 43
Weißdorn 100
–, Eingriffeliger 100
–, Zweigriffeliger 100
Wermut 139
Winterlinde 91
Wirksamkeitsnachweis 14
Wirkstoffe 11
Wollblume 65
Wunden 31
Wundheilungsstörungen 32

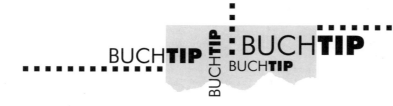

Phytotherapie

Phytopharmaka und pflanzliche Homöopathika

Von Prof. Dr. Dr. h.c. Hildebert WAGNER, Inst. für Pharmazeutische Biologie, Universität München, und Dr. Markus WIESENAUER, Universität Ulm

1995. XVI, 414 S., 191 Abb., 128 Tab., 19 x 27 cm, geb. DM 116,–
ISBN 3-437-00775-0

Inhalt: Allgemeiner Teil – Phytotherapie – Homöopathie – **Spezieller Teil** – Herz- und Kreislauferkrankungen – Atemwegserkrankungen – Funktionsstörungen und Erkrankungen der Verdauungsorgane – Erkrankungen des Urogenitaltraktes – Störungen und Krankheitszustände des Nervensystems – Rheumatische Erkrankungen – Folgeerkrankungen einer erworbenen Immunabwehrschwäche – Immunmangelzustände – Tumorerkrankungen – Allgemeine Schwäche- und Erschöpfungszustände, Adaptionsstörungen, Prophylaxe von Altersprozessen – Gynäkologische Erkrankungen – Kinderkrankheiten – Wunden und Hautverletzungen – Hautkrankheiten – Augenkrankheiten – Phyto-Balneotherapie

Dieses Lehrbuch vereint erstmals die Phytotherapie mit der Homöopathie und unterscheidet sich damit in bemerkenswerter Weise von Büchern vergleichbaren Inhalts. Im Mittelpunkt stehen die chemischen und pharmakologischen Grundlagen der Drogen- und Phytopräparateanwendung sowie die vorhandenen klinischen Studien mit Therapiebeispielen und Wirksamkeitsnachweisen für die wichtigsten Phytopräparate. Der Band baut auf dem Erfahrungsgut der Naturmedizin auf, selektioniert aber kritisch und differenziert stets zwischen reiner Erfahrungsheilkunde und wissenschaftlich rationaler Therapie.
Die einzelnen Kapitel sind nach Krankheitsgruppen unterteilt; jedem Kapitel ist eine Abgrenzung von Hauptindikation, adjuvanten Therapiemöglichkeiten und Gegenanzeigen vorangestellt. Alle im Text und in den Tabellen vorkommenden Drogenmonographien wie auch die einzelnen Homöopathiekapitel sind deutlich gekennzeichnet und daher leicht aufzufinden.

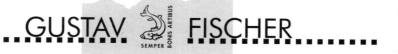